高等医药院校护理学"十二五"规划教材

（供护理专业用）

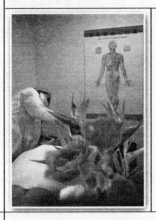

总主编　何国平　唐四元

现代护理美学

主　审　任小红

主　编　蒋小剑　彭　毅

副主编　王　健　史红健　曾雪阳

编　者　（以姓氏笔画为序）

　　　　王　健　史红健　欧阳小丽　唐　萍

　　　　蒋小剑　韩　萍　韩　辉　彭　毅

　　　　曾雪阳　谢和秀

U0340824

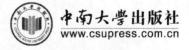
中南大学出版社
www.csupress.com.cn

图书在版编目(CIP)数据

现代护理美学/蒋小剑,彭毅主编. 一长沙:中南大学出版社,
2011.12

ISBN 978-7-5487-0449-2

Ⅰ.现... Ⅱ.①蒋...②彭... Ⅲ.护理学:医学美学
Ⅳ.R47-05

中国版本图书馆 CIP 数据核字(2011)第 266034 号

现代护理美学

蒋小剑 彭 毅 主编

□责任编辑	彭亚非		
□责任印制	文桂武		
□出版发行	中南大学出版社		
	社址:长沙市麓山南路	邮编:410083	
	发行科电话:0731-88876770	传真:0731-88710482	
□印　　装	长沙市宏发印刷有限公司		

□开　　本	720×1000 B5	□印张 19.25	□字数 359 千字
□版　　次	2012 年 3 月第 1 版	□2013 年 7 月第 2 次印刷	
□书　　号	ISBN 978-7-5487-0449-2		
□定　　价	40.00 元		

图书出现印装问题,请与出版社调换

高等医药院校护理学 "十二五" 规划教材

（供护理专业用）

NURSING

总 主 编　何国平　唐四元

丛书编委　（以姓氏笔画为序）

丁郭平	王卫红	王臣平	任小红
卢芳国	刘晓云	何国平	吴晓莲
李　敏	陈正英	陈　燕	周建华
罗森亮	贾长宽	唐四元	蒋小剑
黄红玉	谭凤林		

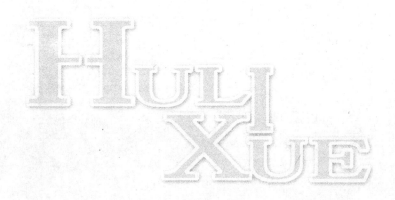

总 序 ......

　　当今世界，医学科技讯猛发展，医疗对医护人员的要求越来越高，人们的健康需求越来越大，对健康越来越重视，护理工作在医院、社区、家庭的疾病防治、康复等方面起着越来越重要的作用。护士已成为国内的热门职业之一。加入 WTO 后，随着国内人才市场面向国际的开放，我国护理人才已成为目前世界各国急需的应用型、技能型、紧缺型的专业人才。护理对人才的要求除了基本技能与操作之外，还要求有不断更新知识的能力，使护士的知识从护理专业拓宽到更多学科。

　　护理职业的创始人南丁格尔曾说："护理是一门艺术。"如何培养一批像南丁格尔似的护理人才，是护理教育工作者的一项重要的任务。2011 年 3 月，根据国务院学位委员会公布的新修订学科目录，护理学获准成为一级学科，新的学科代码为 1011。国务院学位委员会对护理学一级学科的确认，既是对护理人员辛勤付出的肯定，也是对全国护理人员的极大鼓舞，是继国家卫生部将护理学科列入重点专科项目后，国家对发展护理学科的又一大支持。随着医学模式的转变，护理模式也发生了适应性转变，"十二五"时期如何适应新形式的发展，提高护理队伍人才素质以及实践水平，建设护理队伍和拓展护理领域，使我国护理工作水平得到整体提高，是护理教育工作者以及护理从业人员面对的重要挑战和机遇。

　　从教学的内涵讲，有了一支护理专业的师资队伍，就必须有一套较为完善的专业教材，以辅助教师教授护理学基本理论、基本方法、基本技能，同时也适应学科不断发展创新的要求。我们编写的系列丛书，从适应社会发展、护理职业发展和护理理念发展等层面出发，以巩固基础知识，强化前沿知识和技能为原则，选择了与现代护理发展方向紧密相关的学科，力求既适合护理人才的自主性学习，又适合教师引导性教授。

中南大学是湖南省护理专业本科自学考试主考学校，是护理专业本科网络教育招生规模最大的学校，护理学院是全国最早的护理专业博士学位授予点，社区护理学课程被评为国家精品课程，学院师资力量雄厚，教学资源丰富，其悠久的教学历史和先进的教学方法、设施，已为国内外医学事业培养出众多的优秀人才。为了适应社会发展的需求，培养出更多国内外急需的护理人才，由中南大学护理学院组织湖南省及外省有护理专业教学的多家院校中教学和实践经验丰富的教授和专家编写了一套有针对性的护理专业必修课和选修课教材，即针对授课对象的不同、针对学习方法的不同、针对人才使用的不同，对以往的教材内容进行了增加或减少。本系列教材包括：

《生理学》	《生物化学》
《病理学》	《免疫学与微生物学》
《人体解剖学》	《护理专业英语》
《护理人际沟通》	《康复护理》
《护理管理学》	《营养护理学》
《护理伦理学》	《护理学基础》
《急救护理学》	《内科护理学》
《外科护理学》	《妇产科护理》
《精神科护理学》	《传染病护理学》
《中医护理学(本科)》	《中医护理学(专科)》
《社区护理学》	《护理心理学》

这套教材涵盖了护理专业基础课、主干课及人文课程，目的是帮助护理专业的学生有条理、有效率地学习，有助于学生复习课程的重点内容和自我检查学习效果，有助于学生联系相关知识，融会贯通。本套教材是自学考试、网络教育的必备教材，也是全日制护理本科学生选修之用书。为检验学生学习的效果，在本套学习教材中编写了相关模拟试题及答案，使其更切合实际，达到学习目的。

由于时间仓促，加之水平有限，书中不当之处在所难免，恳请批评指正。

何国平

前　言......

　　什么是美？美是一种内涵、一种气质、更是一种修养。外表丑、俊，那是先天的，我们无能为力，但智慧、修养、气度、风度是后天的，可以通过不断地学习，提高自己的文化水平来达到"腹有诗书气自华"的境界，就是人们常说的"不是美丽才可爱，而是可爱才美丽"。护理美学是 20 世纪 80 年代以来，随着人们生活水平的提高和爱美意识的增强而逐渐发展起来的一门新兴边缘学科，是护理学与美学相结合而产生的一门交叉性学科，是将美学的基本知识用于护理工作中，它对提高护理质量和护理人员的人文素养有着积极重要的作用。

　　随着护理职业素质教育的深入，医疗卫生水平上升到了一个新的高度，护理美学的环境也应运而生，护理美学在护理教育中的地位日趋重要，在医疗方面有了独特的作用和广泛的应用。护理工作不仅是照顾病人的工作，而且也是一种艺术在工作中的行为方式、沟通交流、仪表姿态等在病人康复中发挥着相当大的作用。护理美学是将护理专业的学生培养成 21 世纪的"白衣天使"的重要课程之一，对于护理专业的学生有着非同寻常的意义。

本教材比较系统和全面地介绍了美学的基础知识和基本原理，并在此基础上突出护理专业的特点以及美学在护理工作中的应用，力求做到理论与实践紧密结合。全书共分八个篇章，包括护理美学基础、护理美学概论、护理职业形象美、护理礼仪美、护理语言美、护理环境美、护理审美教育中的艺术欣赏、音乐疗法的临床应用。

本教材的编写以"符合人才培养需求，体现教育改革成果，确保教材质量"为指导思想，围绕专业培养目标，紧密结合工作岗位实际，注重学生综合素质和创新能力的培养，力争具有一定特色、实用性强、适合全国医学院校、高职高专学生学习的需要，在编写内容和形式上突出"三贴近"，即"贴近社会、贴近临床、贴近病人"。

在本书的编写过程中，各位编者付出了艰辛的劳动，但是鉴于护理美学这一新兴学科的应用尚处于研究探索阶段，实践经验欠缺，学科理论有待进一步完善，加之编者的学识水平和编写经验有限，书中难免存在错误和疏漏之处，恳请同行专家不吝指正，也希望护理界的学者、同仁提出宝贵意见和建议。

蒋小剑

目 录

第三篇　护理中的艺术美

第八章　音乐疗法的临床应用/ 257

第一章　护理美学基础

在人类生活中，美可谓无处不在。不管是从衣、食、住、行，还是从人体、艺术、自然、社会来说，美广阔而异样，既复杂又奇妙。美的领域和宇宙世界一样浩瀚，美的步履与人类的历史一样漫长。人们对美的不断探索证明，无论是客观世界还是人类本身，都可以用美来改变。让我们揭开美学的神秘面纱，热爱美、欣赏美、研究美、创造美，成为拥有美感的国民，共同建设文明的国家。

第一节　美的本质与特征

一、什么是美

什么是美？艺术的外在形式就是美。有人认为，只要是漂亮的、快乐的、优雅的、幸福的、健康的、积极的、向上的、安宁的、祥和的，那就是美。其实，这是对美的误解。除了上述所说的美之外，美还包括忧伤之美、恐怖之美、痛苦之美、颓废之美、滑稽之美、想象之美、绝望之美等。在艺术上，将一种外在的形式发挥到了极致就产生了美。美是立体、多层次的。美的产生需要一种美学的修养，没有美学的修养，有些美就无从体会了。

美学是一门既古老又年轻的学科，是建立在一定的哲学基础之上的，是关于美和艺术的哲学思考，是研究审美意识、美感和审美活动最一般规律的科学。美学在近代才成为一门独立的学科，但是美的起源可以追溯到远古时期。

（一）美是人类社会实践活动的产物

大自然的美学意义对人类并不是一开始就有的。最初，茫茫大自然中各种自然现象如风、雨、雷、电、地震、海啸等都让人产生恐惧、害怕、神秘的感觉，人们绝不可能将其作为审美对象去欣赏。大自然与人类发生审美关系是在实用与认识的过程中产生的。当原始人通过劳动最终脱离动物状态，人类朦胧的审美意识就诞生了，开始懂得装饰和娱乐自己。虽然没有文字，人类却能绘画；没有语言，人类可以跳舞、歌唱；人类对作为武器、工具的石头、骨头、木棒等进行磨、削、砍、凿等方式的加工，使之具有形式美。在一系列的生产、生活实践过程中，人们逐步建立了与大自然的认识关系，发现周围的事物有的可以使自己产生愉悦感。人与事物之间的爱与恨、悦与厌的情感形成，标志着最原始的审美关系开始萌生，自然界也就逐步获得了美学意义。当语言文字出现，审美领域进一步得到扩展，人类对美的欣赏和创造就逐渐由朦胧凝聚为一种较为抽象、明确的审美观点和概念。于是，美学的理论思想开始初步形成。18 世纪，随着科学技术的发展和社会的进步，美学才从哲学和文艺学中分离出来成为一门独立的学科。由此可知，美学的产生和发展，经历了一个漫长的历史过程，先有人类的审美意识，再形成美学思想，最后才正式诞生了美学这门独立的学科。美学的发展过程是与人类息息相关，是为人类而存在的。

（二）美的产生

美是人类社会和历史发展的必然结果。人类通过劳动区别于动物。人类对劳动工具的发明和制造，充分体现了人类为生存需要怎样从猿人成为现代人、从野蛮到文明、从丑到美的历史过程。人类的审美活动包括两个不可或缺的方面：一是审美主体，即审美者；二是审美客体，即审美对象。

1. 从石器的造型看美的产生

石器的制造是人类文明的开始，标志着人类已最终脱离动物世界。

（1）旧石器时代初期：北京周口店人，距今约四五十万年，他们使用的石器打制粗糙，没有定型，而且一器多用，多呈球形，在外形上与天然石块相差无几。

（2）旧石器时代中期：丁村人（山西襄汾县）在北京人之后经历了几十万年的艰苦实践，在制作石器上积累了经验，根据石器的不同用途制成了不同的基本类型，如：砍砸器、厚尖状器、球状器等。

（3）旧石器时代晚期：山顶洞人运用磨制和钻孔技术使石器不仅更趋复杂和多样化，而且形状规则、整齐（图1-1）。这一时期最具美学意义的是装饰品的出现，装饰品中有石珠、兽牙、海蚶壳等，这些器物反映了原始人类在解决物质生活需要的基础上审美要求的发展。

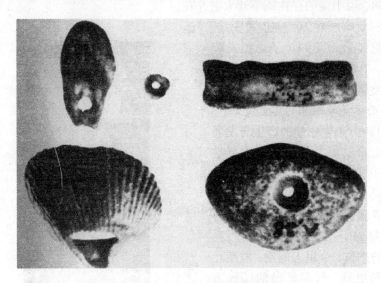

图1-1　旧石器时代的装饰品

（4）新石器时代：最具特征性的东西是磨制石器，最常见的有斧、凿、锛、镞等。这些器物采用磨制的方法不仅提高了实用效能，而且在造型上美的特征（光滑、匀整、方圆变化）也更加明显。

2. 从古代"美"字的含义看美的产生

标志着人类对美的欣赏与创造质的飞跃是文字的出现。"美"字最早见于殷代的甲骨文。对"美"字，古代的解释主要有两种，即"羊大为美"和"羊人为美"。

"羊大为美"。东汉著名文学家许慎认为："美，甘也。从羊，从大。羊在六畜主给膳也，美与善同义。"所谓"美与善同义"，"善"是指对人有用处。说明在原始时代，事物的实用价值与审美价值是密切联系在一起的，即实用的就是美的。

"羊人为美"是词源学对"美"的另一种解释。原始艺术和图腾崇拜中，人头载着羊冠，身披兽皮，或头戴雉尾作羊形装饰，翩翩起舞，祈祷狩猎成功、五谷丰登、风调雨顺、驱病强身。这种巫术仪式原始人看成是美的。表明美的产生与原始社会的巫术礼仪、舞蹈活动有一定的关系，具有一定的社会含义。

如果把"羊大为美"和"羊人为美"统一起来，就可看出：一方面"美"是物质的感性存在，与人的感性需要、享受、感官直接相关；另一方面"美"又有社会的意义和内容，与人的群体和理性相连。而这两种对"美"字来源的解释有个共同趋向,说明美的存在离不开人的存在。

(三)美学思想的产生及演变

在绵延数千年的美学思想发展长河中,中西美学思想交相辉映,照亮了人类美学思想的漫长历程。

1. 西方美学思想的历史演变

(1)西方美学思想的产生与发展

①古希腊美学思想。西方美学思想源于古希腊。在古希腊,美是一个至高无上的观念,米洛的断臂的阿芙罗狄德(图1-2)以她"理与情的结构、知与灵的合成"成为古典灵悟中的杰作,令世人倾倒;波澜壮阔的荷马史诗;气宇轩昂的帕提农神庙(图1-3);埃斯库罗斯的悲剧;宙克西斯的绘画……灿烂的古希腊文明孕育着西方美学思想的萌芽。

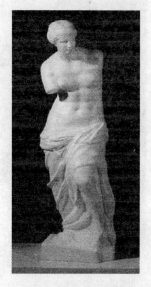

图1-2 断臂的阿芙罗狄德(维纳斯)

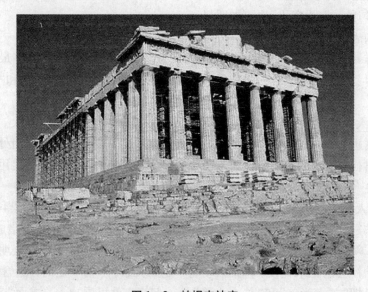

图1-3 帕提农神庙

链 接

古典柱式是西方古典建筑的重要造型手段。共有五种：多立克式、爱奥尼克式、科林斯式、塔司干式、复合式。多立克式柱身比较粗壮，由下而上逐渐缩小，柱子高度为底径的4~6倍。柱子刻有凹圆槽，槽背成棱角，柱头比较简单，无花纹，没有柱础而直接立在台基上，檐部高度的比例为1:4，柱间距约为1.2~1.5倍。帕提农神庙即为典型的多立克式建筑。建于公元前447—前432年，距今已有2 400多年的历史，是古希腊多立克式建筑的最高成就。

这一时期的美学思想代表人物主要有毕达格拉斯、苏格拉底、柏拉图、亚里士多德等。

毕达哥拉斯（Pythagoras，约公元前570—前499年）毕达哥拉斯学派擅长数学，他们把数学、音乐和天文学结合起来，用数的和谐来解释宇宙的构成，创立了宇宙美学理论。毕达哥拉斯学派还从和谐、比例的角度，探讨了现代涵义上的艺术问题，提出了黄金分割的理论，该理论在柏拉图时代得到应用，这是他对美学的又一大贡献。

苏格拉底（Socrates，公元前469—前399年）。他和他的学生柏拉图及柏拉图的学生亚里士多德被并称为"希腊三贤"。他被后人广泛认为是西方哲学的奠基者。追求美的普遍定义是其哲学活动和哲学观点在美学领域里的表现。苏格拉底把美和效用联系起来，认为合目的性是美的前提。他首次区分出了美的事物和美本身。彼此不同的事物都可以是美的，同一事物可以时美时丑，由此断定事物和美本身是不同的，美的事物是相对的、可以变化的，而美的意义却是永恒的。

柏拉图是西方客观唯心主义的创始人，他青年时从师苏格拉底。柏拉图认为世界由"理念世界"和"现象世界"所组成。并由此提出了理式论，并将它作为其教学理论的哲学基础。他所著的《大希庇阿斯篇》是西方最早的一部系统的论美著作，第一次明确提出了美的本质问题。柏拉图认为现实中一切事物的美都根源于"美的理念"，真正的美不可能通过艺术的模仿获得，美感是灵魂在迷狂状态中对美的理念的回忆。

亚里士多德（Aristotle），古希腊伟大的思想家，欧洲美学思想的奠基人，在美学史上被认为是"第一个以独立体系阐明美学概念的人"。其论著《诗学》是西方美学的法典，开创了西方文艺美学的先河。亚里士多德美学的哲学基础是"四因说"。他认为任何事物都有质料因、形式因、动力因和目的因这四种原因。研究存在的学问，称为本体论。以四因说为基础的美学是本体论美学。亚里士多德用个别与一般、特殊性与普遍性的辩证关系从根本上支援了柏拉图"理式论"的哲学基础。在艺术本质方面，他继承和发扬了古希腊传统的"模仿说"。

②古罗马美学思想。古罗马美学的代表人物主要有西赛罗(Marcus Tullius Cicero，公元前106—前43年)、贺拉斯(Horatius Flaccus Qintus，公元前65—前8年)、朗吉弩斯(Casius Longinus，公元前213—273年)和普洛丁(Plotinus，公元前213—273年)。

西赛罗是罗马著名的雄辩家、哲学家，他的美学思想首先体现在修辞学理论中。西赛罗把美分为威严和秀美，前者是刚强的美，后者是温柔的美。从而避免了过去比较空泛的概念，有助于更准确、更深入地把握审美对象，对以后的美学研究和审美哲学产生了重要影响。

贺拉斯是罗马帝国著名的诗人和文艺评论家。他对后世影响最大的是著有《诗艺》一书，认为诗有教益和娱乐两重功效，强调艺术应寓教于乐。贺拉斯对西方美学发展影响最大的是确立了古典主义。

朗吉弩斯是古罗马的修辞学家和文艺批评家，著有《论崇高》，他对美学的重要贡献在于首次把"崇高"作为审美范畴提出，他不仅论述了崇高的对象和范围、崇高的特征、崇高的效果，还提出有机整体观，认为有机整体就是和谐，就是美。

普洛丁是新柏拉图学派的领袖，古罗马最后的一位美学家，在古希腊罗马美学中仅次于柏拉图和亚里士多德的第三位最重要的美学家。他把柏拉图的客观唯心主义、基督教的神学观念和东方神秘主义的思想熔于一炉，认为最高境界的美就是"太一"，他提出的"太一"学说是中世纪基督教神学美学的源头。

③中世纪神学美学。中世纪美学指欧洲基督教背景下2—15世纪的美学。该时期的美学经历了两种形态：教父美学和经院(教会或修道院办的学校)美学。圣·奥古斯丁(Aurelius Augustinus，354—430年)和托马斯·阿奎那(Thomas Aquinas，1225—1274年)分别是这两种形态美学的最主要的代表。

圣·奥古斯丁作为最著名的基督教哲学家和美学家，著有美学专著《论美与适宜》和《论音乐》。在《论美与适宜》中区分出自在之美和自为之美，即事物本身的美和一个事物适宜于其他事物的美；二是分出静态美(指颜色和形态美)和动态美(指运动美)；三是提出美的对比原则：美和丑的对比形成整体的和谐；四是探讨和区分出美的基本特征和原则。这些特征和原则包括平衡、类似、适宜、对称、比例、协调、和谐等。他的美学思想在宗教理论的范围中形成，其中心是绝对美、绝对善、绝对真的三位一体，即上帝。

托马斯·阿奎那在美学史上影响最大的美的理论是美的三要素说。第一是整一。整一是完善的同义词，因为不完善的东西仅此一点就是丑的。第二是适当的比例或和谐。美之所以在于适当的比例，是因为感官喜爱比例适当的事物。第三是明晰。所以色彩鲜明的东西被称作美的。托马斯·阿奎那的其他美学的理论主要涉及到美和善的关系以及艺术理论。

④文艺复兴时期的美学。文艺复兴时期是西方美学史中最重要的时期之一，人文主义是文艺复兴的中心概念。其美学的主要代表是阿尔伯蒂（Leon Battista Alberti, 1404—1472 年）和列奥纳多·达·芬奇（Leonardo Di Ser Piero Da Vinci, 1452—1519）、米开朗琪罗（Michelangelo Bounaroti, 1475 – 1564）、拉斐尔（Raphael, 1483—1520），后三位并称为文艺复兴三杰。

阿尔伯蒂是意大利著名的建筑家，他的美学著作有《论建筑》、《论绘画》、《论雕塑》。阿尔伯蒂的美的概念与和谐的概念密切联系，他通过和谐来确定美。

列奥纳多·达·芬奇是意大利著名的画家、雕塑家。《论绘画》是他主要的美学著作。达·芬奇的美学思想集中表现在他的绘画理论中，其美学思想的核心内容是艺术模仿自然和艺术创造美的结合。他认为，艺术最高的和特殊的目的是表现现实世界的审美价值。

米开朗琪罗是伟大的绘画家、雕塑家和建筑师，文艺复兴时期雕塑艺术最高峰的代表。

拉斐尔是文艺复兴时期意大利画家，其绘画艺术以优雅、秀逸、和谐及高度的完美为标志。

综上所述，中世纪美学思想的重要特征是受到基督教神学的影响和结合，美成了上帝的一种属性。文艺复兴时期，美学崇尚人性，以人性、人权对抗神学，使美学由神学向人学转变。如果说希腊罗马美学是宇宙学的，中世纪美学是神学的，那么文艺复兴美学就是人文主义的。这一时期的美学是西方古典美学跨入近代美学的转折点。同时我们可以看到，在此之前的美学思想多附庸在哲学、文艺学和神学的范围内，没有形成系统独立的学科。

（2）美学学科的确立及体系完善

①美学的诞生。美学作为一门独立的学科，是由 18 世纪的德国哲学家、美学家鲍姆嘉通（Alexander Gottlieb Baumgartem, 1714—1762 年）首次提出来的。1735 年鲍姆嘉通在他的《诗的哲学沉思录》中提出：人的心理活动分为知、情、意三部分，理性认识是逻辑学，即哲学中研究的"知"；道德活动的中伦理学则研究"意"；但是，感性认识的"情"却没有专门的科学来研究，几乎完全忽略了感性和可感知的事物的存在。于是，鲍姆嘉通提出了建立一个新的哲学分支——"感性学"，即美学的设想。1750 年鲍姆嘉通出版了他的专著《美学》第

一卷,对美学研究的对象、范围、本质等问题作了探讨。由此,美学作为一门独立的学科诞生了,鲍姆嘉通为美学正名,划定了美学的边界,他也因此被人们称为"美学之父"。

②美学体系的构建与完善。鲍姆嘉通美学思想确立后,在18世纪末19世纪初,美学在德国迅速发展,尤其以康德、黑格尔为代表的德国古典美学家们总结、继承、批判和发展了以往的美学成就,建立起内容博大、规模空前的美学体系。

康德(Immanuel Kant,1724—1804年)是德国古典美学的奠基人、唯心主义哲学家,其美学代表著作《判断力批判》,研究了美、崇高、艺术、人才、美的理想、审美等范畴,并从质、量、关系和方式四个方面发表了自己极为精辟的见解:首先,康德认为,美是一种纯形式,并不涉及利害和概念,任何情况下都能产生快感;第二,审美判断无目的性可又合乎目的性;第三,审美判断虽是个人观点却具有普遍性;第四,审美判断不但有可能性、现实性,而且具有必然性。康德开创了德国古典美学,在前人美学思想的基础上将美学赋予了辩证思想,区分了艺术知觉和科学认识,揭示了审美对象的特征,开辟了本文美学发展的方向。

黑格尔(Georg Wilhelm Friederich Hegel,1770—1831年)是德国著名的哲学家和美学家,其美学著作有《美学》、《历史哲学》、《精神哲学》等。"美是理念的感性显现"是黑格尔美学的中心思想。这个对美的定义的最大价值在于强调了美是理性和感性的统一,普遍和特殊的统一,内容和形式的统一。黑格尔将辩证法应用于美学,建立了历史的、发展的美学观。

③马克思主义美学。马克思主义美学诞生于19世纪中叶,其诞生,为美学研究提供了辩证唯物和历史唯物主义的理论基础。马克思(Karl Marx,1818—1883年)和恩格斯(Friederich Engles,1820—1895年)以辩证唯物主义和历史唯物主义为基础,批判地继承了康德、黑格尔等人的实践成果,建立了马克思主义的美学,提出了美是人的本质力量对象化的美论思想,使美学研究发生了根本的革命。马克思主义美学的基本观点是:A.审美活动必须与人类社会实践紧密相连,形成了马克思主义的实践美学观;B.把美的本质问题与人的本质紧密结合在一起,提出了美是人的本质力量对象化的著名观点;C.唯物辩证地看待审美中的主体和客体关系;D.美的规律符合于社会发展规律,审美创造应符合美的规律。美的规律是马克思主义的基本观点。马克思和恩格斯尚未建立历史唯物主义的实践美学体系,但他们奠定了美学研究的前提即人的本质问题的基础,为美学研究提供了科学的世界观和方法论,这是马克思和恩格斯对美学的巨大贡献。

2.中国美学思想的历史演变

古代氏族社会后期和奴隶制时代，人们就产生了某种对美的追求，但相对成熟的理论表述则始于春秋战国时期。中国传统美学主要由儒家美学、道家美学、佛教美学和禅宗美学思想组成，其发展可以分为先秦两汉、魏晋南北朝、唐宋元明、清四个阶段。

(1)先秦两汉时期的美学思想。先秦时期，以孔子、孟子、墨子、老子、庄子等为代表的一些杰出的思想家，纷纷从各自不同的哲学角度涉猎美学问题，形成了儒家、墨家、道家、法家的美学思想。孔子创立的以"仁"为核心的儒家伦理美学，重视美与善的密切联系，追求"尽美矣，又尽善也"的美善合一；以老庄为代表的道家美学思想，作为儒家美学思想的补充和对立面，则强调"天地有大美而不言"，"天地与我并生，而万物与我为一"(《庄子·齐物论》)，补充了儒家注重功利价值而忽视个性自由的不足，突出美和艺术的独立；墨子认为"食必常饱，然后求美；衣必常暖，然后求丽；居必常安，然后求乐"(《墨子·佚文》)，在中国美学史上率先提出美与功利的关系问题，形成实用美学思想……儒、道、墨、法各家的美学思想为中国古代美学体系的建立奠定了基础。先秦时期影响最大的是以孔孟为代表的儒家美学和以老庄为代表的道家美学，两者离异而对立，又刚好相互补充而协调。儒道互补是两千多年来中国美学思想的一条基本线索。

两汉美学是先秦美学向魏晋南北朝美学的过渡阶段，在此期间，以儒家、道家美学思想为主干，又综合了其他各家之长。但两汉美学仍处在过渡时期，足以形成美学体系的艺术发展并未达到自觉阶段。

(2)魏晋南北朝时期的美学思想。魏晋六朝是中国美学思想发展的一个关键时期，也是中国美学思想正式构建体系的时期。这是一个最富有艺术精神的时代，艺术的全面兴盛，艺术家大量涌现，人物品藻、山水欣赏、诗、文、画以及艺术和文学批评著作层出不穷，佛学艺术的全面发展是这一时期的显著特点。艺术美不再只被看作是美的附庸，人们开始重视它的独立价值。王羲之父子的字、陶渊明的田园诗、顾恺之和陆探微的画、谢赫的《画品》、钟嵘的《诗品》、曹丕的《典论·论文》、陆机的《文赋》、宋炳的《画山水序》、顾恺之的《论画》、阮籍的《乐论》、陶渊明的诗及《世说新语》，尤其是刘勰的《文心雕龙》是这一时期艺术哲学的标志性成果，是此前美学当之无愧的集大成者，至此完成了中国古代美学体系的建构。

(3)唐代至明代的美学思想。唐、宋、元、明是中国美学思想的发展丰富期。唐代灿烂辉煌的文化和艺术创作，衍生出不同风格的流派争妍斗奇。唐代中国美学思想重申了美善统一，重视审美、艺术的教化作用，积极发挥先秦美学思想中富有生命力的东西，呈现出积极进取的盛唐之音。而隋唐佛学的美学以禅宗美学为代表。宋代美学的总体风格从唐的雍容大度转为远、逸、平、淡。宋代美学明显地表现出浓厚的道释思想，宋画追求远与逸，宋诗讲究平淡，宋词崇尚清空，这股风气一直保持到元人的画论中。

（4）清代的美学思想。清代的美学思想是我国明代以前美学思想的总结与发展。这一时期的代表人物有王夫之、叶燮、金圣叹、郑板桥等。王夫之认为自然美是客观的，艺术美来自现实美。叶燮美学理论最有创造性的是他关于美与丑在一定条件下相互转化的思想。这一时期，受到西方实学思潮和人文科学的实学精神影响，构成清代美学崇实的文化景观，使清代美学成为中国古典美学的终结。

从先秦到清末，中国的美学思想虽然十分丰富，但各种观点和理论只是散在各种文章著作之中，并未形成系统的、独立的学科体系。

（5）近代美学的拓展。从先秦时期到清末，由于古代学科分类和研究的种种原因，中国博大精深、异常丰富的美学思想没有发展形成独立学科。清末，一些资产阶级知识分子把西方美学介绍到中国，为中国美学注入了新鲜血液，其中主要代表人物有王国维、梁启超、胡适、李大钊、蔡元培等。梁启超提倡"小说界革命"和"诗界革命"，提倡"美术教育"、"情感教育"、"趣味教育"，非常重视文学和审美教育的社会功能；王国维接受西方美学思想的影响，站在"中学为体，西学为用"的文化立场上，提出要将美学作为一门独立的学科来进行研究和普及，他也因此成为最早接纳来自西方美学思想并建构美学体系的第一人；蔡元培提出了"以美育代宗教"的主张，大力倡导美学为改造人的精神服务。

"五四"运动以后，瞿秋白、鲁迅等进步知识分子，开始翻译马克思主义美学著作，把马克思主义美学思想介绍到中国。

中国现代影响较大的美学家有朱光潜、蔡仪、吕荧、李泽厚等，根据他们对美的本质的看法可以分为四大学派：一是以吕荧和高尔泰为代表的"美是主观"派，强调人的作用；二是以蔡仪为代表的客观派，强调"美是客观"；三是以朱光潜为代表的主客观统一派，强调"审美主体与客体的关系"；四是以李泽厚为代表的"美是社会性与实践性的统一"派，强调美的社会实践性，在讨论和争辩中各抒己见。但共同的思想特色是以马克思主义美学观为指导。而朱光潜、高尔泰的美学思想较多地吸收了西方自由主义的美学思想因素。

"文革"时期，"四人帮"将美学作为"封、资、修"的批判对象，其研究和发展受到严重制约。改革开放以来，随着思想观念的空前开放，西方美学的各种著述大量涌入中国美学界，中国古代美学、美的方法论、实践论美学、比较美学等研究取得了空前的进展。

启蒙、奠基、构建、停滞与发展，构成20世纪中国美学从古代、近代、走向现代的文脉历程。中国美学的保守主义、自由主义与激进主义的冲突与调和、对立与互融，成为21世纪中国美学新的出发点，具有中国特色的社会主义文化之路，是21世纪中国美学文化的主题。

3. 中西方美学关系及相互影响

灿烂的中国美学思想，恢弘的西方美学思想，起于人类历史同一时期（公元前6世纪—公元前5世纪），它们从两个不同的方向奏响了人类美学思想的不朽乐章。

（1）中西美学的文化背景及其差异。中西文化各成体系，存在着两种文化及其思想内涵的差异。儒家思想和道家思想相互对立而又相互补充，儒家和道家相辅相成地塑造了中国人的世界观、人生观、文化心理结构以及艺术理想、审美情趣，必然对中国古典美学产生深远的影响。在西方，希腊文化和希伯来文化则是西方文化的两个重要源头。希腊人缔造了西方人的理性和科学，而希伯来人创立了西方人的道德和信仰。这就是西方文化的根源，两者同样是相辅相成、相互对立而又相互补充，也必然成就西方美学的特点。

中国人最根本的宇宙观是"一阴一阳谓之道"（《易经》），是气、是无、是虚，我们的宇宙是一阴一阳，一虚一实的生命节奏，是流荡着的生动气韵。西方人的宇宙观则是实体宇宙观，是存在、是实、是有、是形。中国人的虚空是万物的源泉，万物的根本，生生不息的创造力，以无为本，无中生有，虚实相生，构成了中国文化的核心；西方以"有"为本，从"有"到"实体"，突显了西方文化的独特性。这种宇宙观的根本差异形成了中西文化的根本差异。这种差异在中国画与西方绘画中表现得尤为突出。西方绘画重视透视法、解剖学，光影凹凸的晕染，画境似可走进，似可手摩，突出的是写实；中国画很重视空白，往往在画面留下一大片空白，却并不感到空，空白处更有意味。齐白石的墨虾，满纸无一滴水而令人感到满幅是水，水灵生动。可见，以虚带实，以实带虚，虚中有实，实中有虚，虚实结合，造就了中国艺术在世界上的特殊风格。

受儒家伦理思想的影响，中国美学的基本范畴大都强调其功能性关系，诸如"阴阳"、"有无"、"形神"、"虚实"、"刚柔"等，它们作为矛盾的结构，强调得更多的是对立面之间的渗透与协调，而不是对立面的排斥与冲突。

此外，西方文化讲求形式，中国文化强调整体功能；西方文化讲求明晰，中国文化侧重模糊；西方文化中人与自然是对立的，中国文化则追求人与自然的和谐，是天人合一。正因为中西文化的差异，中西美学在理论体系、范畴、表现方式等一系列问题上也存在差异。那么，在中西文化交流的今天，两种文化的碰撞必将有利于美学发展的未来，有利于世界文化的未来。

（2）中西美学思想的相互影响。中西文化的差异导致中西审美差异，中国传统思维方式的整体性、综合性、直观性与西方分析思维方式的思辨性、实证性、机械性特征形成鲜明的差异互补。"道"与"逻各斯"作为中西哲学中的核心范畴，是中西审美方式不同的哲学起点。在"道"的模糊基础上形成的中国传统的审美方式，强调主体在虚静的心态下对审美客体进行由实及虚的观照，在物我合一的境界中达到内在超越。而西方在逻各斯思维的基础上形成西方传统审美方式，主张在迷狂的心态中带有彼岸色彩的美的本体、在保持主客心理距离的基础上把握审美客体的外在形式因素，达到一种外在的超越。

二、美的特征

美的本质是抽象的、内在的，但美与任何事物、现象一样具有自身与众不同的特征，美的特征概括为以下几点：

1. 客观社会性

美是一种社会现象，是人类社会实践的产物，离开人类社会就不存在了。同时，美的事物具有社会功利价值，主要表现在精神方面，强调精神的愉悦与满足。美的功利主要是作为人类的精神食粮而发挥其社会效用。

2. 具体形象性

美不是抽象的概念，形象性是美最基本的属性。人们要认识对象的美，必须以形象的直接方式去感知对象。黄山以奇美著称，是以奇峰、异石、松涛、云海的具体形象而让人感知的；护士的职业形象美是在救死扶伤的实际工作中体现出来的。由此可见，事物的美是具体的，它只能存在于事物的感性形态之中。但并非有形有像，具有一定感性形态的事物都是美的，丑也是有形象的；所以美的形象是内容和形式的统一。

3. 感染愉悦性

感染性是美最显著的特征。美诉诸人的情感，能引起人们喜爱、激动和心旷神怡，使人在精神上得到愉悦和满足。在美的事物中，艺术美的强烈感染力是摄人心魄的。正如我们在欣赏交响乐《黄河》的时候，其激越的节奏，气势磅礴的旋律，让人精神振奋，为中华民族的崛起慷慨激昂，顿生美感。

第二节　美的基本形态

客观世界极其丰富，因而美的形态也千差万别。按照美存在不同领域的性质差异，把美的形态分为自然美、社会美、艺术美和科学技术美四类。

一、自然美

自然美是客观世界中自然事物和自然现象作为审美对象而形成的美。自然美是自然的人化这一历史进程的结果。

（一）自然美的分类

从自然与人类实践活动关系方面考察，美学理论把自然美分成两大类别：一类是未经人类加工改造的自然之美，称自然景观；另一类是经过人类加工改造的自然之美，称人文景观。

1. 自然景观

自然景观是指未经人类加工改造，能充分体现大自然独具魅力的天然美色。如茫茫大海，滔滔江河，巍巍群山，烂漫山花，习习清风，声声鸟啼……举世闻名的泰山日出、华山天险、桂林山水（图1-4）、黄山云海、九寨沟之美、天山之秀、珠峰之绝等，都是大自然鬼斧神工，造化之美。

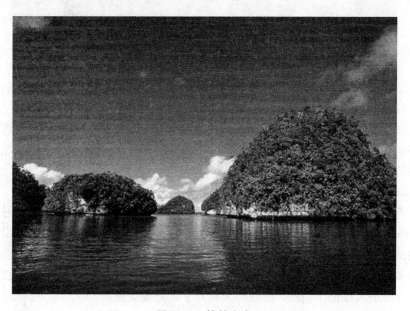

图1-4　桂林山水

2. 人文景观

人文景观一般是指以富有美感的自然景观为基础，经过人类实践活动渗透、加工而成。在这些自然物形式上凝聚了人的劳动，因而具有了审美价值。如田园美景、山川绿化、江河整治、沙漠绿洲；再如，我国经过上千年的建设，沉淀着丰富历史文化底蕴的西湖风景区（图1-5）、庙宇牌坊、石刻碑林、楼台亭，加上传世的诗词歌赋和动人的神话传说，给人极大的审美感受。

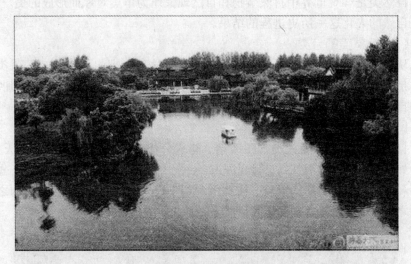

图1-5　西湖美景

（二）自然美的特征

1.侧重于形式美

在很多情况下，自然美的内容较为隐晦、模糊、不确定，但它的形式却是具体、鲜明、清晰的。因此，自然美常以形式取悦于人，激起人的美感，给人以强烈的印象。

2.寓意象征性

不少自然物具有与人类社会生活相似或相近的属性，它引起人们触景生情，借物寄情，产生丰富的联想，达到人与自然情感的契合。人们常常借助自然物的某种属性以象征性地表达人类的某种思想感情，如松树的风格，白杨树的品质，荷花出污泥不染，小草的生命力，翠竹的高风亮节，梅花的不畏严寒等，这都是人移情于自然，使自然美具有了寓意象征性。

3.多样性与不确定性

自然美本身就是具有丰富多彩的形式，有大漠孤烟直的雄伟壮阔，也有杏花烟雨江南的秀丽柔和。同一自然物，由于人们欣赏的角度不同，心境不同，对同一审美对象会产生不同的审美感受，因而造成了自然美的不确定性与可变性，如面对秋雨，心境好的人惊喜于"天凉好个秋"，而心境不好的人却感慨"秋风秋雨愁煞人"。

（三）自然美的审美价值与欣赏

只有能够给人以审美感受的审美对象，才具有审美价值。审美对象给人的审美感受越丰富，越持久，其审美价值也就越大。

1. 自然美的形式特点与欣赏

自然美的一个重要特性就是它的形式胜于内容，所以，更多的时候它的存在形式就是一种美。

（1）自然美的雄伟。所谓雄伟，就是高大刚劲、气势磅礴的自然景观。如波涛壮阔的海洋，巨大的火山爆发。面对此种自然风景能使人的精神奋发，进而产生赞叹敬畏之心。山势的雄伟是此种形象的最具代表性的景观，如泰山，登泰山极顶，会使人产生"会当凌绝顶，一览众山小"的感受。

（2）自然美的秀丽。所谓秀丽，就是柔和美丽、优美妩媚的自然景观。面对此种风景往往能使人产生一种心旷神怡、精神愉快的美感效果，如峨眉山，峨眉山春天山花遍野，锦绣斑斓；夏天流水潺潺，清凉爽惬，万山红遍，层林尽染；冬天松涛森森，雪海茫茫。可谓"雄姿独引攀登者，秀色遍招旅游人"。

（3）自然美的奇特。所谓奇特，就是形态奇特、出人意料的自然景观。面对此种自然风景最容易使人浮想联翩，唤起审美主体对生活的联想，如黄山。黄山既有北方高山大川的高峻奇松，又有嶙峋剔透的怪石，还有苍劲的奇松，如笋如矢、似戈非戟的怪石，撩人心扉的云海，故黄山以其非凡的自然美荣膺"五岳归来不看山，黄山归来不看岳"之誉。

（4）自然美的险峻。所谓险峻，就是指那些使人惊心动魄、险象环生的景观。面对此种自然风景，能使人产生好奇心，激起审美主体一种"明知山有虎，偏向虎山行"的豪情壮志，如华山。华山幽中有险，险中藏幽。春天来临，万木争荣，花涛香海，色彩斑斓。在这外险内幽的仙山琼阁，可登天揽月，可挽云摘星，给人一种"只有天在上，更无山与齐。举头红日近，回首白云低"的审美意境。

（5）自然美的幽深。所谓幽深，就是指景色深藏、隐蔽、僻静。形成幽静的自然条件往往是丛山深谷，古木浓荫，造成一种幽深、恬静、清新的环境气氛，如青城山。青城山山峰险要，奇岩重叠，洞壑幽深，古木参天，山花烂漫，溪水潺潺，俨然是一座苍翠欲滴的自然大花园，素有"青城天下幽"之称。

（6）自然美的开阔。所谓开阔，就是指开阔、旷美之意。自然风景畅旷的特征是视野开阔，一览无余。构成旷美的自然风景有平原丘陵或高原地区的江河湖泽、田畴原野等，如滇池。内蒙的大草原也是属于畅旷的美。"天苍苍，野茫茫，风吹草低见牛羊"，是形容大草原的开阔之势，置身其中，会让人感觉胸襟开阔。

2. 自然美的欣赏

自然美有其无比丰富、生动的长处，但也有零散、杂乱、易变的短处，取其精华，去其糟粕，扬长避短，更好地领略自然美，让欣赏自然美成为人们精神生活中不可或缺的内容。

(1)自然景观与人文景观融为一体欣赏。倘若人们置身于田野小溪、园林水池，领略大自然的美色，再聆听贝多芬的《田园交响曲》，必然会对自然美和艺术美都有深切的体验，获得双重的美感享受。

(2)展开自由联想和想象。当人们欣赏自然美时，只有把客体的美同主体心灵联结起来，使无生命的自然注入人的情感，才能使自然焕发出情趣，给人更丰富的美感。范仲淹在欣赏洞庭湖的时候，抒发出"居庙堂之高则忧其民，居江湖之远则忧其君"的感慨，遂彰显"先天下之忧而忧，后天下之乐而乐"的博大情怀。

3. 自然美的人格陶冶功能

自然美的多彩多姿，其对于人的意义，不只是使人获得感性的愉快，更在于使人在"乐山乐水"、"比德"、"畅神"的审美过程中，开启心志，陶冶性情，培育完美的人格。

(1)乐山乐水，启心养性。自然美的清静、质朴的本色，可以使人洗心涤虑，返璞归真，摆脱尘世社会枷锁的羁绊，练就一种淡泊、随缘自适的人生修养。自然美雄浑壮丽的景象，又可激励人奋发进取的勇气，树立高尚远大的抱负。

(2)"比德"，塑造人格。仁者乐山，智者乐水。孔子常常通过山水之美的比德以教诲学生。在孔子看来，人们之所以乐山乐水，就是因为山水分别体现着仁者和智者的德性。山可以使草木生长、鸟兽繁衍、物种增殖，给人类带来利益而自己却一无所求，所以这是仁者的德性。而水的德性内涵更是丰富，它滋润万物而无所私，这是德；它所流之处给万物带来润泽和生机，这是仁；它由高向低流，舒缓湍急行有其理，这是义；它奔腾澎湃，冲过千山万壑之间，无所畏惧，这是勇；它有深有浅，浅可涉足，深则不测，这是智。所以，在孔子看来，君子之所以乐山乐水实在是因为能从中获得德性的启迪。

(3)"畅神"，就是"神之所畅"，是一种悟道的愉快和精神的自由。在"畅神"中审美活动可以有感官享受方面和怡情方面的，还可以有德性方面和美好想象及憧憬方面的。

二、社会美

美的根源在于社会实践。人类通过生产斗争、社会斗争和科学实验创造自己的物质生活和精神生活。社会美，不是简单地指个人的行为、活动、事业成功、业绩上升和家庭幸福等，它指的是整个人类发展的过程、动力和成果。社会美存在于各种活生生的、百折不挠的人对自然的征服和改造之中、存在于英勇不屈的革命斗争之中、存在于平凡的社会生活之中。

社会美产生于人们在长期社会实践活动中形成的相互关系以及由这种关系构成的社会活动中，体现于人类创造社会生活的全部历史活动之中，显示了人类健康向上的本质力量。社会美的范围广泛、内涵丰富，它以恰当的形式表现反映一定社会的政治、经济、文化和道德等方面。

(一)社会美的基本内容

社会美广泛存在于社会的各个领域，范围广，内涵丰富，一切从事创造劳动的社会主体和人类创造的物质文明和精神文明的社会活动及所创造的成果都属于社会美的范畴。主要体现在人的美、劳动美、日常生活美、社会生活美等。

链接

一条普通的红丝带，将它对折就成了英文小写字母 l，即"love"(图 1-6)。红丝带是对 HIV 和艾滋病认识的国际符号，1991 年在美国纽约第一次出现。象征着我们要用"心"来参与预防艾滋病的工作。它代表了关心、希望和支持。红丝带像一条纽带，将世界人民紧紧联系在一起，共同抗击艾滋病。别上"红丝带"的胸章，代表着为一起战胜艾滋病而努力。"红丝带"表露着对艾滋病患者、感染者及照顾者的关怀与接纳，以及对艾滋病卫生教育、治疗方法和疾病研究的支持。

图 1-6　红丝带

(二)社会美的特征

1.社会美侧重于内容

任何称之为社会美的事物，都有明确的社会内容。与自然美相比，社会美以内容取胜，而自然美以形式取胜，内容决定形式，内容胜于形式。没有了内容，社会美就不存在了。社会美的内容一定是符合大多数人的利益、对人类社会进步有积极意义的，是之所以成为社会美的前提和基础。如拾金不昧、助人为乐、善良正直、诚实守信等行为被大家公认为是美的。

2.社会功利性

社会美的社会功利性是指人类的实践活动的目的、过程和结果具有对社会有益、有利、有用的特性，能促进社会的发展与进步。

3. 时代性、民族性和阶级性

美不是孤立的、凝固不变的，社会美随着社会的发展而不断更新，不同时代、不同民族、不同阶级对社会美都有各自的审美观念。如评价女性的美，我国春秋战国时期以"窈窕淑女"作为美的标准，以致形成了"楚王好细腰，国中多饿人；吴王好剑术，国人多伤疤"的社会现象；在盛唐时期又以"丰肌秀骨、高髻肥裙"作为美的最高境界；而"三寸金莲，弱柳扶风"在清代达到了登峰造极的地步。

4. 实践性

社会美不是自然存在的，而是人类社会实践创造出来的，人的美也要在社会实践中通过言行举止来表现。人们对社会美的评价，也需要在社会实践中检验证明。

（三）人的美是社会美的核心

世界上一切美的事物中，唯人最美、最能打动人心，引发审美感受和共鸣。人是社会美的体现者、开拓者和欣赏者。

爱美之心人皆有之。古代有四大美女，闭月羞花沉鱼落雁；而现代有野蛮女友唇红齿白秀外慧中，我们从来没有停止过对美丽的追求。人的美是社会美的特殊的集中体现，人的美具有以下特点：①人的美是自然美与社会美的统一，以社会美为主；②人的美是内在美与外在美的统一，以内在美为主；③人的美是个体美与综合美的统一，以个体美为主。

1. 人的外在美

外在美是指人的容貌、体态、行为、语言、举止、仪表、风度等外观形态的美，它是对容貌美、形体美（人体美）、行为美、语言美、风度美、气质美等人的外在表现形式美的总称。人的外在美可归纳为先天的美和后天的美，先天的美就是"天生丽质"之美丽；后天的美又称"修饰"的美丽，如化妆、美容、整容、健身、服饰、穿着打扮等。人的外在美是人美的基础，先天生理条件是人的外在美的自然前提，后天社会环境的影响对人的外在美起着重要的作用。

（1）形体美。形体美是指人的形体作为审美对象所表现出来的容貌和体型的美。其中包含着两层意思，一是指人体在正常状态下的形体结构、生理功能和心理过程的协调统一，这属于自然美的范畴；二是指形体美作为社会美的范畴，即人类显示出的蓬勃生命力。具体指五官端正、结构匀称、比例协调、体魄健美、奋发向上等。人们常说的"站如松，行如风，坐如钟，卧如弓"就是对人的形体动态的审美标准。

（2）行为美。行为美是指人在各种社会实践活动中通过所作所为所表现出来的行为动作之美。行为美除了一个人的举止风度美之外，更侧重于道德意义的"善"。一个人的行为不是纯粹个人的事，它不但会影响到他人，更会影响到社会。判断一个人的行为美不美，关键是看他的行为所产生的效果是否对他人或社会有益。只有对社会和民众有益的行为，才是美的。

(3)语言美。语言美是指人际交往中的言辞的美，包括用语造句美和谈吐方式美。基本要求为：语言的准确、鲜明、生动以及和气、文雅、谦逊、有礼貌。诚恳和尊重是语言美的基础和前提。古希腊德谟克里特所说的："一篇美好的言辞并不能抹杀一件坏的行为"为"语言美"一词的发端。语言美是心灵美的直接体现。不同时代、民族的人和具有不同文化素养、思想情感、道德品质、语言表现力的个体，其语言美有不同的表现形态。语言美是交际的必要手段，直接影响语言交际的效率和人际关系的协调。达到语言美需加强思想品德和语言艺术的修养，提高思想文化素质与心灵美的培养。

2.人的内在美

内在美包括人生观、人生理想、思想觉悟、精神意志、道德情操、智慧才能、行为毅力、生活情趣和文化修养等。

第一，内在美决定人的"美"与"丑"，对人的美起主要的和决定的作用。第二，内在美能引发持久的美感，产生更深刻和更强烈的审美感觉，内在美的稳定性和持久性源于人的品德的相对稳定性。第三，内在美的个人价值和社会价值是社会的宝贵财富，一个内在美的个体，能为社会、为他人做出贡献，对社会的进步起到积极的推动作用。

人的内在美包括一个人的道德、性格、才识美，它是可塑的。人的美，贵在自我完善。在正心、修身、齐家、治国、平天下的自我改造、自我塑造的过程中，人们可以达到净化灵魂、树立理想、完善道德、开启心智、增长才干的目的。

哲学家柏拉图说过，最美的境界是心灵的优美与身体的优美的和谐一致，融成一个整体。人的美，是人的内在品质通过外在形式表现出来的内外兼修的整体美，是形式美与内容美的统一，是灵与肉的互相映照。内在美是主要的、本质的、显性的、高层次的美；外在美是次要的、非本质的、隐性的、低层次的美。外在美和内在美是既有区别又互相联系，外在美可以直观把握，而内在美则需要在间接的审美过程中逐步展现才为人所知；外在美主要是先天遗传的结果，内在美是后天个体努力的硕果；外在美的创造以物质领域为主，内在美的创造以精神领域为重；外在美是内在美的外化和延伸，内在美对外在美有制约、增强、弥补和放大效应；外在美的人受人瞩目和追捧，内在美的人受人欢迎和赞赏。人是一个整体，只有其外在的形式美和内在的本质美达到高度统一和谐时才显现出整体最高境界的美，因此，人们不仅要修饰、创造外在美，也要追求内在美。

三、艺术美

艺术美是指各种艺术作品所显现的美。艺术美作为美的一种形态，它是艺术家创造性劳动的产物。艺术家的创作活动作为一种精神生产活动，从本质上说，也是人的本质力量的定向化活动。因此，艺术美也就是人的本质力量在艺术作品中通过艺术形象的感性显现，是指存在于一切艺术作品中的美，是艺术家按照一定的审美目标、审美实践要求和审美理想的指引，根据美的规律所创造的一种综合美。

（一）艺术美的分类

艺术美的分类是依据艺术分类而定的，根据各种艺术的不同规律和特征，将艺术美分为以下几类：

（1）实用艺术美：包括工艺、建筑等；

（2）表现艺术美：包括音乐、舞蹈等；

（3）造型艺术美：包括绘画、摄影、书法、雕塑、篆刻等；

（4）艺术美：包括戏剧、电影、电视和语言艺术（文学）美。

（二）艺术美的特征

自然美与社会美分别是以侧重形式和侧重内容为显著特征的，而艺术美的特征则主要表现在以下几个方面。

1. 形象性

形象性是艺术美的首要特征。艺术形象是艺术家根据实际生活的体验、认识，根据美的规律创造出来的具体可感而又带有强烈情感色彩的艺术情境。

2. 典型性

典型性是艺术美的根本特征。各种体裁的文学作品、音乐作品、绘画和雕塑作品都不是对现实事物的简单模仿，它们往往是对某一类事物特性的综合反映，由此来彰显此类事物的本质。典型是艺术家塑造的具有鲜明的个性、带有深刻思想性的能够反映生活的某些本质和历史发展规律的一批艺术形象，典型形象往往还有着丰富的性格。

3. 情感性

感情是艺术作品的生命。以情动人是艺术美的特征，艺术作品中的情感是艺术家内心深处真挚的自然流露，并融化在作品形象之中。艺术美是艺术家主观感受的体现，是主观情感与客观生活的和谐统一。艺术美是人们审美意识的物态化形式，不仅要呈现物，而且还需要抒发情。

4. 独特的审美功能

艺术美与自然美、社会美相比，艺术美更能提高人的审美能力和高雅的审美情趣。如造型艺术培养人的视觉器官的审美能力，发展人们的色彩感、形体感、质感、韵律感、立体感及目测能力、透视能力和直观能力；音乐艺术培养听觉器官的审美能力，发展人们的节奏感、音色感、协调力、结构感等；文学艺术培养言语器官的审美能力，发展人们领会和表达情感意蕴的素养。

5. 作品的永久性

从古希腊到远古东方文化延续至今，那些经典的诗歌、绘画、雕塑、文学、戏剧、音乐、舞蹈、建筑、工艺品等，均能让后人感受到它们的艺术生命力。尤其是那些反映时代、民族、社会生活和思想感情的艺术作品，更显示了其永恒魅力与价值。人们欣赏这些不同时代的艺术珍品，使审美视野变得更加开阔。

艺术本来是在时间中的，它有时代性、历史性，但恰恰艺术本身把时间凝冻起来，成为一个永久的现在……

四、科学美

科学美是指科学领域里存在的美，是美的一种高级形式。只有在人类审美心理、审美意识达到较高的发展阶段，理论思维与审美意识交融、渗透的情况下，才得以产生。科学美也是一种反映美，是人类在探索、发现自然规律过程中所创作的成果或形式。

（一）科学美的产生

西方科学美学思想发源于古希腊的神话传说，主要集中在《荷马史诗》，其中描写了各种自然现象连贯成系统的神话。中国的科学美学思想则来源于中国的神话传说，如盘古开天地、女娲补天等。但是，无论是西方的希腊，还是东方的中国，在它们史前的古代，都没有科学的著作，只有精彩的神话传说。

（二）科学美的特征

1. 真理性

科学的真理性来源于科学的宗旨。在美学史上，美和真这两个概念常常有机地联系在一起，虽然科学美离不开真，但美又不同于真。科学的宗旨是揭示事物的本质属性和发展规律。科学家们在验证科学的同时也得到了科学美的享受，并转化为追求美的动力。

以美求真的例证很多，最精彩的莫过于德国地质学家魏格纳（1880—1930年）的大陆漂移学说。19世纪末，魏格纳通过对地图的观察，发现处于大西洋两岸的非洲大陆和南美洲大陆的海岸具有对称和互补形状，并在地质构造上的某些雷同、物种和古生物化石的某些相似，由此设想，这两块大陆原来是相连在一起的，由于地壳运动而导致水平漂移。这一设想在20世纪50年代古地磁学的新发现证实了魏格纳的设想，使大陆漂移说融入现代地质学理论的和谐结构中。

科学工作者给科学家带来了巨大的审美享受，这种享受又转化成科学家追求美的动力。因此，科学美是从真到美的升华，科学审美是对真的观照活动，科学中的美在某些时候引导科学家达到科学中的真的境地。

2. 简洁性

科学美的简洁性特征反映在科学理论上即是真。这种简洁性要求科学家在科学研究过程中，从繁杂的自然现象中去粗取精、筛选提炼，概括出简明的理论和规律。同时，简洁性在科学发展的过程中也起着决定性的作用。科学美的简洁性在护理技能操作中也得以充分体现。经过护理前辈们多年总结、归纳、形成的各项护理技能，如"铺床法"、"搬运患者法"以及肌内注射的麻利、传递手术器械的稳、准、快等步骤，每一动作的配合，不仅包含着科学的理论依据，符合节力的各项原则，而且动作简洁、大方、自然，给人以强烈的美的感受。

3. 和谐性

自然界的和谐性意味着自然界事物之间的彼此相通，如果把科学美的和谐性与真理性、简洁性联系在一起，就会发现自然界既充满了矛盾和斗争，又显出有规可循的秩序井然。这种秩序和自然的规律不仅给人们带来美的享受，同时也引起人们的哲学思考，使人类对物质世界的认识不断追求、不断扩展。

4. 对称性

古希腊人认为在各种图形中圆形最美。如宇宙犹如一个滚圆的球体，从中心到每一边都距离相等。各种几何图形中，圆形具有最高的对称性，因此，这说明了圆形和球体美的秘诀：自然界中许多事物都是左右对称，人体就是一个典型的例子。双手的左右对称有利于身体平衡与劳作，双腿的左右平衡有利于直线行走，眼耳的左右对称有利于视听的主体接受等。而科学的对称性表现在更高层次的基本概念和基本定律的对称性上。如方程组里面最重要的现象是它的两个对称性。

第三节 形式美与美的范畴

一、形式美

客观世界的任何事物，都有其内容和表现内容的形式。所谓内容，是指事物内部各种要素的总和，它是事物存在的基础。所谓形式，是指构成内容诸要素的内部结构或内容的外部表现形式。美，同一切事物一样，既具有内容，也具有形式。内容与形式不可分离，有什么样的内容就有什么样的形式，有多少事物就有多少独特的内容，也就有多少与这相适应的形式。大千世界，所有美的事物都以美的形式表达一定的内容，以具体的形象感染人，给人以美的享受。

（一）形式美的概念

形式美是指自然、生活、艺术中各种形式因素（色彩、线条、形体、声音等）及其组合规律（比例、节奏、韵律等）所呈现出来的审美属性，它是一种具有相对独立性的审美对象，具有抽象性和时代性。形式美的构成因素一般划分为两大部分：一部分是构成形式美的感性质料，一部分是构成形式美的感性质料之间的组合规律，或称构成规律、形式美法则。

（二）形式美的基本特征

1. 抽象性

形式美是对生活形象的高度概括，它经历了一个从美的形式逐渐脱离美的内容而成为独立欣赏对象的过程，使得原本属于某些事物的形式，变成了单纯的点、线、体、色彩等有规律的组合，从而使得形式具有了更加自由的表现和不确定性。如万花筒、蜡染花布等都具有抽象性的美。

2. 时代性

形式美的各种表现总是不断地随着时代的变化而变化。不同时代的人们在特定历史时期由于生产力发展水平的差异，形成各自不同的审美尺度，并以此指导、规范形式美的创造和欣赏，如古希腊的"多利特"式建筑——帕提农神庙厚重、静穆而开朗；中世纪的哥特式建筑——米兰大教堂高耸峭拔。随着生产力水平的发展，人类社会实践活动领域的扩大，人类的本质力量也在不断地丰富和发展，形式美也日益丰富和精细。如从古典交响乐的一统天下，到爵士乐的风靡，再到说唱歌曲的出现；从唐朝以胖为美，到宋朝以瘦为美，再到现代以健康为美，都表明了形式美随时代的变化而变化。

3. 普遍性

形式美普遍存在于美的所有领域，是任何美的对象不可或缺的最基本的属性。

4. 装饰性

形式美不仅可以成为独立的审美对象，而且它常常附着于其他事物，起到装饰美化的作用。大到整个城市建筑的规划设计，小到日常生活用品，都在运用线、体、色彩及其组合规律来美化事物。

5. 象征性

线条、形体、色彩及其组合规律常被用来表达某种意义。如红十字标志，象征着人道、公正、中立、独立、志愿服务、统一、普遍的含义。

(三)形式美的基本构成要素和基本组合规律

1. 形式美的基本构成要素

人是以眼睛和耳朵为主要审美的,外部世界构成形式美的基本感性因素是色彩、形象和声音。存在于客观世界中的这些感性因素原本是物质世界的自然属性,因人的感官所感知,才转化为构成形式美的感性因素。

(1)色彩。色彩是由阳光作用于物体发射,反射光通过视觉而产生的。人类肉眼感受到的颜色依次为红、橙、黄、绿、青、蓝、紫。将不同波长的可见光混合起来,就能感受到其他的不同颜色。若将所有可见光混合起来,就能感受到白色。人们根据不同的色彩将各种事物区别开来。如白大褂、红茶花、黄色警示灯等,这就是视觉效果。除此之外,色彩的表情性给人以情感的感染,不同色彩给人们带来不同的生理、心理感受,如黄、红黄、黄红是主动色彩,能使人产生一种积极向上、勇于进取和富有生命力的情感态度;而蓝、红蓝、蓝红是被动色彩,能使人产生不安、温柔和向往的情绪,这就是色彩的情感效应。人们对色彩的感受还体现个性。即使同一色彩,也会由于个性、性别、年龄、时代、民族的不同而产生差异,而且是有明显的差异。如女孩好粉色,男子偏爱蓝色,西方人以黑白色为尊贵色,拉丁民族好暖色,日耳曼民族爱冷色等。

不论色彩如何变幻,它都是由色相、明度、纯度综合叠加的结果,这就是色彩三元素。色彩的三元素的特性确定了色彩的基本标准,它们相互影响,任何一个元素的改变都会使色彩发生变化。

①色相:是色彩的不同相貌,是区别色彩种类的名称,如红、黄、蓝。任何黑白灰以外的颜色都有色相的属性。

②明度:即色彩的明亮程度,也称光度、亮度、深浅度。色彩中黄色明度最高,其次是青色,绿色,紫色,红色,蓝色。色彩越接近白色,明度越高,越接近黑色,明度越低。

③纯度:指色彩的纯净程度,也称为饱和度、彩度。红、黄、蓝三原色是纯度最高的色彩,而黑白灰属无彩色系,因而没有纯度。任何一种单纯的颜色加入无彩色系中的任何一色或互补色混合都可降低它的纯度,颜色混合的次数越多,纯度越低。

暖色系——红、黄为主的色调为暖色调,人们见到暖色系的红、橙红、黄橙等色后,经常会联想到太阳、火焰、钢水等物像,产生温暖、热烈、危险等感觉。

冷色系——青、蓝、绿的色调为冷色调,人们见到冷色系的青、蓝、绿等色后,则易联想到天空、冰雪、海洋等物像,产生寒冷、理智、平静等感觉。

中性色系——白、灰、浅绿色是中性色，使人联想到草、树、冰雪、白昼等，产生青春、舒适、和谐等感觉。

暖色系、明度高、纯度高的色彩具有扩大、膨胀感，而冷色、低纯度、低明度色有收缩感。

（2）形象。形象是事物存在的一种空间形式。形式美中所讲的形象是指事物的具体可感的外在形态，是人的视觉所能感知的空间性的美。组成形象的要素是点、线、面、体。点的轨迹是线，线的横移形成面，数面组合构成形象。由于形象的基本特征是边界线，因此人们对形象的审美，可以从边界线入手。如：直线挺拔，表示刚劲、坚定、稳当；曲线具有运动感，表示柔和、轻盈、优雅、舒展；垂直线表示紧张、兴奋、倾倒、勇往直前；折线表示动态、灵巧，其形成的角度给人以上升、下降、前进等方向感。在美的创造中，不同的边界线形成不同的形象。人体美是大自然创造的一种最美的曲线。在形式美的欣赏和创造中，对形象的欣赏创造是必不可少的内容，没有一定的形象就不可能有形式美。

（3）声音。声音又称音响，它同色彩、形象一样，也是事物的一种自然物质因素，所不同的是，声音不是诉诸视觉或触觉结构，而是诉诸人的听觉。它之所以能成为形式美，不是纯物理声响的结果，而是其中包含了某种人生意味。

声音的本质就是振动，当物体振动产生的声波，声波再刺激听觉，于是声音产生了。声波可用振幅、频率和波形来描述。振幅为声波的压力，与振幅相一致的审美心理经验是音强。频率为声波的振动周期，与频率相联系的审美心理经验是音高。波形是由振幅与频率决定的，与波形相联系的审美心理经验是音色。人类通过听觉器官，可以判断声波的性质、远近等，并可以对其进行审美判断、审美评价。

音乐是通过有组织的乐音来塑造艺术形象，以表达思想情感及反映现实生活。音乐的基本要素包括：乐理、旋律、节奏、音色、速度、力度等。著名音乐家贝多芬曾说："音乐应当使人类的精神爆发出火花。"所以说音乐是人们精神需求中最能够抒发和表达人类情感交流的声音艺术。那么何谓音乐呢？先秦典籍《乐记》曰："凡音之起，由人心生也。"音乐来源于自然，也来源于生活，更来源于生命的方方面面，音乐虽没有形象性、可视性，但它有时代性、可感性，也可调动记忆形象，激发情感反应，它能与自然交感和谐，能与人体器官极化共振。音乐分声乐与器乐两种形式。声乐是音乐语言与文学语言相结合的演唱音乐。而器乐有"标题音乐"与"非标题音乐"之分。"标题音乐"是指在标题的提示下，借助声音形象把握乐曲的内容，如欣赏贝多芬的《田园交响曲》，每个乐章都有标题；"非标题音乐"以"纯音乐"为特征，长于概括人的内在情意，也充分表现作曲家丰富、复杂的内心情感，如欣赏《浪漫曲》、《幻想曲》等。

2. 形式美的基本组合规律

构成形式美的感性因素，按照一定规律组合起来，才形成了有一定审美特征和独立审美价值的形式美。形式美组合法则比较复杂，通常可分为两大类：一类是事物部分之间的组合法则，如对称和均衡、比例和匀称、节奏和韵律等；另一类是事物总体的组合法则，如整齐一律、多样统一（对比、调和）等。

（1）对称和均衡。对称是指图形或物体相对的两边的各部分，在大小、形状和排列上具有一一对应的关系。对称宜表现静态，给人以整齐、稳重、沉静和庄严的审美感受，但由于其差异面少，缺乏活力。对称形式之所以被认为是一种美，是因为它在生命体中体现了正常发育状态。一个四肢健全、五官端正、各部分都基本对称的人，会使人产生愉快的印象。人类在长期的社会实践中认识到对称的形式美具有平衡、协调、稳定、庄严、安全的特性。

均衡又称平衡，是指对应的双方等量而不等形。均衡给人以既稳定又活泼、既有规律又有生气的感受，是静中有动的对称。如杂技、舞蹈中的造型等。

（2）比例与匀称。比例是指某种事物整体与部分或部分与部分之间的组合关系。在艺术和审美活动中，比例实质是对象形式与人有关的心理经验形成的一定对应关系。比例关系是否和谐，对艺术造型表现的真与伪、美与丑起着重要作用。

匀称是指合乎一定的比例关系。匀称的比例关系，会使物体的形象具有严整、和谐的美。比例失调，则会出现畸形，而畸形在形式上是丑的。古代画论中有"丈山尺树，寸马分人"之说。

（3）节奏和韵律。节奏是指事物运动过程中力的强弱变化有规律地组合起来，有序地连续出现。客观世界中，无论是声音、颜色，还是形体动作，以大体相等距离的时空反复出现，都会产生节奏。如昼夜交替、日出日落、月圆月缺、季节更替的时间变化的节奏；潮起潮落、山脉蜿蜒、峰谷相间的空间变化的节奏；心跳、呼吸、体力以 23 天为一周期，情绪以 28 天为一周期，智力以 33 天为一周期，每一周期都有高潮和低潮的生理节奏；艺术节奏是艺术作品的重要表现之一，其基本特征是能在艺术品中表现、传达人的心理情感。在现实生活中，人的心理情感活动会引起人情感活动的变化。艺术节奏就是建立在人们生理和心理节奏基础之上的。节奏在艺术作品中的具体体现是通过音响、线条、色彩、形体等艺术因素有规律的运动变化，引起欣赏者的生理感受，进而引起心理情感活动。

在节奏的基础上赋予一定情调的色彩便形成了韵律，一般是指诗词中的声韵和节奏，表现为音响运动中抑扬顿挫的和谐流动。除此之外，韵律还存在于绘画、音乐、舞蹈、建筑中，它能给人以情趣，满足人的精神享受。在生产劳动中，具有节奏性的动作和韵律的劳动号子，就有减轻疲劳，提高效率的作用。

（4）整齐一律与多样统一。整齐一律指事物形式中多个相同或相似部分之间重复的对等或对称，与参差相对。如整齐划一的街道，成排的电线杆、路灯，整齐的队伍，统一的服装等，给人一种稳定、庄重、威严、有气息、有力量的感觉。但如果一味地整齐划一，则会给人一种单调、沉闷的感觉。

所谓多样是指构成整体的各个部分形式要素的差异性。统一是指这种差异性的协调一致，体现了各个事物的共性或整体的和谐。多样统一是对形式美中对称、平衡、整齐、比例、参差、节奏等规律的集中概括。这一法则要求在许多形式要素中要有一个中心，使各种要求组成围绕这一中心的有秩序的结构。这种有中心、有主次、有规律的结构方式使纷繁多样的形式要素中心突出、秩序井然地统一在一起，使形式要素杂而不乱，多而不散。如德拉克洛瓦的《自由引导着人民》（图1-7）。画面中，战场上冲锋陷阵的各阶层民众，横七竖八的尸体，弥漫的硝烟等，被处于构图中心的高举着三色旗象征自由的女神统一着，奏出了一支响亮的革命进行曲。人体美也是一种符合多样统一法则的整体美。人体若少了某些组织或器官，就会破坏整体的和谐，就会失去美。

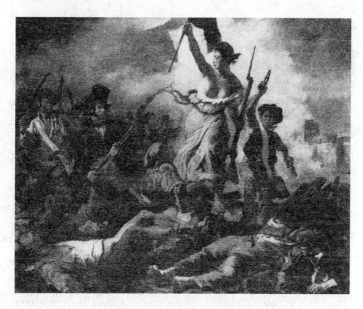

图1-7 自由引导着人民

二、美的基本范畴

美的形态是按照审美对象的存在领域来分类的，美的范畴则是按照审美对象的审美特征和审美对象给人的审美感受来分类的。美的基本范畴包括优美、崇高、悲剧、喜剧。研究美的范畴有助于从各个角度进一步深入揭示美和审美的本质，使人们更加自觉地进行美的欣赏、美的创造和审美教育活动。

（一）优美

优美是一种优雅、柔性的偏于静态的美。优美的特点是美处于矛盾的相对统一和平衡状态，其根本特点在于和谐。它是美的一种最常见的形态。

优美根源于社会实践，体现了实践主体和审美对象之间的和谐统一的关系，体现了形式美的原则：单纯、均衡、比例、对称、韵律、多样统一。优美完全排除了任何丑的因素，是唯一纯粹的美。

优美是美的一种相对静止的状态，以其明显平衡的特征，造成感官的宁静协调、情感上的平和愉悦。体现了人与对象间的契合与完美交融的状态，符合人们长期的审美习惯，因而易被人们熟悉和把握。

优美的审美对象在形式方面一般都具有小巧、柔和、淡雅、细腻、光滑、圆润、精致、轻盈、舒缓、嫩弱、绚丽、微妙、渐次的流动变化等特征。自然界中的优美侧重于形式；而社会生活中的优美更多侧重于内容；艺术中的优美是艺术家对现实中优美的提炼加工，因而更鲜明、集中地显示出优美的审美特性。艺术中的优美体现在人物形象的塑造、场景描写、节奏、韵律、音调、布局、颜色、风格等各个方面。艺术家按照不同艺术种类的特性，运用特定的艺术技巧，追求内容与形式的高度统一，创造出丰富多彩的优美的

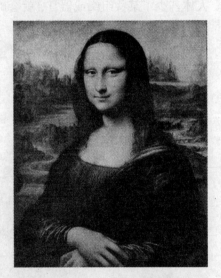

图 1-8　达·芬奇《蒙娜丽莎》

艺术形象。如欣赏《蒙娜丽莎》（图 1-8），微笑的嘴角给人以动感，光洁的双手给人以触感，整个画面作为一个"完形"呈现于人的脑海中，而不是简单的相加。

（二）崇高

崇高，与优美相对。是存在于人类生活中的一种特殊的审美对象，是特征形式、精神品质或二者并有的特别伟大、出众的现象。崇高一是指数量、力量和体积巨大，有威力的自然现象，如太空、森林、海洋、群山；二是指人类创造的宏伟建筑，如万里长城（图 1 - 9）、长江大桥、摩天大楼；三是指道德风尚、思想行为都出众，令人敬仰的人；四是指人类创举和社会现象。

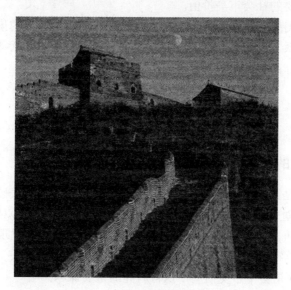

图 1 - 9　雄伟的万里长城

崇高与优美相对，是一种壮美：形象博大、雄伟、壮观；震撼人心、有强烈的感染力；使人产生惊奇、狂喜、敬仰、悲壮、豪迈、胜利感等心理情感反应。不仅有积极的审美意义，而且有认识和教育意义。它可以通过美感作用帮助人们认识自然、社会和精神生活中没有体验过的事物，使人在道德上日益完善；更重要的是激励人们从事伟大事业，为人类的进步和发展出力。

（三）悲剧性

悲剧性是概括人的审美对象中一种重要的审美属性。是具有正面素质或英雄性格的人物，在具有必然性的社会矛盾的剧烈冲突中，遭到不应有的、但又是必然的失败、死亡或痛苦，从而引起人悲痛、同情、奋发的一种审美选择性。它客观存在于社会生活中，由悲剧性矛盾冲突和悲剧性性格构成，集中表现为悲。但作为审美范畴的悲，与日常语言中的悲惨、悲哀不同，它必须本质上与崇高相通或类似，必须能使人奋发兴起，提高精神境界，产生审美愉悦。

（四）喜剧性

喜剧性与悲剧性相对，是一种重要的审美属性。在现实生活中，喜剧性常常建立在矛盾冲突之上，这些矛盾的实质是正在失去或已经失去存在根据的丑恶事物，或脱离生活常规的不合正常情理的事物，显出其荒唐、谬误的可笑。艺术中的喜剧性是客观现实中喜剧性的反映。在喜剧中，丑恶事物空虚、卑劣的实质，使欣赏者感到丑恶、可笑，同时增强追求美的愿望和埋葬丑的决心，这是喜剧最重要的社会审美价值。

笑是喜剧美感的基本特征。它是喜剧性在欣赏者生理上的集中反映，和喜悦的心理相联系，具有深刻的社会内容。生活中偶然的、无意义的、低级趣味的笑，是不能与有社会意义的喜剧性相提并论的。

第四节　美感

一、美感的概念和特征

审美活动是人类对世界的一种形象直观的认识方式。审美感受是人们在审美欣赏和审美创造活动中的一种特殊的心理现象，它是欣赏者对美的事物的一种情感体验。审美意识乃社会意识中的一种特殊形态，是人对现实审美对象的一种能动反映，审美意识影响和制约着审美活动的开展与深入。怎样才能发现美、享受美，这是整个审美活动中值得研究的重要课题。

（一）美感的概念

所谓美感，就是由美的事物所激起的一种特殊的心理活动，表现为情感的激动和愉悦。美感不是由神秘的神创造的，也不是由人的生理感官、动物本能产生的，而是在人类的社会生活和基础上产生的。"美感"有广义和狭义之分：广义的美感，即审美主体的审美意识活动，包括审美意识的各个方面和各种形态，如审美理想、审美能力、审美修养、审美感受、审美趣味等；狭义的美感，专指审美感受。指个体在审美活动中，由于审美对象掣感官而引起的感知、想象、理解、情感等多种心理功能协调运动而产生的愉悦体验，也称为美感经验，它构成审美意识的基础和核心。本章节中探讨的美感指狭义的美感。美的本质研究主要从哲学角度回答美是什么的问题，所以也称哲学美学；而美感研究主要从心理角度探索人们对美的心理反应的奥秘的问题，所以也称为心理学美学。

（二）美感的基本特征

美感作为审美活动的心理形式，是"地球上最美丽的花朵"之一，和人类其他心理活动形式如日常意识、道德意识、科学意识等相比，美感的突出特征是：

1. 愉悦性

愉悦性是美感最基本的特征。不能引起人们的愉快感受（无论是直接的还是间接的）的就不能称之为美，而美必然引起人的愉快感受。美感的这一特征首先是由美体现着人的本质力量的性质和具有生动的形象性、娱乐性特征所决定的。

但美感的愉悦性不同于快感。快感是由实用功利目的的满足所引起的生理性愉快，美感是由精神需求的满足所引起的心灵性愉快。前者是低级的愉快，后者是高级的愉快。生理快感的过程是先愉快后判断，美感是先判断后愉快；生理快感是在对象被消耗的过程中获得的，美感过程的对象没有被消耗；生理快感是短暂的，美感是长久的。审美的愉快与生理的愉快也存在着一定的联系，主要是美感以生理快感为基础，生理快感可以强化美感。

美感的愉悦性与道德追求的满足所引起的愉快有密切联系，前者的愉悦感往往包含着后者的愉悦感，但两者也有区别，后者直接体现着社会功利性。

美感的愉悦性与对科学真理的追求所产生的愉快也有联系，但也有明显的区别，后者主要体现为理智满足的愉快，前者主要体现为情感满足的愉快。

2. 功利性

从审美活动的内容和目的来说，美感也具有功利性的特征。一方面，美感作为个人直接感受，不但是非概念的，也是非功利的。对于个人来说，美感是一种非功利的审美直觉和审美愉悦。另一方面，美感是人类实践的产物，它总是直接或间接、明显或隐晦地打上了社会功利的烙印。美感本身的这种内在矛盾，即个人审美的非功利性和社会功利性的对立统一，就形成了美感所特有的矛盾两重性。

3. 直觉性

美感往往在一刹那间完成，它凭人的感觉活动于刹那间就能直接把握到对象的美而产生愉快，即不用通过概念、逻辑推理、理智思考就能从对象获得美感，这种现象叫做直觉性。唯心主义者把它理解为没有经验准备的直观；唯物主义者认为它是一种有经验准备的、没有意识到的知识。

美感的直觉性特征的理论依据是：美总是表现为具体的形象，审美主体和美发生关系的接通媒介是形式的知识。

但是，我们所说的直觉并不是与理性认识相对立的直觉，而是在长期社会实践经验的积累和理性认识的基础上形成的，是积淀着理性认识的感性认识，是凝结着实践经验的直观能力。所以，感觉也可以直接成为理论家。正是在这个意义上，我们说美感是智慧的心灵之花。美感的直觉性特点是：直接性、瞬间性、无意识性和无期待性。

4.情感性

美的事物并不给人们提供实用价值，所以用功利的眼光对美的事物进行理性的盘算并不能发现美，对美的事物采取实践意志行为也只能导致审美的终结；美的事物也不是向人们直接提供某种客观真理，所以用科学的理性思索也往往把握不住美的真谛。美直接向人们提供形象，而美的形象具有娱乐的感染性，能打动人。所以，一方面，美引起的美感反应主要是情感被打动，表现为动情心态；另一方面，对美的把握主要通过情感去体验和品味，表现为以情揽物的心理活动形式。所以，美感的愉悦性主要是情感的愉悦，美感实际上是一种审美情感，正是在这个意义上，我们说美感是含情脉脉、热情洋溢的人类心灵之花。

强调美感的情感性，并不否认美感的理性内容，美感也是情与理的统一，但理性在美感中的存在形式如盐之于水，溶解于情感之中，所以我们所说的情感是体现着理性认识的情感，不能把情感理解为非理性的；不过，也不能把积淀着理性认识的情感等同于理性认识，应看到审美情感也带有非理性的色彩。

二、美感的产生及其本质

（一）美感的起源及其产生的条件

1.美感是人对美的肯定性情感态度

美感属于意识范畴，是人在对美的感受中表现出来的主观心理形式，没有美，就没有美感。不能把美感和美混为一谈。但美感对美的反映是一种情感体验的反映，是人类的一种高级心理现象。

2.美感产生的时刻

人类最初只是从对象看到实用价值，后来才从对象看到自己的活动，当人类发现对象作为自己的活动成果、显示了自己的智慧和力量时，感到欣喜和愉快，认定对象是美的，美感就产生了。美感的发生始于人能够在客观世界中直观自身的本质力量并感到欣喜的历史时刻。

3.美感的发生是人类社会实践的产物

人类能够从与对象活动中发现自己的智慧和力量，这本身就是长期社会实践的结果。而能够感受美的感官，也是在长期社会实践中形成的。人在改造客观世界的过程中，同时也改造了自己的自然本性，发展了各种能力，人的各种器官都是通过长期的社会实践才从非人的感官发展为社会的人的感官的，审美感官同样是社会实践的成果。因此，美感是社会实践的产物。

美感既然是人类社会实践的产物，这就决定了它具有社会性，必然和人们的生活条件、世界观、伦理道德观念、文化修养等密切相关。美感既是人类社会实践的产物，也必然随着社会实践的发展而发展，必然具有历史性。

综上所述，所谓美感，就是在实践基础上形成的特殊社会意识，是人从对象中发现自己的本质力量而欣喜，即对人的本质力量愉快肯定的心理活动形式。

（二）美感的本质

美感是人们在对美的感受、体验、欣赏和评价中产生的内心的满足感、愉快感和幸福感，是事物的外在形式契合了人们内心结构所产生的和谐感，是一种暂时超越物质束缚后而获得的精神上的自由感，是人类心灵所达到的最高境界。

三、美感能力的产生及发展

美感能力的形成需要一定的生理和心理功能为基础，如健全的感觉器官、正常的认知能力等。他受审美需要的驱动和审美意识的调控，能在审美经验的积累中逐渐丰富和完善。在美感能力的形成过程中，审美需要作为一种动力系统，可以激发人们发展和提高审美能力的自觉意识；而审美意识作为一种引导系统，调节着人们审美能力形成的速度和方向，与此同时，实践活动中审美经验的不断积累又为审美能力的形成提供了有力的保证。审美经验锤炼了人们对美的感知能力，丰富了表象的储备，提高了想象对表象的加工能力，深化了对美的意蕴的领悟理解能力，而美感能力的发展又使得审美经验的发生更加顺利及深入。

思考与练习

1. 为何称鲍姆嘉通为"美学之父"？
2. 研究美学有什么现实意义？
3. 何谓美的内容与美的形式？
4. 什么是自然美？社会美？艺术美？科学美？
5. 为什么说"人的美是社会美的核心"？

第二章 护理美学概论

学习目标

1. 知识目标：了解护理美学研究的对象、内容、方法及现实意义，理解护理审美内涵与特征。

2. 能力目标：在护理审美活动中正确运用审美理论的能力。

3. 情感目标：树立应用护理美学理论指导护理实践中审美活动的观念。

第一节 概 述

一、护理美学的定义

美学是一门研究美与审美及其本质和规律的科学，且以哲学提供指导理论和方法。护理美学是美学的一门分支学科，是护理学和美学相互渗透的结果，是美学在护理实践中的体现，是一门交叉性的应用学科。它以美学基本原理为指导，借鉴人文、社会科学等诸多学科的理论、方法和研究成果，从人、环境、健康、护理的角度出发，探究护理美的现象、护理审美的发生、发展及其一般规律。所以我们学习美学也是探讨、研究如何发现美并创造美的一个过程。

二、护理美学学科的性质

一门学科的性质，主要取决于该学科的任务、研究对象以及实现这一任务和目标的手段。护理美学作为一门独立的学科，有其特殊的研究任务。它的任务是运用正确的审美理想和审美标准去培养护理人员的审美意识，提高护理人员的审美素养，并使其应用于临床护理实践和社会人群保健工作中去。按照美的规律去发现美、体现美、创造美，以良好、完善的护理美促进服务对象的身心康复和提高整个社会人群的"健美"水平。由此可见，护理美学的研究对象是护理审美主、客体的审美感受及其相互影响，也就是说，护理美学要研究的人是专业化和社会化的人，这就决定了护理美学具有社会学科的性质特征。

护理美学是现代护理学和实用美学相互交叉与相互渗透的产物。现代护理学是以"帮助人们改善和适应环境，从而达到最佳的健康状态"为宗旨，这就决定了护理学的任务是帮助病人恢复健康，帮助健康人不断提高健康水平与生活质量。由此可见，护理学与医学的根本任务是一致的。因此，完成护理美学所确定的任务的手段和方法必然涉及人的美、环境美、健康美和护理美。这也就是护理美学的护理职业特性，从而决定了护理美学必然具有自然学科的性质特征。

综上所述，护理美学的学科性质应该是介于医学自然科学和医学社会科学之间，具有医学哲学性质的医学人文学科。

三、护理美学的形成与发展

护理美学作为一门新兴的学科，从时间上来说，对其研究是新近的事情。它的形成不仅是护理学科发展的需要，也是社会发展的必然。从护理学发展的历程看，虽然护理美学只是一个刚刚起步的学科，但护理专业学科中的美却早已蕴含其中，并随着历史的发展与人们审美意识的提高，护理中的美逐一被认识并体现出护理专业的时代魅力。因此，人们在探讨护理美学的发展历程时，应从护理学与社会发展的历史中去寻觅、发掘和追随其丰富的内涵，以加深对护理美学本质的认识。

（一）护理美学的形成

1. 护理学的发展历程为护理美学的建立奠定了基础

自从有了人类就有了护理。因为自从有了人类以后，就免不了有生、老、病、死，也就有了抚育幼小、援助老弱、保护伤患、照顾残疾、处理死亡等。护理正是基于人类此种需要而产生的。远古时期虽无"护理"这一名词，但实际上已有了护理活动。若干世纪以来，护理事业一直受到人类同情心及宗教的影响，"博爱"、"牺牲"、"为人类服务"成为护理精神之信条。该信条本身就蕴藏着美的价值。十三四世纪以后，受文艺复兴、工业革命、宗教革命的冲击，护理事业进入停滞时期，长达300年之久。直到1860年南丁格尔女士（Florence Nightingale）创立护理学起，护理事业才又进入一个新的发展时期。南丁格尔认为，有爱心的照顾，是医疗过程中最重要的一环。力谋护理之改良与病人之舒适，积极为病人创造条件，使病人舒适，是明显的护理美感的反映。

随着社会的进步和人类生活水平的提高，社会更加重视人的价值，重视人的健康和生活质量。医学模式的转变及护理学科的发展，赋予护理工作更多的内涵，护理学科发展更需要美学支持。也就是说，从古至今护理美学的实践体系已经积累多年，只是尚未形成系统理论，但是已为我们构建护理美学的学科奠定了基础。

2. 美学研究领域扩大，为护理美学的形成创造了条件

诸多相邻学科向美学的横向渗透，已经是当代美学的一大发展趋势。这主要有两方面的原因：第一，20世纪以来，一些过去不为美学所关注的问题陆续进入美学的视野。第二，当代科学的发展常常使一门学科有一种超越原有视野去拓宽研究领域的趋势。可以说当今每一门社会科学甚至某些自然科学对审美活动都有强烈的兴趣，诸如心理学、社会学、语言学、人类学、教育学、技术工艺学、医学等。于是，无数美学分支学科相继出现，如工艺美学、信息美学、教育美学、商品美学、劳动美学、医用美学、建筑美学等纷纷登上美学的舞台。护理作为医学科学的重要组成部分，也必然要建立自己的美学理论体系，这不仅关系到促进和维护人类的健康问题，也关系到护理学科的发展和地位。

再者，各美学分支学科的建立和有关自然学科、社会人文学科的现代成果，都已为护理美学的建立提供了坚实理论基础和可供借鉴的成功经验。例如，现代护理心理学的研究成果，就为护理美学研究提供了新的科学论点、论据；技术美学为护理美学中技术美理论建立了结构模式；文化人类美学（社会美学）为护理美学提供了重要的启示性理论等，使护理美学具备了迅速形成的条件。

3. 现代护理观念向护理美学提出了新的问题

现代护理观念认为：①人具有生物属性和社会属性，是由生理、心理、社会等综合因素组成的整体人；②人具有生理、心理、社会等层次的需要；③人包括个体，也包括家庭和社会的群体，包括病人，也包括健康人。因此，良好的护理应建立在对人的整体认识的基础上。

对人的本质的重新认识，导致了社会对护理美学的追求，人的本质应该是在自然中实现自我，而自我的最高境界又是超物质的精神世界。所谓"超物质"，是对物质的精神性的超越，它恰恰又是借一定的物质形式作为载体的。因此，在人类物质生活得到满足之后，唯一可以无止境追求的便是精神生活。可以肯定，人的"文化"程度越高，护理工作对美学的要求就超高。因而，必须尽快研究护理学的美学规律用以指导现代护理实践。

4. 护理高等教育的发展，使护理美学成为一门不可缺少的专业理论课程

1984年，教育部和卫生部联合召开会议决定恢复护理本科教育。1985年之后，全国有12所高等医学院校开设了护理专业，学制五年，每年毕业300名左右本科生，部分学校还培养了少量的护理专业硕士生和博士生。社会经济的快速发展和卫生科技的进步，带动了护理教育水平的提高，培养高层次的护理

人才已成为卫生事业发展的迫切需要。于是，护理高等教育像雨后春笋般地蓬勃发展起来，由原来开设护理专业的 12 所医学院校迅速发展到 66 所。

当今护理学科深刻变革的标准之一，就是人文社会学科已成为与医学、自然科学并重的主干学科，而系统化整体护理则要求护士具有较好的人文素质。因此，随着各种护理教育体制的创立和教育体系的完善，护理美学就如同中文专业的文艺理论、美术院校的艺术概论、建筑学院的建筑美学、工业设计专业的技术美学一样，已成为一门必修课程。

（二）护理美学学科的发展

护理美学思想是随着人类护理活动的产生和发展而展开的，但是作为护理美学思想的观念以及护理美学观念的理论表述，则始于 20 世纪 80 年代末。护理美学属于医学美学范畴，可以说它几乎与医学美学学科同步发展。下面从医学美学学科发展的三个阶段来考察护理美学学科的发展概况。

第一阶段：孕育阶段（1981—1986 年）。此阶段国内有关学者陆续发表一些与医学和美学相关的文章，但有关护理与美学的文章较少。

第二阶段：医学与美学界的一批志士仁人共同努力，迅速建立起"医学美学"。1988 年 6 月，中国第一部以"医学美学"命名的学术专著由天津科学技术出版社出版。1988 年 7 月，在一些专家学者的通力合作与支持下，在江西庐山举办了首次全国医学美学讲习班，培养了国内第一批医学美学学术骨干，为促进医学美学学科的发展奠定了基础。随后各种版本的《医学美学》、《护理美学》、《口腔医学美学》等十余部专著陆续出版，护理美学作为独立学科应运而生。1989 年 3 月，黎正良主编的《实用护理美学》由四川科学技术出版社出版，这是我国护理界首次新编的理论联系实际的美学专著，该书的出版促进了美学在护理中的应用和普及。

第三阶段：医学美学理论与临床实践相结合的发展阶段（1989 年至今）。这一阶段是一些美学与临床实践相结合阶段，主要表现在美容医学学科的建立与发展。另外，在医学美学理论的导向下，全国许多高、中等医学院校开办了美容医学专业，培养了大批美容医师、医士、护士等美容专业人员，这是我国医学教育事业的一项重大成果。医学美学学科的迅速发展，带动了护理美学学科的发展。在此期间，护理美学研究内容逐步扩展、深化，学科的理论也日趋丰富。因而有众多关于护理美学的论述见诸报刊。

20 世纪 80 年代末，国内一些学者就开始对护理美学的理论进行研究与探讨。从 1989 年至今，先后出版了《实用护理美学》、《护理美学概述》、《护理美学》等多部专著及教材，同时，有关护理美、护理美学等命题的理论与实践的研究逐渐广泛和深入。近年来，涉及护理审美教育、临床护理及专科护理中的美学讨论及应用方面的论文不断增多，它们分别从不同的角度阐述护理美学的内涵，探讨护理审美、审美实践、审美教育与评价等方面的问题，对护理美学理论体系的构建起到了先导作用，为该学科的逐渐成熟与发展奠定了良好的基础。

四、学习和研究护理美学的现实意义

（一）护理学学科的发展需要美学

随着人类社会、经济、文化、科学迅速发展，现代医学已由单一的生物医学模式转变为生物、心理、社会医学模式，新的医学模式赋予护理工作更多的内涵。新的护理模式要求把"人"看作整体，要利用美感的生理－心理效应使"人"（病人、健康人）在生理、心理、社会、灵性上达到最愉快的状态。也就是说，护理人员通过房间的布局，温度、湿度、亮度、颜色的变化及操作姿势、语言、音乐、触摸等，使所有的人达到最舒适的状态。这就迫切需要护理美学理论的指导和完善，护理学科的发展呼唤着护理美学的诞生。

（二）卫生保健事业的发展需要美学

随着人们生活水平的提高，社会更加重视人的价值，重视人的健康和生活质量。人们对于生命健康已经有了新的认识，"优生优育"、"健康长寿"、"生活高质量"已成为人们的普遍要求。我国古代墨学家派的创始人墨子曾说过："食必常饱，然后求美；衣必常暖，而后求丽；居必常安，然后求乐。"今天，人类已进入"科学时代"、"电子信息时代"，衣食住行问题基本得到解决，人们对美的追求越来越强烈、越来越全面、越来越高级。就医学而言，人们已不再满足于用好药，而是讲究医护的高质量、医疗环境的舒适、诊疗设备和技术的完善以及医护人员的技艺、心灵、语言和仪表美等，追求从更高层次上提高人体生物、心理和社会的完满状态。

（三）护理人员完善自身素质需要美学

在护理工作中，护理人员的审美修养水平的高低，决定了她护理服务质量的高低。社会赋予护士"白衣天使"的美誉，是对护理专业形象的赞美和崇高期望。随着历史的进程与发展，"白衣天使"的形象正在不断地更新与扩展。这一形象包括了外饰、形体、动作、语言、行为、知识、智能、心理和精神多个层面。在这些层面中注入美学的理论指导，有助于提升护理专业形象的内涵。如运用美的形式规律设计护理环境，就必然要考虑到整洁、舒适、安全的和谐统一；再如，对色彩的科学应用不仅可使医院服务标识清楚明晰，而且还可发挥色彩的心理效应。当护士面带微笑，穿着色彩柔和、干净合体的工作服来为患者服务时，就可能给患者带来一种美的感受。当然，这些只是外在的、表层的形象，而护理专业形象还需要从文化素质、敬业精神、道德修养等方面来加以体现，这些也都不同程度地体现在护理美学的知识体系中。因此，深入学习和研究护理美学，将护理美学的知识自觉地内化，并应用于护理实践，就可塑造具体、生动、综合、完善、高尚的护理专业形象。

（四）创造良好的医院人文环境需要美学

人文环境是社会本体中隐藏的无形环境，包括态度、观念、信仰、认知等。"人文精神"作为一个概念，是20世纪90年代出现的。随着历史的推移和社会的发展，"人文精神"被赋予了更多的时代含义，它要回答"人如何对人，人如何对物，人如何对我。"的问题，其核心就是要树立尊重人、关心人、爱护人、发展人的理念。在护理活动中如何坚持这一理念，实施"人文护理"是当前护理学科研究和重视的课题。正因为护理与护理美学是社会人文环境的组成部分，所以，它应该成为社会文化环境的建设者，并将护理服务于人类健康的宗旨与现代社会文化环境建设融为一体，以体现现代护理的科学理论与实践，体现护理美学在文化环境建设中的作用。

第二节 护理美学研究的对象、内容、任务、原则与方法

护理美学的研究应结合当代护理专业发展趋势与特点，其研究范围不仅要紧密联系现代护理的四个基本概念——"人、环境、健康、护理"；而且要以"人"作为研究的中心和重点，从美学的角度探究、升华护理美的本质与内涵、护理审美观念、审美标准、审美教育与审美评价，以及护理实践中美的现象与规律，解析和阐述护理科学中美的特性。

一、护理美学研究的对象

护理美学是应用美学的一个分支，与美学比较，其研究对象应突出当代护理专业发展的趋势及特色。具体包括以下几方面的内容。

（一）研究护理美

护理美学使护理美成为一种特定领域的美，这种美对保障和增进人体美可产生积极的影响。护理美是护理理论结构与内容、护理技术与科研以及护理活动中所显现出来的一切美的总和。它体现在两个方面：一是护理学理论体系结构中所体现出来的系统化、规范化、层次化的理性美；二是由护理人员在护理实践过程中所体现出来的护理手段（精细操作、优美环境等）和护理人员形象所体现出来的感性美。

人类的生存和延续、社会的安定、经济的繁荣和人们生活的幸福，都需要

护理美。护理美和其他美一样，是客观存在的，人们虽然可以认识它和创造它，但这种创造和认识并不具有主观的随意性，因为它不仅受科技和生产力发展水平的制约，还在一定程度上受社会经济制度的制约。

（二）研究护理人体美

健康本身就是一种美，是人体美最基本的条件。护理美学作为护理学与美学的交叉学科，是美学原理在护理学领域中的运用。护理工作的对象是人，是社会的人或群体，其任务是协助服务对象并满足他们对健康的需要，保护人类健康。护理美学所包含的护理美、护理审美和护理审美关系，都是基于人体功能和精神状态及其所受的各种影响，并以对人体功能和精神状态所持的看法和态度为依据的。

（三）研究护理审美教育

在长期的护理实践中，护理人员积累了许多有关护理事物和护理审美的经验，但要将其系统化、理论化，使之更好地为护理实践服务，必须通过护理审美教育才能实现。任何学科都有其特定的研究范围，后者是前者得以建立的基础。护理美学研究护理审美教育，主要是研究护理审美教育的特点、内容、形式、方法和培养目标。护理审美教育是进一步发展、完善、创造护理美学的重要手段之一，不仅护理人员需要接受审美教育，而且要通过护理人员施之于护理对象。

（四）研究护理审美实践

护理美学作为护理学科的一个重要的组成部分，既有美学的理论价值，又具有护理学科的应用价值。它在充分发挥护理功能的基础上，以人的美感为中介来实现美学护理效应，体现其护理学科的应用价值。辩证唯物主义美学观认为："实用先于审美"、"实用价值先于审美价值"。护理审美实践与劳动产品审美一样，这种审美实践必须对人类的生产、生活、生命和健康有利、有益、有用，而且具有生动可感的形象，这是护理审美的先决条件。具体地说，护理审美的理论与技术实施、护理人员的行为举止、护理环境的布局与陈设等，对促进、维护、保持、改善人体的健康都应该是有利、有用、有益的，否则就不能认为是美的。

（五）研究护理审美意识

与一般审美意识一样，护理审美也是一种特殊的精神活动，对它的研究必须从护理审美实践中去探索。探讨护理审美意识必须从护理美感入手，从而牵动对审美意识其他方面的研究。美的护理过程和行为能够激发人的情绪变化，引起良好意识的产生。护理人员应该在感受美、鉴赏美、欣赏美的基础上，进一步通过护理实践活动，按照美的规律去发现美、创造美。所以，在护理美感的研究中应该注意到它的某些特点，例如美感的来源、美感的时代性、美感的民族性及美感的实践性等。

二、护理美学研究的内容

护理美学研究的内容主要包括以下三个部分。

（一）护理美学基本理论

护理美学基本理论是由三个部分构成：一是对护理美学的界定，包括对象、内容、任务、原则及方法；护理学科的学科性质以及与相关学科的关系；护理美学学科的形成与发展，学习护理美学的现实意义。二是美学的基本理论，包括美的属性、本质和特征，美的基本形态和形式规律。三是护理审美规律的研究，其研究的核心是护理审美主、客体及其相互关系。

护理美学的这些理论研究，涉及的学科范围很广泛，除了主要依靠美学和护理学之外，还必须借助哲学、社会学、心理学、伦理学、体育学、艺术学、形象学以及护理礼仪、人际沟通的帮助。由此说明，护理美学基本理论的研究，是一种多学科的综合研究，涉及多种学科领域，这也反映出护理学研究对象的复杂性、综合性和交叉性。

（二）护理审美实践

护理审美实践是将护理美学理论具体应用于护理实践活动中。它包括基础护理、临床护理、康复护理、社区护理、预防保健护理、护理管理、护理环境和护理审美评价等几个方面的内容。护理审美实践必须依赖于护理美学理论，采取相应的美学技术手段和方法，指导护理实践活动，为人类健康提供最佳服务。

（三）护理审美教育

护理审美教育包括院校教育和护理人员自我审美修养及护理标本模型、挂图、插图和电化教学美。形象生动的教具有着潜移默化的作用，可增强教学效果。通过特定的护理环境和方式培养护理人员具有正确、健康的护理审美观，以达到提高护理人员鉴赏和创造护理美的能力。

三、护理美学研究的任务

护理美学作为一个新兴的、发展的应用学科，其研究任务须根据社会发展需求、服务对象、服务内容、服务功能等方面来确定，在美国基本原理与现代护理理念的引导下，寻求护理艺术美的本质和规律，其基本任务包括以下四个方面。

（一）发掘护理工作中的美学问题

护理是一项科学性、艺术性非常强的工作。护理工作无时无刻不反映出美的事物、美的形象和美的感受。针对护理工作的特殊性，近代护理学的创始人南丁格尔女士早在1859年就精辟地提出："要使千差万别的人都能达到治疗和康复需要的最佳身心状态，本身就是一项最精细的艺术。"这项精细的艺术蕴藏着丰富的美学思想。美学作为社会科学的一个分支应用于护理实践已不是新课题。护理美学就是发掘护理艺术中的美，通过对护理艺术的各种方式、各个环节的深入研究，实践—理论—再实践，寻求护理艺术美的本质和规律，把握护理艺术的真谛，在不断分析、探讨、品味的基础上，把美的感受、美的形象上升到理论高度，并指导护理审美的具体实施。

（二）为营造护理审美环境提供理论指导和实践手段

护理审美环境，是指有助于增进人体的美感能力、以维护个体或群体身心健康为目的的护理环境。在完美和谐的医疗条件下，创造一个安静、整洁、舒适、完全、美观的环境是病人的需要，是护理工作的需要。病房的布置、光线、空气、温湿度、仪器的摆放等，都必须有护理美学的指导和美学手段的参与。因此，关于改善和建设护理审美环境的理论和实践的研究，是护理美学的重要任务之一，是人的生理性、心理性、社会性医学审美需要的重要前提。

（三）为实施护理审美评价提供理论依据

对护理道德、护理行为、护理操作、护士形象和护理环境等护理活动进行审美评价，是提高护理技术和护理人员水平的首要举措。但是，护理审美评价的目的、内容、方法和标准，需要由护理美学进行研究、规范和教育，否则护理审美评价就只能是一句空话。

（四）提高护理人员的鉴赏力和创造力

一个熟悉护理业务的护理人员，应该是一个懂得如何完善自身的人。护理人员是护理美学的审美者和创造者，缺乏审美能力，即使置身于美的事物中，也不能完全取得审美的愉悦，更谈不上按照美的规律从事护理工作、进行护理美的创造。只有提高护理人员的审美能力，护理美学才能不断发展，才能使广大护理工作者更加热爱本职工作，并结合自己工作的特点去发现美和创造美。

四、护理美学研究的原则与方法

护理美学与其他学科一样，其研究原则与方法既有其共同性，也有其学科的特殊性，而且其研究方法又必须在研究原则的指导下进行。

（一）护理美学的研究原则

1. 理论联系实际的原则

理论联系实际的研究原则是所有学科研究的共同要求。护理美学作为实用性很强的学科，从其产生的历史完全可以看出它是在医疗护理实践的基础上产生和发展起来的。因此，护理美学的研究必须以护理实践为基础，同时其理论研究成果也必须为护理实践服务，并受护理实践的检验和评价。换句话说，研究护理美学必须坚持从客观实际出发，密切联系护理工作的实际，切实做到从实践中来到实践中去。只有这样，才能使护理美学随着现代护理学的发展而发展，也才能显示护理美学在现代护理事业中的学科应用价值。

2. 客观性原则

客观性原则是指在护理美学的研究过程中，必须坚持实事求是的科学态度，一切从实际出发，学科建设必须符合中国特色社会主义的国情和现实社会服务对象的物质与文化生活水平。这是护理美学学科研究的特殊性。

3. 广泛性原则

如果说医学美学是美学的分支，那么护理美学应该说是医学美学的重要分支。护理是为整个医学服务的，它与医学的总目标是完全一致的，都是为人类的健康和社会服务的。社会是一个开放性网络系统，任何组织都在这个系统中生存、发展。医学卫生保健组织及其组织内的每一个学科也不例外，在医疗护理及保健服务市场的竞争中显得十分激烈。因此，在研究护理美学时，必须考虑到护理服务市场的广泛性、系统性和复杂性。

（二）护理美学的研究方法

根据护理美学的研究原则，护理美学的研究方法主要有以下几种。

1. 实验法

这是研究护理美学的基本方法。它是根据护理美学的基本原理和实务，经过周密的设计，在一定时间和范围内进行实验，以获得各种科学数据来验证和发展护理美学的理论与指导思想以及经验成果。

2. 调查法

这种方法是采取有效的调查方式，对护理美的表达形式、方式和各种各样的活动情况进行社会调查，包括对医疗卫生保健组织机构内外的调查，然后收集各个层次、各个方面与护理美相关的资料进行整理、分析研究，进一步探讨与发现护理美的内在规律和外部联系，以促进护理美学理论和务实的发掘、发展与发扬。

3. 分析法

护理美学研究的分析法是指对护理美案例的整理与分析。这种方法是在调查法的基础上进行的，即用实验法或调查法收集典型护理事例，然后通过整理、分析、研究护理美的活动现象，找出其中的内在规律和外在联系，充实护理美的内容，推广护理美的务实经验。

第三节　护理审美

约瑟夫·克奈尔是当今世界最负盛名的自然教育家，他曾在大峡谷瀑布做过一个观察：在 150 名游客中只有 3 人对这举世罕见的奇观表现出深厚的兴趣，因为其凝望的时间超过 30 s，而其余游客大多只顾忙着摆弄相机，或同朋友聊天，然后径直回到车上，打道回府。应该说，绝大多数游客是真诚观赏大峡谷的，但他们缺乏汲取大自然灵气的某种冲动，或者不大看重从大自然中获得的感情和启迪，这种走马观花式的游览将使心理上的惬意和审美上的愉悦大打折扣。人们对同样的景色会产生不同的感觉，原因就在于审美的不同。

一、护理审美的内涵

(一)审美的定义

所谓审美，就是人(审美主体)通过感官对审美对象(审美客体)的体验与感受，并从中获取精神享受和启迪。它是人们在社会实践中逐步形成和积累起来的审美情感、认识及能力的总和。

审美对象具有审美潜能与审美价值，但它只有与审美主体相结合，才能构成人的现实审美关系。审美对象是主体相对客体而言的，当自己审视他人或其他事物时，自己是审美主体；当自己被他人观察和评价时，自己就成为他人的审美对象。审美是主体与客体相互作用的产物，是人生与生命的最高境界。

(二)护理审美的定义

护理审美是护理领域中的特殊的审美活动，护理审美的主体是人，它是以人的情感为中心的一种综合审美意识，是客观的护理美在人们头脑中的能动反映。也可以说，护理审美是人们在参与护理实践的过程中，逐步形成的审美情感、审美意识和审美能力的总和。护理审美有其特定的护理审美目的，它将维护人的身心健康作为护理审美的最高目标。

链 接

第二次世界大战结束后，世界医学联合会根据希波克拉底誓言制定了国际医务人员道德规范，1948 年《日内瓦宣言》和 1949 年《医学伦理学法典》都发展了"希波克拉底誓言"的精神。

（三）护理审美的特征

护理审美是护理领域中的审美活动，它必须具备其相应的特征。

1. 护理审美的专业性特性

护理审美与一般审美活动最明显的不同是护理审美有其特定的护理专业性审美目的——维护人类健康水平，这就要求任何一种层次的护理审美反映，都必须有利于维护人的身心健康。这是护理审美活动的主要特征之一。

链 接

爱因斯坦不但在物理学上有重大发现，他的文学艺术修养也很高。他几乎每天拉小提琴，他的钢琴也弹得很好。他还经常与量子论的创始人普朗克一起演奏贝多芬的作品。此外，他还精通文学，并认为他从陀思妥耶夫斯基得到的东西，比从任何科学家那里得到的东西多得多。爱因斯坦自己曾说过，他的科学发现所依赖的不是严密的逻辑推理，而是一种直觉，一种想象，他甚至把审美作为科学发现的一个标准。爱因斯坦6岁就开始学习音乐，人们可以推测，审美教育所给予他的感性能力的锻造，对他的科学发现与思维也有某种内在的帮助。爱因斯坦具有一种美感，这是只有少数理论物理学家才具有的。很难说清楚对一个物理学家来说什么是美感。但至少可以说简单性本身是可以通过抽象来达到的，而美感似乎在抽象的符号中间给物理学以指导。

2. 护理审美主体的特殊性

护理审美的主体是人，包括能承担多种护士角色功能的护理操作者、管理者、教育者和护理服务对象的健康人、病人及其家属，他（她）们都必须具备一定的医学护理知识和护理审美观念与技艺。

3. 护理审美的差异性特征

护理审美主体的先天因素与后天因素造成了护理审美感受的差异性，这里需要明确的是这种护理审美的差异性特征决定了护理审美形式、形态的丰富性与复杂性。

4. 护理审美的非功利性与功利性统一的特征

护理审美活动是一种满足身心健康或康复需要的服务性活动，因此，它必定具有一定的功利性特征。它不仅能产生社会效益，也能带来经济效益。一方面，当护理人员作为护理审美主体时，她所处的角色及其所发挥的角色功能，在自身与整体护理实践活动中，逐步形成护理审美理想、审美能力、审美情感和审美意识的交织、融洽与集中，激发对护理事业的热爱，满足自我实现的需要，在保障人类健康事业中产生难以估量的社会效益。另一方面，当求医者

（包括患者、健康人、求美者、医学咨询者等）作为护理审美主体时，其护理审美功利性表现在减轻躯体痛苦和心理负担，维护或促进身心健康与康复，同样可以获得一定的经济效益。

安徒生和贝多芬不仅貌不惊人，而且是有生理缺陷的人。但是，安徒生用痛苦孕育了童话中最深沉的爱和最崇高的美，而贝多芬则在与命运的抗争中创造出充分显示力量之美的不朽交响乐。为此，印度诗人泰戈尔曾这样意味深长地说过："到心灵深处去寻找美吧。"他的这一说法是对内在美塑造重要性的真实提示。

二、护理审美主体

（一）护理审美主体的含义

护理审美主体是指受社会文化和护理审美意识所支配的人，是按照护理美的尺度有意识、有目的地对人或物实施护理美或评价护理美的人。如护理人员、患者、健康者、康复状态者、求美就医者，都可以充当护理审美关系中的主体角色。因为充当护理审美主体的人，具有自身的护理审美需要、护理审美动机、护理审美意识、护理审美选择和护理审美评价能力，他们懂得怎样把内在的护理美尺度运用到对象上去。在一定程度上，护理审美主体所具有的驾驭护理美的能力，决定着护理审美的水平。当护理人员作为护理审美主体时，他们遵循护理美的规律，努力为自己的服务对象奉献护理美；当患者、健康者、康复状态者、求美就医者作为护理审美主体时，他们也遵循护理美规律和自身的理解尺度，对自身的人体美及有关护理美的事物，包括对护理人员所展现的护理美进行评价，从而不断促进护理美的发展。

（二）护理审美主体的特征

上面我们已经提到构成护理审美主体的基本条件，在此条件的基础上，护理审美主体在其护理审美过程中表现出如下几个方面的基本特征：

1. 护理审美主体的审美选择性

护理审美的选择性是不同的护理审美主体因其所具有的不同审美趣味、审美需要、审美理想和审美实践在护理审美活动中所表现出来的不同爱好、愿望与追求。例如，不同病种的患者表现出不同护理审美的选择性。处于康复状态的患者，需要优美、舒适、宁静的休息和活动的场所，因此，他们特别注重护理环境美与护理人际美；天天需要输液的病人，则特别"操心"护理操作美中的"一针见血"，这时如果护理审美客体（护士）能满足审美主体的审美需要，那么就能获得护理美感。同时，处于护理审美客体的医护者，也能向审美主体转化，感受到护理操作美的欣赏与愉悦。这也体现了护理审美主体的自我能动作用。

2. 护理审美主体的审美相对性

护理审美主体的审美相对性，是指护理审美主体、客体之间的相互转化。如护士在护理实践活动过程中所表现的种种护理美现象呈现在护理审美主体（病人）面前产生的美感，这时病人是护理审美主体，而护士是审美客体；当病人获得心理满足、身心逐渐康复时所表现的护理康复美呈现在护士面前而产生美感时，护士就转化为护理审美主体，而病人则转化为护理审美客体了。这就是护理审美主体的审美相对性特征。

3. 护理审美主体的审美陶醉性

护理审美主体的审美陶醉性，是指当感性的护理审美客体呈现在护理审美主体（如病人）面前而引起身心愉悦的感受时，审美主体进入了以审美情感为基础的审美陶醉之中。护理审美陶醉感，有利于促进人体非特异性免疫功能的提高和维护身心健康。

4. 护理审美主体的审美创造性

护理审美主体的审美创造性，是指具有较强的护理审美能力和护理审美主体经过长期反复的护理审美实践活动，遵循护理美学基本理论和护理美的基本规律，敢于探索、开拓，敢于冲破种种旧的、传统的思想束缚，主动创造出新的护理审美客体的过程。如创造出新的、更高层次的护理学科理论、护理操作美、护理人际美和护理环境美。创造精神是创造护理审美主体的基本条件，也是现代护理科技工作者的高贵品格。

5. 护理审美主体的审美差异性

护理审美主体的审美差异性，是指护理审美主体在护理审美理想、审美需要、审美趣味、审美标准、审美评价和护理审美能力等诸方面所表现出来的个体差异性，其实质也就是护理审美主体的个性心理特征的具体表现。

三、护理审美客体

（一）护理审美客体的含义

护理审美客体，是指能使人产生审美愉快的事物、对象。一般也称为护理审美对象，即泛指一切具有护理美性质与特征的对象。护理职业美体现在医学护理和生活护理的一切生活方式与行为方式之中。因此，在医疗、护理、卫生、防疫、预防、保健、康复、整容、美容等活动中的一切事物和参与的人和物，都应该是护理审美主体的审美对象。例如，现代护理理论与护理技术、护理方法、医疗护理环境、医护关系、护患关系、护理人员以及接受医疗护理服务的患者、康复状态者，健康者等。

(二)护理审美客体的特征

1. 护理审美客体的现实性特征

护理审美客体的现实性特征，是指护理审美客体所具有的现实美性质是现实客观存在的，它不以护理审美主体的意志为转移。换句话说，护理审美客体无论护理审美主体是否发现、认识或感受，他始终客观地存在着。

护理审美主体与客体所构成的护理审美关系是一种赋予特定意义的精神关系。可以说，护理审美客体是护理审美主体形成与产生护理审美意识的基础和前提。也就是说，护理审美主体的审美意识是对客观现实存在的护理审美客体的反映。如果说，在护理审美关系中，承认护理审美主体的主导作用的话，那么，必须肯定护理审美客体的决定作用。因为护理审美主体在护理审美关系中的主导作用，只有在护理审美客体的现实美的刺激与调控下才能真正发挥。这就充分体现了护理审美客体的现实性特征。

2. 护理审美客体的多样性特征

护理审美客体的多样性特征，是指现代护理审美客体的表现形式多种多样，其内容非常丰富也十分复杂。这是因为：其一，护理现实美的本质是维护、保障和体现人体健康美，它存在于现代护理职业、护理理论、护理程序、护理关系、护理技巧、护理伦理、护理管理、护理保健和医院、社区、家庭护理等领域的一切人和事物中，并能够充分为护理审美实践活动的发展，能够成众人所认识、感受与创新的护理审美客体必然越来越多；其二，护理审美主体审美能力的提高和审美差异性的增大，也必然拓展护理审美客体的形式与范围。其三，在护理审美关系中，随着护理审美主、客体角色的相互转化，也必然显示出护理审美客体的多样性特征。

3. 护理审美客体的时代性特征

随着社会主义市场经济的发展与繁荣，特别是中国在加入 WTO 之后，随着国民经济的发展，在人民物质生活大大提高的基础上，精神生活也必将提出更新、更高层次的要求。为此，具有护理职业美和护理现实美的护理审美客体势必随着社会的发展变化而显得更加纷繁复杂而丰富多彩，这就是护理审美客体的时代性特征。

四、护理实践中的审美活动

护理人员在实施各种护理行为中，时时体现出护理人员及护理专业特有的美。护理审美主体在护理实践中的审美活动主要见于以下方面：

（一）护理观察中的敏与美

护理人员在临床护理观察中要真正起到侦察兵的作用，关键要有敏锐的观察力。"敏锐"就是感觉灵敏，眼光尖锐，能对外界事物迅速作出反应。敏锐产生美感，美感寓于敏锐之中，敏与美是相伴同行的。"观察力"就是迅速看出对象的重要特征的才能。护理人员通过病情、创伤、心理护理观察，药物、手术治疗护理观察，技术操作、处置和监护观察等临床护理观察活动，敏锐地观察病人的每一点细微变化。例如，对诊断未明的病人，不仅要密切观察其生命体征，而且对病人的分泌物、排泄物等都要一一过目。此外，对病人的面色、表情等也要十分留意。

敏锐的观察，不仅是诊断学和临床护理观察学的基础，也是美感必须具备的条件。护理人员用一双敏锐的眼睛，及时发现将要降临的死神，又想方设法协同医生驱赶死神。只有仔细观察病情，才能及时发现病情的变化，才可以及时报告医生，同时，作出护理诊断，使病人得到及时治疗和有效的护理；留心观察病人的心理状态，及时发现烦躁、易怒、伤感者，以美的言行、耐心细致的心理护理，使病人恢复平静，减轻精神负担和忧伤，保持良好的身心状态，积极配合治疗。这敏锐的观察以及随之而来的各种治疗和护理措施，也使病人感到自己备受关注，从而产生一种亲切和温暖的美感。在疾病的防治和护理中，这种美感具有药物无法比拟的特殊作用。

（二）护理技术的精与美

美是艺术之精华，精与美是密不可分的。南丁格尔1859年就指出，护理是一项最精细的艺术。护理技术的精益求精与护理的艺术性统一于护理实践之中。护理技术中的精美表现在：严格、细致、熟练和轻柔。

1. 严格

护理工作的严格主要表现在执行"三查七对"制度方面。护理人员即使给一片维生素，做一个微小操作，也决不马虎，不凭经验，不凭印象，严格执行"三查七对"；护理人员既要认真、及时、准确地执行医嘱，又要检查医嘱，发现问题及时汇报，查清再执行。对诸如注射单、服药单也要严格核对，做到接班后查，心中有数；工作中查，及时发现问题，及时处理；下班前查、堵塞漏洞。只有严格的工作作风，才能做到技术上精益求精。

2. 细致

护理人员要仔细处置每一件事，做到精细、美观。例如：口腔、头发、褥疮等护理要干净、利落；饮食护理要细心观察病人的食欲，耐心喂食，适当调剂；给药要细心、准确、及时；采集标本要留心异常的细微变化；对危重病人的护理要加强巡视，细致观察，及时与医生联系等。精中有细，细中有精，精雕细刻方显护理艺术之美。

3. 熟练

刻苦钻研技术，熟能生巧，巧中有美。熟练掌握基本功，才能有精巧的操作之美。如静脉注射要做到一针见血，肌肉注射"两快一慢"，静脉输液轻巧、迅速，膀胱冲洗轻捷、利落，抢救重症病人紧张有序，操作准确、熟练等。

4. 轻柔

无论是基础护理、专科护理还是特殊护理，护理人员的动作不仅要使病人能接受，还要轻柔、体贴，给病人舒适感，减轻病人的痛苦和思想负担。

（三）手术配合中的捷与美

在手术配合中，要求手术室护士注意力要专注，动作迅捷、准确，快中有准，准中有美，这本身就是一种美的创造。例如：手术巡回护士要及时查对患者的姓名、床号、手术名称、手术部位、血型等情况，根据不同手术和医师要求摆放体位，使手术视野暴露良好，患者安全舒适；根据患者呼吸、血压的变化，及时调整输血、输液的速度；随时供应临时所需的各种器械物品；及时调整输血、输液速度；随时供应临时所需的各种器械物品；随时调节手术灯光，使各种手术设备处于安全工作状态中。而器械护士则是手术台上身手矫捷的"二传手"，精神集中，反应敏捷，准确无误地传递每一件手术用品，缩短手术时间，配合麻醉师及手术医生做好手术，确保手术成功。要使每个手术都做得漂亮而精细，这要求护士与医生配合默契，精益求精，把手术既当成一场战斗，又视为一次维护人体美的艺术创意活动。

（四）危重病人护理中的爱与美

护士对危重病人的护理充满了艰辛，更充满了深深的爱。在脏、丑、臭的危重病人面前，连病人的亲友都不敢接近，不愿动手照料，然而护士却以"天使"的形象出现在病人面前，耐心细致地擦、洗、换，使病人清洁、舒适，宛若在自己家中一般。许多神志不清、濒临死亡的病人，已不能辨认自己的亲人了，可是当经常在生活上、精神上无微不至照料他的护士亲切呼唤时，他却会慢慢地睁开眼睛，朝着护士欣然地点头，这正是爱的交流，一种高尚的人道主义精神的升华。有的身患绝症的病人已时日不多，求生欲望强烈，内心矛盾突出，护士则置身在这些身心都不健康的病人之中，和他们朝夕相处到最后时刻，以自己美好的心灵和爱的力量温暖每一颗心，让病人不仅得到良好的护理，还能得到人间真情，受到人道主义的临终关怀。护士通过护理工作，把这种人道主义的爱带到各方面，影响每一个人的心灵，使人们深切地感受到人间真情的美和人道主义所蕴含的美。护理工作是集真、善、美为一体的创造性劳动，把技术、伦理、情感融为一体，爱与美的情感便油然而生，使护理工作上升为一种艺术。由此，对危重病人护理中的辛劳，必将转化为创造护理艺术的欣慰，达到一种崇高的爱与美的境界。

（五）患儿护理中的健与美

儿科护士不仅要具备良好的护理技术，而且要掌握儿童爱美的心理，用美的记忆对患儿施护。

一是要使患儿一进病房就有清静、别致、色彩宜人的感觉。医护办公室内摆放着生机勃勃的花草、奇异生动的盆景；治疗室内有漂亮的布娃娃在招手微笑；病房墙壁上贴着活泼有趣的装饰画……根据儿童天真活泼、喜欢游戏、极富幻想的特点，将儿科病房的生活设施做成美丽的动物形状或卡通人物形状；将病区内患儿的娱乐用品，做成神话故事或传说中的艺术造型……使患儿产生新鲜感与好奇感，乐意生活在这个美的乐园里，接受治疗。

二是要根据不同年龄患儿的生理和心理特点，满足患儿不同的审美需要。例如，对幼儿期(1～3岁)和学龄前期(3～7岁)的患儿，护士要和患儿一起谈笑、做游戏、讲故事，使其精神处于轻松、欢快的状态，然后引导他们配合护理治疗，同时采用拥抱、抚摸等亲昵的动作，体现出母爱般的亲切感。对学龄期(7～12岁)及少年期(12～14岁)患者，护士要和他们交朋友，尊重患儿的人格，保护他们的自尊心，建立"指导—合作型"关系，鼓励患儿树立信心，保持乐观情绪，发扬勇敢精神，满足他们对疾病信息的需要，和蔼可亲地给患儿解释病情，指导他们以良好的情绪配合治疗和护理。在护理中，还要注意满足他们爱干净、爱美的需要，帮助患儿养成良好的生活习惯，培养其自我保健与审美的能力。

思考与练习

1. 通过对本章的学习，谈谈你对护理美学的理解与认识。

2. 思考与讨论护理美学和护理专业之间的关系。

3. 您觉得学习护理美学有哪些现实意义？

4. 请说说护理审美的重要性。

第三章　护理职业形象美

学习目标

1. 知识目标：了解护士职业形象美的基本内容和要求，理解塑造护士职业形象美的途径和方法。

2. 能力目标：具备打造护士仪表美的能力。

3. 情感目标：高度理解护士仪表美在护理工作中的重要性，树立高尚的职业情操。

随着健康概念的拓展，科学及社会的进步，护理领域得以进一步发展，人们对护理的需求和要求也呈不断上升趋势。传统的护理职业形象，如护士的爱心和诚意，护士的细心和耐心，护士的善良和诚实等良好的职业素质都是永远要保持的。另一方面，从表现形式上则赋予护士更多的时代特征，以体现其良好的精神风貌。如护士的仪容、仪表和仪态，护士的表情和表现，护士的动作以及护士的知识和技能等，都需要随着时代的发展和进步不断地进行调整和翻新，只有这样，才能不断满足病人对护理职业形象美的需求，从护士身上感受到生活的美好和对健康的渴望。

护士的职业形象，是指护士的全部内涵和外部显现的整体形象。护士对美的追求反映在对自身的要求上。美的仪容、美的服饰、美的举止、美的语言、美的品德、美的情操等内在美与外在美的有机结合，自然美与社会美的高度统一，构成了护士美的形象。

护士职业形象是护士在与服务对象相互接触的过程中形成的，它包括服务对象的印象、态度和舆论三个层次。良好的形象，不仅使医院给各类公众留下深刻的印象，同时也是决定医院整体形象的关键因素之一；另外，护士在人们头脑中的形象还直接影响着社会对护士职业的评价，影响到护士在社会中的地位。因此，护士对人的认识，特别是对病人心态的理解和把握的程度，对护士应以何种姿态和面貌出现在病人面前意义重大。护理职业形象美应是护士的品德修养和知识素养的自然流露，只有包含了内心美好情感的外在美的表现才能真正传达出美意，才能有打动人心灵的力量。

第一节 护士的仪容美

仪容，通常指人的外观、外貌，其中主要指人的容貌。仪容美有三层含义：其一是仪容的自然美，它是指仪容的先天条件好，天生丽质。其二是仪容的修饰美，它是指依照规范与个人条件，对仪容进行必要的修饰，扬长避短，设计、塑造出美好的个人形象，在人际交往中使自己显得有备而来，自尊自爱。其三是仪容的内在美，它是仪容美的最高境界。无论是护理工作者还是其他职员，在人际交往中头面部仪容总是焦点。

一、容貌的修饰美

世界上每个人都有一副独特而不容易混淆的脸相，人们相见时，给人印象最深的就是脸。一个人的脸不仅体现着他的年龄、性别、种族、气质等特征，而且还通过表情流露出他此时的情绪和心态。如何有效地传播脸部信息，并且给人以良好的印象，俗话说："三分人才，七分打扮。"面部美容是打扮的重点，护肤是面部美容的基础。女性的适当打扮可以增加自己的信心，造成一种心理上的自我欣赏，这是参加社会竞争所必须的一种自我激励。在频繁的护患交往中，实现人际关系的和谐，让病人获得心灵的愉悦，同时增强护士工作的自信心，使服务对象在心理和生理上得到一种安慰，产生良好的情绪，护士的容貌修饰必不可少。因此，容貌的修饰美对护士工作来说，如同护理技术一样重要，成为病人进行护理治疗中的一个重要组成部分。

容貌的修饰美主要是指面容的修饰，古人说："人身之有面，犹室之有门，人未入室，先见其门。"修饰面容，首先应使面部清洁，即通过勤洗脸，使之干净清爽，无汗渍、油污、泪痕和其他不洁之物。当面容不同部位修饰时，需联系实际灵活处理。

（一）眼部

眼睛，作为人类心灵的窗口，是人际交往中被对方注视最多的部位，也是修饰面容时的重要部位。通常，修饰眼部的要点在于：

1. 保持眼睛清洁

即及时清除眼部分泌物。如眼部患有疾病，应自觉回避社交活动。

2. 修眉

若自己的眉型刻板或不雅观，有必要进行修饰，以便将眼部修饰得更好，眉型的修饰可根据自己的脸型和气质进行选择。

3. 眼镜

配戴眼镜应美观、舒适、方便、安全和有利于随时揩拭或清洗。但在社交与工作场合应不戴太阳镜，以防影响人际交往。

（二）耳部

由于位于面部两侧的耳朵，仍在别人的视线之内，故应保持耳朵卫生。在洗澡、洗头、洗脸时，应注意同步清洗耳朵，及时清除耳中的不洁分泌物和较长的外露耳毛。

（三）鼻部

保持鼻腔清洁卫生，确保鼻孔畅通。不乱擦鼻涕或随便挖鼻孔，特别对于男士而言，要及时对过长的鼻毛进行修剪。

（四）口部

经常保持口腔清洁和口内无异味是护理的基本要求。要做到这一点，一是应坚持每日晨起、睡前、饭后漱口刷牙以保护牙齿和祛除异物、异味。二是在上班或应酬之前忌用气味刺鼻的物质，如吸烟，进食葱、蒜、韭菜、腐乳等食物。医护人员务必时时注意自己的口齿清洁，切勿使人产生"卫生人员不卫生"的感觉。

除谈笑声之外，人体内发出的像咳嗽、哈欠、喷嚏、吐痰、清嗓、吸鼻、打嗝、放屁等声响，都是不雅之声，统称异响，在社交场合应严防出现。若别人在大庭广众之下不慎出现异响，最明智的做法是当作未听见。若自己不慎发出异响，应及时向身边的人致歉。

（五）颈部

脖颈与头部相连，是面容的自然延伸。修饰脖颈，主要是防止颈部皮肤过早老化而与面容产生较大的反差。故应经常保持卫生，不能脸上清洁干净，而后颈、耳后藏污纳垢，肮脏不堪，与脸面径渭分明，反差太大。

二、皮肤的护理与保健

人类的皮肤，基本上有三种类型，即中性皮肤、油性皮肤和干性皮肤。中性皮肤组织紧密，厚薄适中，光滑柔软，富有弹性，是较好的皮肤类型。油性皮肤，面部皮肤毛孔较大，脂肪较多，油亮光泽。这种皮肤，面部易生粉刺，发生面部皮肤感染，影响美观。原因是皮脂腺分泌功能旺盛，皮脂分泌过多，处于青春期的青年，属于这类皮肤的较多。干性皮肤红白细嫩，发干，易起皱，易破损，对理化因子较敏感。在日晒后易发红，有灼痛感，易脱皮而出现皮屑。还有一种类型为混合型皮肤。额头、鼻部为油性皮肤，油脂多，发亮，其他部分为干性皮肤，红白细嫩，对阳光中的紫外线敏感。约80%的女性属于混合型皮肤。

按照中医理论，从人的体质分类上看，体内水分异常多者为湿重，属油性体质，这类人的皮肤一般呈油性；相反，体内水分异常少者为燥，属于干性体质，这类人的皮肤一般呈现粗糙和干燥状态。

从现代医学观点看，油性皮肤者，皮脂腺分泌较旺盛，体内雄性激素分泌较多，皮肤毛细血管扩张；干性皮肤者，皮肤内水分不足，新陈代谢缓慢，皮脂腺功能减退，皮肤表面干燥，表皮角质屑易脱落，皮肤缺乏弹性，易生皱纹。因此，根据不同类型皮肤进行饮食调养，对皮肤的健美大有益处。

油性皮肤者，饮食宜选用具有凉性、平性食物，如冬瓜、丝瓜、白萝卜、胡萝卜、大白菜、小白菜、卷心菜、莲藕、黄花菜(鲜黄花菜应经蒸或煮处理后再食用，防止秋水仙碱中毒)、荸荠、西瓜、柚子、椰子、银鱼、鸡肉、兔肉等。少吃辛辣、温热性及油脂多的食品，如奶油、奶酪、奶油制品、蜜饯、肥猪肉、羊肉、狗肉、花生、核桃、桂圆肉、荔枝、核桃仁、巧克力、可可、咖喱等。

中、干性皮肤者，宜多食豆类，如黑豆、黄豆、赤小豆、蔬菜、水果、海藻类等碱性食品。少吃鸟兽类、鱼贝类酸性食品，如狗肉、鱼、虾、蟹等。

（一）综合护理

1. 情绪乐观

这是效果最好的"润肤剂"。情绪不好，催人老，情绪好，促人少。美国笑学权威福莱博士说："笑是一种化学刺激反应，它激发人体各个器官，尤其是激发头脑和内分泌系统活动。"经常笑，可以使面色红润，容光焕发，给人一种年轻和健康的美感。因为，笑的时候，表情肌的舒展活动，使面部皮肤新陈代谢加快，促进血液循环，增强皮肤弹性，起到了美容的作用。目前，随着医学的发展，又有学者提出人的年龄分为：心理年龄、生理年龄、出生年龄和自然年龄。这四者之间既有联系又有区别。比如，一个人的出生年龄已有50岁，但是她的生理年龄，即生理各个系统的功能情况非常好，比她的生理年龄的器官功能水平要好得多，而她的心理年龄只有30岁，她从来没有认为自己是50岁的人，看上去她的自然年龄只有40岁，她的精力充沛，情绪乐观，是位热爱生活的人，这主要与她的心理年龄有关。因此，这四种年龄中，心理年龄起主导作用，人的精神状态很重要。如果精神崩溃，随之而来的生理功能紊乱，其结果必然是无论生理年龄还是自然年龄，都比实际年龄要衰老很多。所以，情绪乐观、保持良好的心境是使人年轻的主要秘诀。

2. 营养丰富

食物对皮肤可以起到很好的"修饰"作用。比如，皮肤需要丰富的蛋白质，缺少它，面部肌肉就很容易松弛，出现皱纹。为摄取蛋白质，应多吃些瘦肉、牛奶、鱼和蛋类，也可多吃些植物蛋白质较多的豆制品。因为，豆制品营养丰富，有"植物制品营养状元的美称"。它含有丰富的蛋白质、脂肪、糖，还有钙、磷、铁等矿物质以及多种维生素，特别是含有人体自身不能合成的 8 种必须氨基酸，是理想的美食。豆制品中还有丰富的维生素 A、维生素 B、维生素 C。维生素 A 可以防止皮肤干燥和粗糙，使脸部皮肤细腻、容光焕发。动物的肝脏和青菜是维生素 A 的丰富来源。维生素 B 有推迟皱纹出现的功能，麦芽、面粉、米、豆类等都是提供维生素 B 的最好食品。维生素 C 能够增强皮肤的弹性和光泽，对消除皱纹有一定的作用，可从有酸味的水果与草莓中得到它。过油或煎炸的油腻食品会增加胃的负担，影响其活力，少吃为宜。

3. 睡眠充足

晚上好好睡一觉会使人精神振作，心旷神怡，容光焕发，眼睛明亮。因为，在睡眠状态下，人体所有的器官（包括皮肤在内）都能自动休整，细胞加速更新，皮肤可以获得更多的氧，用于满足代谢的需要。保持良好的睡眠，要注意以下几点：

（1）要变化睡觉姿势，朝一面侧睡的长时间压迫，可能增加面部皱纹，甚至出现不对称的难以消失的条纹。

（2）睡前要洗脸，切勿带着脸上涂抹的化妆品或未洗净面部沉积的尘土就上床睡觉，防止污垢对面部皮肤的刺激（一般用洗面液洗净脸部，面部施以足够的营养柔肤水，使皮肤处于松紧适度的状态，再薄薄地施一层营养霜或晚霜，眼部周围要用眼霜）。

（3）尽量不服安眠药。安眠药总有不同程度的副作用，有的使血管收缩，供应皮肤的血液减少；有的使皮肤变得黯淡无光，影响面容。为了使皮肤湿润，最好在室内装置一个湿润器，可以防止皮肤干燥。

4. 多饮水

皮肤的弹性和光泽，主要是由它的含水量决定的。如果皮肤含水量低，就呈现干燥、粗糙、无光泽，并易出现皱纹。因此，要使皮肤滋润、细嫩就要多饮水。每天晚上睡觉前饮一杯凉开水，这对肌肤有很大的好处。因为睡眠时，水分会融入细胞，被细胞充分吸收，使肌肤逐渐变得柔嫩。早上起床后，也要一杯凉开水，因为水分不仅可以使胃肠通畅，而且，水分可以随血液循环，散布到全身，滋润皮肤，同时也有防止血液黏稠的作用。

5. 注意防晒

现代医学证明，紫外线对皮肤的弹力纤维有着明显的破坏作用。如过度日晒，会导致弹力纤维断裂，使皮肤粗糙，并出现皱纹。因此，大太阳天出门应带伞或使用防晒霜。如果皮肤被太阳晒黑，可用稀释的柠檬汁洗脸，再用清水洗净，然后用干毛巾铺在脸上轻轻按摩，能使皮肤洁白光滑。夏季要随身携带防晒乳或防晒霜，夏季彩妆用品如粉底、粉饼之类化妆品也尽量选择有防晒功能的。

（二）局部护理

1. 面部护理

（1）重视做"面膜"。面膜是护理皮肤最直接有效地方法。它可以将毛孔深处的污垢、污脂及死去的表皮细胞吸出、清除；同时通过面膜的收缩力，改善血液循环，使面部皮肤白嫩细腻，具有光泽，富有弹性。面膜一般分为薄膜型和乳剂型两类，具体种类很多，如润肤面膜、营养面膜、疗效面膜等。面膜可以到美容院去做，也可以在家里自己做，既经济实用，又安全方便，如蛋清面膜、牛奶面膜、水果面膜、蔬菜面膜等。

自制面膜

木瓜面膜

做法：将燕麦片放入水中泡 6～8 h，木瓜榨汁，加牛奶搅拌。燕麦滤干后，倒入木瓜牛奶搅拌。敷于脸上 10～20 min，清水洗净。

作用：可以改善粗糙肌肤，去除死皮，使肌肤光滑。

银耳面膜

做法：将银耳煮成浓汁，放入冰箱冰镇。每日一次，每次取 3～5 滴涂于眼角、眼周。

作用：润白去皱、增强皮肤弹性。

杏仁面膜

做法：把杏仁去皮研成末，加蛋清混合，涂在脸上。20 min 后用水冲洗。

作用：令肤色洁白，收缩毛孔。

绿豆粉面膜

做法：绿豆粉 4 茶匙，加入适量的水后拌匀，涂于脸上。约 15～20 min 后用温水洗净，每周可做 2～3 次。

作用：清洁。减少痘痘的发生。

（2）自我按摩。这是防皱去皱的妙方。经常坚持定期面部自我按摩，可以促进面部的血液循环，改善皮肤营养，提高皮肤的供氧率，使皮肤恢复原有的弹性，面色红润、减少皱纹。比如，按摩的穴位有印堂穴、太阳穴、瞳子穴、迎香穴、地仓穴等。每周可按摩 1～2 次，切忌每周按摩次数过多，还要注意手法的正确。

（3）咀嚼训练。美国洛杉矶神经医学中心主任福克斯发现，每天咀嚼口香糖 15～20 min，连续咀嚼几个星期后，面部皱纹少，面色红润。这是因为咀嚼能运动面肌，改善面部血液循环，增强面肌细胞的代谢功能。

2. 手部护理

相貌可以影响社交，这是不难理解的。但是手在社交场合也占有很重要的位置。比如说，西方有"吻手"礼节，国际上通行"握手"礼节，都与手有关，而且，在言谈交往中也要用某些手势，这更显出手的重要了。手有自己的"语言"，它以动作表达意义，特别是在护理技术操作过程中，要靠护士的双手，准确地实施各种治疗措施。护士们要像爱护自己的面容一样，爱护自己的双手。因为，我们每天的工作，都离不开自己的手。可是，一般人保养肌肤，多只注意脸部，其实手部的皮肤所受到的刺激更多，老化速度比脸部还快。这一点，我们不能忽视。

护士在各种护理处置前后都要洗手，为防止交叉感染和医源性感染，要经常使用各种消毒剂洗手、泡手或者擦手。其实，各种消毒液对手的刺激都很大，虽然彻底清除了细菌和病毒，但是，皮肤的表皮因此受到损伤，以致出现皮肤干燥、细小皱纹，手心纹路也会加深，严重者出现裂纹和过敏等症状。所以，在平时的工作中，既要有效抵抗细菌的侵入，按照有关技术操作标准和消毒隔离规范去做，又要不至于损伤皮肤。有效的办法是：随身携带护手霜或护手乳。油性肤质可使用甘油含量较少、有滋润作用的护肤品；干性肤质应使用甘油含量大、有补水效果、滋润作用较强的护肤品。

平时也要注意手的护理。如果在家干粗活（如收拾、搬运东西等）和接触洗涤剂（洗衣服、洗碗等），最好套上乳胶手套，防止手粗糙。经常进行手部按摩，包括手指、手背、手掌的按摩。有条件者可定期做护手膜。

3. 纠正不良习惯

著名科学家富兰克林说过：一个好的习惯，好比存在银行里的一笔钱，不断收到利息；一个坏的习惯好比欠了一笔债，要不断付出利息。这话很有道理。就容貌美来说，有些不良习惯影响美容，应该下决心纠正，如偏食、偏嚼、舔唇等。同时，加深脸部皱纹的不良动作也要及时纠正，如抓耳挠腮、挖鼻孔或饭后喜欢用牙签不停地剔牙缝；抽烟时用劲猛吸尽力收缩嘴部肌肉（吸烟本身也是对面容的损害）；戴眼镜的人喜欢从眼睛下方瞧近处；说话时或看书时用一只手托腮，或者习惯用这种姿势思考问题；经常张着嘴或喜欢吹口哨，喜欢扬单眉；思考问题皱眉头；不高兴时蹙眉或努嘴；议论事情时撇撇嘴或咂咂嘴；生气时撅起嘴；打电话喜欢把听筒夹在脖子一侧；电视机放得过高，长时间仰头看电视等。影响手部形态美的不良姿势有咬手指或咬手指甲等，这些不良习惯都在不知不觉中加深脸部皱纹和影响手部优美，应当引起人们的注意。

三、职业淡妆的意义与技巧

某报社记者吴先生为做一次重要采访，下榻于北京某饭店。经过连续几日的辛苦采访，终于圆满完成任务。吴先生与二位同事打算庆祝一下，当他们来到餐厅，接待他们的是一位五官清秀的服务员，接待服务工作做得很好，可是她面无血色显得无精打采。吴先生一看到她就觉得没了刚才的好心情，仔细留意才发现，原来这位服务员没有化工作淡妆，在餐厅昏黄的灯光下显得病态十足，这又怎能让客人看了有好心情就餐呢？当开始上菜时，吴先生又突然看到传菜员涂的指甲油缺了一块，当下吴先生第一个反应就是"不知是不是掉入我的菜里了？"但为了不惊扰其他客人用餐，吴先生没有将他的怀疑说出来。但这顿饭吃得吴先生心里总不舒服。最后，他们唤柜台内服务员结账，而服务员却一直对着反光玻璃墙面修饰自己的妆容，丝毫没注意到客人的需要，到本次用餐结束，吴先生对该饭店的服务十分不满。

同样，护士是从事护理工作的医卫工作者，也是为患者服务的。护理的对象是人，而人是爱美的。为了满足人们爱美的需要，护士上班时应适当化妆，一方面可维护护士良好的形象，另一方面也是对患者的尊重，同时也体现了护士对工作认真负责、爱岗敬业的精神。作为未来的白衣天使，应该学习一些化妆方面的知识，以便今后更好地工作。

（一）化妆基础知识

1. 基本化妆品

是指用于面部表层的肌肤调理、打底化妆，使皮肤变得细腻、致密和平滑，为进一步化妆做好准备的化妆品，包括柔肤水、润肤露、粉底、定妆粉等。各部化妆品：是指用于五官、手等各局部，使其造型、大小、比例、色泽等分别加以改善、渲染和美化的化妆品。包括唇膏、胭脂、眉笔、眼影、眼线笔、睫毛膏等。

2. 清洁卸妆品

是指用于面部残妆的溶解和去除，污垢的清除，并能形成一层薄膜保护面部皮肤的化妆品，包括洁面乳、卸妆油、洗面奶等。

3. 化妆用具

面巾纸、海绵棒（或棉花棒）、束发带（夹）、镜子、毛刷（粉刷、胭脂刷、轮廓刷、眉毛刷、唇刷等）、修眉器、唇线笔、粉扑、海绵块或洗面巾。

4. 化妆程序

(1)净面:洗净脸上的污物、清洁皮肤。

(2)上化妆水:以补充皮肤水分与营养,同时收缩毛孔,调理肌肤为目的。

(3)擦润肤露:既滋润皮肤又能隔离有色化妆品(正确的方法是自下而上均匀地涂抹)。

(4)施粉底:遮盖或弥补面部瑕疵,调整肤色和脸型,使皮肤具有平滑、细腻的质感,并能减轻外界环境刺激和其他化妆品的影响。

(5)扑脸粉:以粉饼或散粉定妆,以吸去多余油分,其颜色应与粉底色相近,然后用粉刷刷去多余的粉。

(6)造面部轮廓:涂阴影修正面部轮廓。用胭脂刷蘸上少量胭脂在面颊适当部位刷染,使面部呈现健康的红润色。

(7)钩鼻侧影:可修正鼻形,使鼻子挺拔。

(8)涂眼影:掩饰、修正眼睛缺陷和美化眼睛。

(9)画眼线:掩饰、修正眼睛缺陷和美化眼睛。

(10)抹睫毛液:使睫毛显得长密、眼睛明亮有神。

(11)描眉毛:用眉笔描眉毛,并以眉刷轻轻刷一下,以便画上的眉毛过渡均匀、自然,并可理顺眉毛,改善眉形和调整眉色。

(12)画唇线:根据脸型和唇形画唇的轮廓。

(13)敷唇膏:其颜色应与眼影色、胭脂色同色系,并均匀涂满,具有光泽润滑感觉。

(14)查妆面:看是否对称、均匀、和谐、自然并与脸型、发型、服饰整体协调。

5. 施妆技巧

(1)不同脸型的施妆。

椭圆脸型:这种脸型俗称鹅蛋脸,是一种标准的脸型。施妆无需有所掩饰,顺其自然,胭脂则敷在颊骨最高处,再向后向上带开。

圆脸型:这种脸型面颊部较宽,施妆宜在面颊两侧加纵长影色,打纵长颊红。面部正中加亮色,眉梢上升,眼影也纵长。使面颊显小和清秀。

方脸型:这种脸型前额宽,下巴方,腮部比较突出。施妆要尽量增强柔和感,胭脂从眼部平性能涂下,眉应稍尖微弯,不可有直角,腮部则加影色使之显小。

长方脸型:这种脸型长高于宽,额部较高。施妆前应着重缩小脸的长度和修正方正的轮廓。在前额、下颌和方正处加影色,眉、眼、唇的化妆线条要圆润,眼影与颊红都要横长。

（2）不同眼型的施妆。

大眼睛：一般不描眼线，只需薄染眼影。

小眼睛：在眼睛周围施抹浅淡颜色的眼影；描绘眼线的长度应超过眼尾，且稍粗浓，并在外眼略上翘；最后扫上较浓的睫毛液。

单眼皮：先敷暗黑色眼影，再抹一层茶色影膏，眉上擦亮色眼影，并在上眼皮上部画一较浓眼线。

凸眼睛：用浓深色眼影涂满眼睑，从内眼角至外眼角。

细长眼睛：眼线中央部位画得粗浓些，会产生眼周线缩短的错觉，眉描得较直，以冲淡细长眼之感。

（3）不同唇形的施妆。

标准唇形：嘴角上翘，上下唇比例为 1∶1.5，唇峰位置在两鼻孔正下方，嘴角则在从左右眼球内侧，画两条直线延伸下去的位置，施妆只需着色润泽即可。

厚大唇形：抹平皮肤所用暗一级的粉底，隐去原有唇形，用唇线笔画比原唇形小些的轮廓线；涂与原纯色相近的唇膏，靠内侧浓，靠外侧略淡。

薄小唇形：抹粉底隐去原唇廓，用唇线笔蘸珍珠闪光型或色较浓的唇膏，画比原唇形大些的轮廓线，唇内以浅、亮色唇膏涂抹。

下厚唇形：过厚的下唇，可抹较上唇颜色较暗的唇膏，并比唇敷得稍浓些。

下垂唇形：嘴角下垂，画唇廓时可提高唇形，并使嘴角上翘些，下唇口角比上唇口角颜色略淡。

（二）职业妆

护士作为职业女性，追求自然清雅的化妆效果，宜画淡妆。妆色要健康、明朗、端庄，不可妖艳，以免给人"花瓶的印象"。一般情况下，职业女性不可能每天有足够的时间去从容地装扮自己，在这里根据专家的经验，向大家介绍5分钟快速化妆法。

1. 备品

要准备四种化妆品：粉底、腮红、睫毛膏、口红，以及三种化妆工具：美容刷、眼影棒、粉扑。

2. 操作方法

（1）抹粉底：将与肤色较接近的粉底涂遍整个面部、眼睑、唇部、颈部、耳部；

（2）画眉毛：梳理整齐，顺眉毛生长方向描画，眉头较重，眉毛处渐淡，最后用眉刷顺眉毛生长方向刷几遍，使眉道自然、圆滑；

（3）画眼影：深色贴近上睫毛处，中间色在稍高处向眼尾晕染，浅色在眉骨下；

（4）画眼线：眼线要贴着眉毛根画，淡妆时可稍细一些，下眼线只化外2/3；

（5）刷睫毛：用睫毛夹将睫毛夹得由内向外翻卷，涂上睫毛膏；

（6）画口红：用唇线笔画好唇廓，在唇廓内涂上唇膏，唇膏颜色应与服装与妆面相协调；

（7）抹腮红：抹在微笑时面部形成的最高点，并向耳朵上缘方向晕开；

（8）定妆：用粉扑蘸上干粉轻轻地、均匀地扑到妆面上，扫掉浮粉。

快捷简便的化妆方法很多，掌握起来并不容易，这需要多实践、多推敲、多总结，最终形成自己的风格。

四、发型选择与美发的方法

头发的美是仪表美的重要组成部分，干净整洁的头发和时尚得体的发型是社交礼仪中交往者最基本的形象。头发不仅是性别的区分标志，而且反应了一个人的道德修养、审美情趣、知识结构和行为规范水准。实际上，通过一个人的发型就可以判断出他的职业、身份、受教育程度和卫生习惯等。因此每个人都应重视自己头发的护养和修饰。

"头发是内脏的镜子"，头发的改变也可能是某种疾病的信号。比如，贫血、妇科病、甲状腺机能失常、肝功能障碍、糖尿病、肾功能障碍等，可能引起头发脱落或头皮刺激症状。但也可能是由于自己洗头、梳头不得法以及对头发处理不当引起的。要想拥有一头秀发，必须懂得一些头发保养与护理的知识与技巧。

（一）头发的护理

1. 饮食美发

中国人的头发以乌黑为美，黑发更是青春的标志之一。从中医理论上讲，肾气盛则发乌黑有光泽；肾气虚则发稀而枯黄。所以，美发多从补肾入手，多吃些含为维生素、微量元素、蛋白质的植物，如绿色蔬菜、水果、鱼、鸡、蛋、肉、奶等。头发枯黄或过早变白应多吃动物肝脏、黑芝麻、核桃、葵花子、黄豆等；头发脱落过多应补充蛋白质以及钙、铁、锌等多种微量元素，如黑豆、蛋、奶、松仁等食物；头皮屑过多可多吃含碘丰富的食物，如海带、紫菜、海鱼等。

2. 科学洗发

洗发应根据头发的不同性质来确定洗发周期和选择洗发护发用品。首先，在无特殊污染的情况下，油性头发要多于干性头发清洗次数，但是，洗发次数不可过于频繁，以免洗发过勤使头发干枯，洗发时，水温以40℃感觉舒适为宜，不可太烫，用软水洗头好；其次，根据头发的性质选择不同的洗发剂；其三，在洗发时先将头发梳通，再将搓揉于手心的洗发剂涂于头发上，以指腹揉搓发根及发部；然后，以清水漂洗至无泡沫、无滑腻感，最后施以护发剂并将其冲洗干净。

3. 防止阳光暴晒

过度的日晒会使头发干枯变黄。因此，夏季外出最好戴夏凉帽或打伞，或者用一块能与服装相匹配的丝巾全部包住头发，这种装束既能护发，也别具情趣。如果到海边游泳，更要注意保护头发，因为海水中的盐分是头发的大敌，若头发中含有盐成分，更能吸收阳光中的紫外线，使头发受损伤的程度增加好几倍。预防方法是：事先在头发上涂适量的发油，以保护头发，还应戴不透水的游泳帽，游完后一定要将头发冲洗干净。

4. 避免伤害头发

对头发不适当的处理会造成潜在的危害。染发、电烫、卷曲或拉直头发都要仔细按照要求去做。头发状况比较好的才适宜电烫，而且，烫头发起码要间隔3个月，最好半年以上。因为烫发的药水，对发质有损害，频繁使用会使头发失去光泽和弹性，甚至变黄变枯。

5. 坚持按摩

按摩是保养头发的一个很重要的方法。按摩的操作比较简单：把手指放在头上，手呈弓形，手掌离开头皮。稍用力下按，然后像揉面团那样轻轻揉动，每次要使手指保持在一个位置上，一个部位揉动数次后再换一个部位，按摩的顺序是前额、发际、两鬓、头顶、头后部发际。这是头皮血液自然流向心脏的方向。由于按摩有促进油脂分泌的作用，油性头发按摩时用力轻些，干性头发可稍重些。

（二）头发的修饰

1. 干净整洁

头发是人们脸面中的脸面，应当自觉地进行日常护理，使之干净整洁、整齐无味。梳洗头发是仪容修饰的一项基本措施，主要作用在于保持头发清洁卫生，清除异物，消除异味，有助于头发保养，促进头发的血液循环。若对头发懒于梳洗，蓬头垢面，满头汗馊，发屑片片，往往有损个人形象，所以护士应勤洗发、理发和戴好工作帽。

2. 长短适中

头发的长短受以下多种因素影响。

（1）性别因素。人有男女之别，从头发的长度上便可体现。通常，男士可留短发，但一般不理寸头。女士头发可稍长，但不宜长发披肩。显然，头发的长度应中性化，男女都不应超过极限，以致出现不男不女的现象。

(2)身高因素。头发的长度与个人的身高有一定关系。如女士要留长发，长发的长度应与身高成正比。一位矮小的女士不宜长发过腰，否则会使自己显得个头更矮。

(3)年龄因素。头发的长短也受年龄的影响。一头飘逸披肩的秀发，长在少女头上是青春靓丽，倘若它出现在一位年逾七旬的老奶奶头上，则会令人哗然，感到不可思议。

(4)职业因素。头发长度对职业的影响较大。故职业女士不可长发披肩，应做相应的盘发或束发；职业男士也不能留鬓角和发帘。

3.发型得体

发型是头发的整体造型。整洁大方的发型给人留下生气勃勃的印象。选择发型时，应考虑个人条件和所处场合。

(1)个人条件。个人条件包括发质、脸型、身高、胖瘦、年龄、着装、性格等因素，它们均影响着发型的选择。因此，选择发型时，应遵守适合自己的原则。如寸头不适合国字脸男士，而Ω发型则适合鹅蛋脸女士。

(2)所处场合。在社会生活中，人们所选的发型常因职业、身份、工作环境诸因素的不同而不同。工作发型较传统、庄重和保守；社交场合发型则较个性、时尚和艺术。因此，护士的工作发型应为：短发者前额齐眉(不超过眉毛)，枕后不过肩；而长发过肩者则将长发挽于脑后。

长脸：一般适合采用自然又蓬松的发型，这样可以显得温柔可爱一些。额前可留刘海，两颊头发剪短一些，这样可以缩短脸的长度和加强脸的宽度。

菱形脸：额头尖下巴也尖，想要给人温柔形象，就可以选择烫发发型，用大波浪或小卷发降低脸部尖尖的棱角感觉。可以选用刘海遮住尖尖的前额。

圆脸：会显得稚嫩一些，想要变成熟，把额头充分显露出来，能加长脸型，头发分两边，会使脸感觉窄长一些。长刘海可以中分或侧分，用来遮住脸颊。

正三角形(瓜子脸)：脸型上宽下尖。做发型时要注意头顶上不要蓬松，扩展，夸张的应该是下部头发靠近面颊处，用扩展的两侧头发来拓展脸下巴，使单薄的下巴和双颊立体起来。可采用将头发侧分，较长的一边做成波浪式掠过额，发长宜齐下巴，让头发自然垂下内卷但要遮住两颊及下巴，以免显得更尖。

倒三角形(梨形脸)：梨形脸腮部大额头窄，为了掩饰缺陷梨形脸最适合烫发，头发上部分要蓬松，下部分要收缩。用来遮挡腮部，体现削瘦的感觉。

方形脸：发型的内轮廓要对脸型有部分遮挡，以减弱方方正正的感觉。前额的头发可以斜斜的盖下来，遮掉一角额头，相对另一边的头发下摆可以做波浪状地遮挡另一角脸颊。顶发自然柔和，不要太贴近头皮。

五、护士仪容美的特殊要求

（一）护士的发型

根据不同的护理工作岗位，对护士发型的要求有所不同。总体来说，有下列三种：

1. 病房和门诊护士的发型要求

在普通病房和门诊工作的护士，都佩戴护士燕帽（见图 3 - 1）属于头发部分暴露的发型。具体地讲，戴护士燕帽时，不能长发披肩，如果是长发，要盘起或戴网罩，头发后不过领，前不过眉；短发也不要超过耳下 3 cm，否则也要盘起或戴网罩。燕帽要戴正戴稳，距发际 4 ~ 5 cm，发夹固定于帽后，发不得显露于帽的正面，最好用白色发夹或者选择与燕式帽同色的发夹。切忌前额头发（特别是卷发）高于燕帽，甚至看不到燕帽正面，更不要佩戴夸张的头饰。

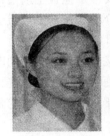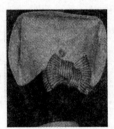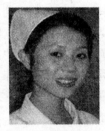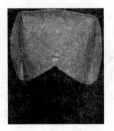

图 3 - 1 佩戴护士燕帽

2. 手术室和特殊门诊护士发型的要求

在手术室和需要为患者特殊处置，及在特殊传染科门诊（如 SARS 发热门诊）工作的护士，要求佩戴圆帽，目的是为了无菌手术操作和保护性隔离。所以，头发要全部遮在帽子里面，不露发际，前不遮眉，后不外露，不戴头饰；缝封要放在后面，边缘要平。

3. 参加各种学术会议时的发型要求

参加各种会议及学术会议，既是学习的过程，也是人际交往的过程。此时不需要戴护士帽和穿护士服。所以，头发可以完全外露，可根据个人的兴趣爱好和不同的环境来选择不同的发型。发型不仅要符合美观、大方、整洁和方便生活及工作的原则，还要与自己的发质、年龄、脸型、体型、性格、四季服装以及环境、职业等因素很好地结合起来，才能给人们整体美的形象。例如：粗、厚和硬的头发就不适合留长发，它会使人觉得过于膨胀。简言之，头发越浓密者，越应剪短些，起码应是有层次的；相反，头发稀疏者，可以烫短发，这样显得头发多一些又与圆形脸相匹配。

（二）施妆的原则

1. 整洁是最基本的礼貌

整洁是美容，也是一种必不可少的礼貌。它显示出一个人的自重自爱，也包含了对他人的尊重。在进入工作场合或进入社交场合前，不单纯女士要适度妆饰，男士也应剃须修面（不留胡须）、修整鼻毛等。蓬头垢面，不修饰则被视为失礼。

2. 施妆要体现出职业特点

护士妆的要求，既类似一般职业女性的妆饰要求，又具有其独特的护士职业特点。提倡护士淡妆上岗，在某种程度上已经说明了护士职业妆的特点。一般来说，它比较接近于生活，并根据角色的要求进行形象的塑造，可以理解为护士妆饰是介于生活妆与职业妆的一种综合化妆艺术，既要善于掩盖上岗前面色的不佳与精神不振，又不偏离于生活与现实，且不宜过分的夸张。不可过于修细眉；眉笔的选择要淡黑色；不宜应用过长的假睫毛；口红的选择要接近于唇色，不要选择大红颜色。这既符合护士职业妆的要求，又接近于生活，同时也符合东方女性的清秀特点。因为，东方人的面部近似平面，所以，不必选择反差大和立体感过于强烈的颜色。总之，护士妆的特点在于自然严谨，好的护士妆饰是一种让人看不出的艺术塑造。

3. 妆饰不要一味掩饰

合适的施妆能帮助你变得相对的美。若期望值过高想尽善尽美，就会出现过犹不及、弄巧成拙的效果。最不可取的是试图用厚粉底来完全掩去那发黄的肤色和散在一起的雀斑，雪白的脸部与黄色的脖颈形成鲜明对比的界面，如戴了假面具一般。

4. 化妆要根据不同的场合和时间

对于护士来说，不同的工作场合主要是普通护士工作岗位（包括各个临床科室）和特殊护士工作岗位（主要指 SARS 病房及发热门诊）；按工作的时间不同分为白班和夜班；对于社会活动来讲，主要有参加各类学术会议等。由于不同的工作场合和时间环境，化妆要求是有差异的。

在前面所提到的施妆技巧主要指普通护理工作岗位和在白班工作时间内的施妆要求。如果是在特殊护理岗位，比如 SARS 病房和发热门诊，需要二级、三级防护，由于他们需要穿特殊的隔离服装及佩戴防护眼镜或者是佩戴全面型呼吸防护器，所以，上岗前不需要特殊面部化妆，重点是皮肤的保养与护理。

对于普通护理岗位的夜班护士，由于夜间灯光及光线的原因，一般情况下看起来要比白班时脸色苍白，再加上夜班更易使人疲劳，此时的化妆要比白班稍微重一些。主要是选用胭脂应稍带有红色，这样表现出的脸色比较有"血色"。因为晚间的灯光会令人脸色难看，带有蓝、紫色成分的胭脂均不宜使用，否则在灯光下会显得脸庞深陷、苍老。双眼在夜间最富有灵感，以两种以上眼影为宜，涂时先从眼睑中部涂起，使色彩有变化，但又不留界限痕迹；最好使用黑色和深褐色的睫毛膏；描眉头眉尾不应太明显，眉笔以棕黑色为宜；大红色及深紫色口红不宜使用。夜班工作妆的原则也要追求自然清雅的化妆效果，只不过比白天施妆稍偏重些而已。

5. 化妆要有立体感

在进入正式场合（包括工作场所），特别是外出参加学术会议时，应适度化妆，让自己容光焕发，富有活力。但是，化妆不应像在平面上涂色，毫无生机，而要有立体感。人的头面部呈球形，面部是"球"的一部分，由前额、面颊、眼睑、下颚、鼻、唇等构成，五官又各具其形，高低起伏。有立体观念，就是要恰当的运用亮色和影色进行"立体雕刻"，调整这些面的角度高低和距离，必要时弥补面部局部的一些生理缺陷，再加上自然的色彩，尽量完善自我形象。

6. 不能在公共场所化妆

在众目睽睽之下化妆是非常失礼的。无论是在办公室、护士站、病房还是在社交沙龙、宴会席间等，这样做既有碍于人，也不尊重自己。如真有必要化妆或者补妆，也要在化妆间或者休息室或者其他无人场所。切勿当众表演，尤其有男士在场时，免得引起不必要的误会。

7. 不借用她人的化妆品

她人有新的化妆品，让你跃跃欲试，或是忘了带化妆盒却要化妆，在这种情况下，除非主人心甘情愿为你提供方便，千万不要去借用她人的化妆品，这既不卫生，也不礼貌。原则上不提倡借用她人化妆品，目的是防止交叉感染。

8. 临睡之前应该卸妆

化妆品对皮肤都有一定程度的损害，化妆的人临睡前要用清洁霜或洁面乳、洗面液等洗掉脸上的脂粉，不要让化妆品留在面部过夜。卸妆后用夜霜或营养乳保护面部皮肤，脸上皮肤处于休息状态，吸收效果更好。

9. 不非议她人的妆容

由于民族、肤色和个人文化素质差异，化妆也各有不同。对别人，尤其是外宾的妆容，不要指指点点，评这说那，也不要同外宾切磋化妆术。

第二节 护士的仪表美

人的仪表即指着装，或者说服饰的美，既直接表现了一个国家、一个民族的文化素养、精神面貌和物质文明发展程度，又反映了一个人的气质、性格、教养、社会地位、文化品位、审美情趣、价值趋向和生活态度。服饰美是人体美的延伸，它不仅使人体富有变化，而且强化了人体美的魅力。因此，本章依据护理职业特点和护士服饰要求，较为系统地叙述了着装与佩饰、护士的着装等基本知识和实践技能。

一、服饰的功能

俗话说"佛要金装，人要衣装"，"三分长相，七分打扮"，都说明了服饰的重要性。对一个人来说，仅有仪容的修饰是不够的，还要在衣着上下功夫。数千年来，服饰早已经脱离了其遮羞避寒的原始意义，而具有了丰富多彩的文化意义。服饰是一个人仪表的重要组成部分，对仪表有着强烈的渲染力，能给人一种视觉差的造型艺术，通过它能掩瑕扬瑜，产生美化人体、强化美感和掩饰不足的效果，从而成为良好形象的重要组成因素。从宏观上讲，服饰是一种文化、一种文明，它能够反映一个国家一个民族的文化素养、精神面貌和物质文明发展的程度；从微观上讲，服饰是一种无声的语言，它能表达出一个人的气质、性格、教养、社会地位、文化品位、审美情趣和价值趋向等，也能表现出一个人对自己、对他人乃至对生活的态度。服饰的大方和得体就是一种无形的魅力，它能增加人的仪态美、气质美，在人际关往中形成良好的第一印象。相反，衣冠不整、邋邋遢遢，往往会被认为是失礼或是缺乏教养的表现，在人际交往中必然会产生不利的影响。

随着现代社会的不断发展，服装已成为区别人们职业、身份、地位的一个重要标志。在人际交往中，服装被当作人体的第二肌肤，有着广泛的实用装饰功能、角色功能和表达功能。佩饰是指人们在着装的同时所选用的佩戴性装饰物品，它对人们的穿着打扮，尤其是对服装起着辅助、烘托、陪衬与美化作用。在社交场合，佩饰尤其引人注目，可产生一定的交际功能。

作为护理工作者，无论是工作还是非工作时的着装，无不影响着自身的职业形象，因此，有必要学会服饰修饰的得体、和谐。

二、服饰的选择原则

着装是指服装的穿着。它既是一门技巧，又是一门艺术。实际上，每个人都十分注意自己的着装打扮，都希望自己所认为美的着装能得到更多人的认可。但同样一套服装，穿在两个人身上，给人的感觉却迥然不同。这就表明作为一名着装者，首先应了解自己的性格、爱好、情趣、体形特征等要素，并以此作为自己选择服装的基点，扬长避短，突出特色，以求用服装来再现自我，折射出自己的教养与品位。因此，每个人都需要掌握一定的文学及艺术修养，提高自己的鉴赏能力，并注意学习和掌握更多的文化知识，从别人那里汲取对自己有益的穿着方式，提高个人的服装品味，从而得到他人的认可。

（一）TPO 原则

当今，在世界上流行着一个着装协调的国际标准，简称 TPO 原则。其中 T = time，指时间，泛指早晚、季节、时代等；P = place，指地点、场合、位置、职位；O = object，指目的、目标、对象。TPO 原则是指人们的穿着打扮要兼顾时间、地点、目的，才符合规范。

1. time 原则

（1）符合时间的差异，即白天和晚上须有不同的穿着。白天穿的衣服因要面对他人，应当合身、严谨；晚上穿的衣服因不为外人所见，可宽大、舒适、随意。白天无论是到工作单位，还是上街购物，作为女性都不宜穿太短、太露、太透的服装，以免给人以轻浮和不够庄重的感觉。

（2）合乎季节时令，即不能冬衣夏穿和夏衣冬穿。夏天的服装应以透气、吸汗、简洁、清爽、轻快为原则；冬天的服饰应以保暖、御寒、大方为原则。分季选用，否则会因选择不当而影响自身形象。

（3）富有时代特征，所选服装要顺应时代发展的主流和节奏，既不能过于超前，又不能明显滞后。任何服装的产生与流行都有其特定的历史依据和社会思潮，应从历史的、社会的、心理的、发展的角度来合理选用。

2. place 原则

（1）与地点相适应。不同的国家、地区因所在地理位置、自然条件、开放程度、文化背景、风俗习惯的不同，着装相应不同。如中西方国家以及经济发达和相对落后地区的国民着装习惯和风俗就明显不同。

（2）与环境相适应。不同的环境如室内与室外、闹市与农村、国内与国外、单位与家庭等环境的着装理所当然各自不同。一般像在办公室这样严肃的环境，着装应整齐、庄重和严谨；而在游山玩水时的着装则应以轻装为宜，力求宽松、舒适与方便。如果所选服装与所处环境不适应，则会显得极不协调。

（3）与职位相适应。不同职位的着装也应不同。衣着应与年龄、职业相协调，年轻人的衣着要活泼；中年人的衣着应高雅；学生的衣着要朴实；教师和医生的衣着应庄重等。

（4）与场合相适应。不同的场合也应考虑不同的着装，衣着要和场合相协调。如上学、上班时要庄重整洁；参加庆典要时尚庄重；居家要随便宽松；外出旅游时应方便舒适；喜庆场合要华丽；悲伤场合应素雅等。

3. object 原则

着装应适应自己扮演的社会角色。如一个人身着款式庄重合体的服装，前去应聘新职、洽谈生意，说明他郑重其事，渴望成功。而在这种场合，若着装随便、不修边幅，则表示对应聘不重视，或自视太高，不把交往成功与否当作自己的最终目标。

（二）适体性原则

1. 与体形相适应

树无同形，人各有异。人的体形千差万别，往往难以十全十美。理想的体形是躯干挺直，身体各部分骨骼均匀，男性肌肉发达，体形呈"T"形，显示健与力的和谐；女士肌肉平滑，体形呈"X"形，表现健与美的和谐。由于个体差异和缺陷的存在，要求人们在着装时特别注意服装色彩、线条、款式与体形的协调，这样才能使体形好的人锦上添花，体形差的人扬长避短、隐丑显美，能以更好的形象参与各种社交礼仪活动。下面针对几种体形介绍一些基本方法：

（1）身材偏高。身材高挑，胖瘦适中的身材可选择的服装款式范围较大。着装应主要考虑服装与肤色、气质、身份、场合等因素的协调。如身材高大或高瘦，应选择线条流畅的服装，而不宜选择竖条纹的面料，避免穿窄小、紧身衣服和黑色、暗色衣服等。太瘦的人不宜裸露太多，以免给人以不协调、体弱多病的感觉。若身材高胖，则宜穿长裙，衣服的面料不要太挺，要厚度适中。

（2）身材偏矮。应用垂直线条面料的服装增加视觉上的高度，避免使用水平线条面料、宽折边和方正的肩线服装和大而粗笨、宽松悬垂的款式，并从鞋、袜到裤（裙）均选同一颜色，避免使用对比色的腰带和衣裤（裙）从视觉上来分割身高。

（3）瘦型。选择质地较粗硬的大格、大花面料和多层次的制作技术处理，以增加视觉高度。不用质地过薄的面料，以免显得呆板没有韵味，并在颈线、腰线等处加水平线。尽量选择合体服装，太窄太紧和过于宽松均不宜选用，并选较浅的颜色使视觉身影增宽。应在胸前做些点缀或打些褶，穿褶裙或喇叭裙。太瘦或有明显缺陷的部分不宜裸露，如双臂过细的人，应不穿半袖或无袖上衣，同时避免穿易使锁骨暴露的衣领宽大上衣。

（4）胖型。应采用色彩强度较低、较深暗的服装，也可选深色、有规格小花纹图案服装，配以小面积白色或浅色装饰，利用深浅色一缩一张的视觉差对比，达到掩饰体形肥胖的目的。黑色和藏青色也会使人显得苗条，而纯色或小花图案服装若与肤色相配，穿上也很好看。如果脸型适合将头发拢上盘起，配上长型耳坠，也可使人显得修长，但不宜穿颜色鲜艳和大花束艳方格花纹或衣料较厚的服装。应尽量选单色、明亮不大的调和色，以免使人感觉更加粗短。

2. 与年龄相适应

爱美之心人皆有之，每个人都有装扮自己的权利。但不同年龄的人有不同的着装要求：青少年衣着以自然、质朴为原则，款式和线条应简洁流畅，以表现青少年的热情单纯，展示自然、健康、淳朴的青春美。中年人的着装要体现成熟、冷静、高雅的气度，女性可表现成熟的风韵和性格特征，男性则可显示阳刚成熟的干练特点。老年人可运用服装的色彩来掩饰倦怠之相，如选择亮度稍暗的砖红色、驼色、海蓝色、墨绿色等，以显现雍容、华贵、稳重和雅致的气质。

3. 与肤色相适应

人的肤色会随着所穿衣服的色彩发生微妙或明显的变化。因此，在选择服装时，应根据肤色的不同来进行搭配，从而起到相得益彰的效果。肤色偏黑的人应选择浅色调、明亮的服装如浅黄、浅粉、月白等色彩，这样可衬托出肤色的明亮感。肤色偏黄的人，应避免穿使肤色看上去更黄的黄色、紫色、朱红色、青黑色等服装，应穿蓝色或浅蓝色衣，可使偏黄的肤色衬托得娇美洁白。面色苍白、发青者，则不宜穿粉红、浅绿、嫩黄等娇艳色彩的服装，以免显得病态。

4. 与职业身份相适宜

衣着应与自己所从事的职业、身份、角色形象相协调。特别是工作时的着装，更应体现职业服装的实用性、象征性和审美性。它表明了工作人员的责任感和可信度，也表现了对他人的尊重。如医护人员的修饰应朴素、典雅和稳重。

（三）个体性原则

服装是外在的，但同时也体现了一个人的内在气质。每个人都有自己的个性，故着装时既要认同共性，又不能磨灭自己的个性。应兼顾自身的特点，做到"量体裁衣"，扬长避短。应创造和保持自己独特的风格，在人际交往中给人留下深刻美好的印象，切不可因着华丽而低俗的服装而损害自身的形象。

（四）整体性原则

着装应坚持整体性，尽可能地显示完美与和谐。重点做到：

1. 遵守服装固有的搭配原则

如穿西装正装时，相配的是衬衫而不是运动衣，鞋是皮鞋而不是布鞋、拖鞋、运动鞋等

2.体现着装整体美风格

着装时要努力使服装各部分彼此适应，在局部服从整体的前提下，力求展现着装的整体美，如饰物的选择应选与着装主色相近或相对的色彩，以获得和谐呼应的效果。

(五)适度性原则

无论在修饰程度、数量、技巧上，都要把握分寸，自然适度，追求雕而无痕的效果。

1.修饰程度适当

修饰有分寸，该简不繁，该繁不简，使被修饰的人以自然美姿态出现。切不可盲目模仿，追求那种不适合自己的装饰，结果弄巧成拙，丧失自然美的魅力。

2.修饰数量适度

饰品意在点缀。适度的缀饰可画龙点睛、锦上添花，使人更具风采。若修饰点过多，往往会给人以轻浮浅薄、俗不可耐的感觉。因此佩饰以少为佳，有时甚至可以没有佩饰。

3.修饰技巧适宜

修饰不仅要求美化、生动、更具有生命力，而且要求真实、自然、天衣无缝，做到既雕琢，又没有人工美化的痕迹，恰似自然天成。

(六)技巧性原则

不同的服装，有不同的搭配和约定俗成的穿着方法，它们形成了着装的技巧。利用技巧扬长避短，是护士必须掌握的着装艺术。

1.色彩的技巧

色彩的选择应坚持的原则是协调。协调就是美，使着装色彩搭配协调往往可产生强烈的美感，给人留下深刻的印象。因此，根据礼仪需求和自身特点，选择适当的服装色彩进行合理搭配，是美化着装的一个重要手段。

(1)色彩的利用。根据色彩的视觉效果和冷暖象征，对不同年龄、体形、肤色、性格和场合的色彩选择各不相同。合理地利用色彩，使着装色彩和谐是一门艺术。如浅色有扩张作用，适宜瘦人；深色有收缩作用适宜胖人；黑色象征神秘、寂静而富有理性；白色象征纯洁、明亮、高雅；大红象征富有激情、炽热、奔放、活跃；粉红象征柔和、娇嫩、温存、热情；紫色象征高贵、华丽、稳重；橙色象征快乐、热情、活泼；黄色象征希望、明丽、轻快而富有朝气；褐色象征谦和、平静而亲切；绿色象征自信、沉静而平稳；浅蓝色象征纯洁、清爽、文静等。

(2)色彩的搭配。服装色彩的搭配要遵循美学规律，寻求最佳的色彩组合，做到色调和谐、层次分明，在统一的基础上寻求变化，在变化之中寻求平衡，这就是服装配色的艺术。

①统一法：配色时尽量采用同一色系中明度不同的色彩，按照深浅不同的程度进行搭配，以创造出和谐之感。它适合于工作场合或庄重的社交场合着装的配色。

②对比法：运用冷暖、深浅、明暗两种特性相反的色彩进行组合配色方法，使着装在色彩上形成鲜明反差，静中有动，突出个性，显示鲜艳、活泼、明快的美感。适用于各种场合的着装配色。

③调和法：应用色谱上相邻颜色进行配色，相邻搭配富有变化，色彩差异较大，服装更显活泼与动感。

④呼应法：即配色在某些相关的部位刻意采用同一种色彩，以便使其遥相呼应，产生美感。如穿西装男士的鞋与包同色、女士的帽与包同色等，这种呼应配色使人感到和谐、活泼。

⑤陪衬法：对上下衣、上衣和袖边、裙子和下摆、裙带、衣和衣领等，用黑、白、红、黄等色相陪衬，显示一种生动、活泼的色彩美。

⑥点缀法：在统一色调的服装点缀不同色或相反色的袖边、领口、口袋或装饰等，起到画龙点睛的作用，显得文雅又庄重。

（3）正装的色彩。非正式场合所穿的便装，色彩上要求不高，往往可以听任自便。而正式场合穿着的正装，其色彩往往有规可循。

①三色原则：这是选择正装色彩的基本原则。即要求正装的色彩总体控制在三种以内，有助于保持正装的庄重保守风格和在色彩上显得规范、简洁、和谐。

②基本色彩：正装的色彩，一般应为单色、深色，且无图案。最标准的套装色彩是蓝色、灰色、棕色与黑色。衬衫的色彩最佳为白色。皮鞋、公文包的色彩宜为深色，并以黑色常见。正装的色彩若为多色、艳色，且有花哨的图案，则会令人侧目。这一点对男士尤为重要。

配色的学问

与同种色服装搭配相比，相似色搭配略多变化，但整体效果也是非常协调统一的。例如少女穿着青铜绿色宽松套衫，豆绿、鹅黄、天蓝、黑和铁灰构成的印花布裙裤、腰带，脚穿白色凉鞋，适合春夏或夏秋之交。又如，黑底绸衬衫上，印有橙、土黄、金茶或褐灰细条构成的彩格，配穿黑色长裤，茶褐皮腰带，亦十分漂亮。此外还有一些常见的配色方法，如：

1. 红色配白色、黑色、蓝灰色、米色、灰色。

2. 粉红色配紫红、灰色、墨绿色、白色、米色、褐色、海军蓝。

3. 橘红色配白色、黑色、蓝色。

4. 黄色配紫色、蓝色、白色、咖啡色、黑色。

5. 咖啡色配米色、鹅黄、砖红、蓝绿色、黑色。

6. 绿色配白色、米色、黑色、暗紫色、灰褐色、灰棕色。

7. 墨绿色配粉红色、浅紫色、杏黄色、暗紫红色、蓝绿色。

8. 蓝色配白色、粉蓝色、酱红色、金色、银色、橄榄绿、橙、黄色。

9. 浅蓝色配白色、酱红色、浅灰、浅紫、灰蓝色、粉红色。

10. 紫色配浅粉色、灰蓝色、黄绿色、白色、紫红色、银灰色、黑色。

11. 紫红色配蓝色、粉红色、白色、黑色、紫色、墨绿色。

在配色时，必须注意衣服色彩的整体平衡以及色调的和谐。通常浅色衣服不会发生平衡问题，下身着暗色也没有多大问题，如果是上身暗色，下身浅色，鞋子就扮演了平衡的重要角色，它应该是暗色比较恰当。

2. 穿西装的技巧

西装是一种国际性服装，一套合体的西装，可使穿着者潇洒、精神、风度翩翩、极富魅力。故穿着时应注意：

(1)西装合体。西装有单件装、套装之分，套装又分为两件套和三件套。一般非正式场合，如旅游、参观和节假日，可穿单件西装，又称便西装。便西装的面料和色彩随意些，可以是格子的，也可以是稍淡颜色的。便西装还可以搭配不同颜色的裤子或配以牛仔裤。穿便西装对内衣的要求也可放宽，可穿衬衫打领带，也可穿圆领或翻领 T 恤或是高领羊绒衫，以显示轻松随意的风格。在比较正式场合，如会见、访问、会谈、宴会，庆典仪式、婚丧活动中，男士应该穿正式套装。合体的西装才能体现出西装庄重典雅的魅力。具体要求有：西装上衣的长短与下垂手臂的虎口平行即可，领子应紧贴衬衫并低于衬衫领口 1 cm 左右，袖长应达到手腕处，西装上衣的胸围以穿一件"V"字领的羊毛衫感到松紧适中为宜，同时要保持西装平整洁净，裤线笔挺。

(2)配好衬衫。领型、质地、款式都要与西装协调，色彩上注意和个人特点相符合。注意领口和袖口要干净，纯白色和天蓝色衬衫一般是必备的。注意，穿普通衬衫，袖子要露出西装 1/4 英寸，如果穿带袖扣的衬衫，则应露出 1/2 英寸。

(3)讲究规格。西装有两件套、三件套和不配套单件之分。上下装颜色、质料、款式一致，是西装的最基本要求。在一般情况下，可以只穿一件上衣，但在比较正式的场合，应上下配套，穿两件或三件均可。

（4）系好领带。领带是平衡西装胸前"V"区的关键，男士的领带往往能左右旁人对他的身份、地位、信用、个性及能力的观感。这里先简单介绍一点搭配技巧，以后还会详述。首先，领带长度要合适，打好的领带尖端应恰好触及皮带扣，领带的宽度应该与西装翻领的宽度和谐。领带的图案、颜色很多，最朴素的单色领带中，灰色、红色和蓝色是最常见也最实用的，只要质地好就显档次。印有几何图案的领带应该选择与西装同色系或对比色系配搭，领带上的圆点、网纹或斜条的颜色应选择与衬衫相同的颜色。丝是领带质地的首选，虽然颜色挺鲜亮，但是不耀眼，使用这种领带几乎可以适合任何地点场合。

（5）搭配鞋袜。穿西装一定要穿皮鞋，不可穿旅游鞋、轻便鞋或布鞋。皮鞋的颜色以黑色和深棕色为宜，且不可穿色彩鲜艳的袜子。男士在一切正式场合，只宜穿黑色和深棕色皮鞋；白色和浅色皮鞋只适合娱乐时穿。休闲鞋、运动鞋、凉鞋也只适合穿在休闲场合和运动时刻，并穿与裤子、皮鞋类似颜色或较深颜色的棉线袜，注意经常换洗，没有破洞。女士的鞋有平跟、中跟、高跟等款式。要根据穿着的舒适、方便而又不失优雅和与服装相协调的原则选择，个子矮的可选择跟高一些的鞋子，个子高的可选择跟低一些的鞋子，同时年纪稍大的女性选择的鞋跟也不可过高。

套裙，是西装套裙的简称。其上身为一件女式西装，下身是一条半截式的裙子。准确地说，女式西装，其实最早是由男式西装深变而来的。前者只不过是后者的一个"变种"而已。然而一旦将潇洒、刚健的西装上衣与柔美、雅致的代表女性化服装的裙子组合到一起，二者便刚柔相济、相得益彰、大放异彩，套裙也就因此而脱颖而出了。

3. 女士套裙的穿着技巧

女士的正装即套裙。有人曾说："穿着套裙，可以马上让一位职业妇女显得与众不同，并且能够恰如其分地展示她认真的工作态度与温婉的女性美。"不管怎么说，不容置疑的是，在塑造商界女士的职业形象方面，套裙确实功不可没。迄今为止，就"包装"商界女士而言，还未见到其他任何一种女装，能够与套裙相媲美。

套裙，大致上可以分成两种基本类型。一种是用女式西装上衣同随便的一条裙子所进行的自由搭配与组合。它被叫做"随意型"。另外一种女式西装上衣和与之同时穿着的裙子为成套设计、制作而成，被称为"成套型"或"标准型"。正规而严格地讲，套裙事实上指的仅仅是后一种类型。

在正式场合穿着的套裙，通常必须具备如下特色：它应当是由高档面料缝制的，上衣与裙子应当采用同一质地、同一色彩的素色面料。它在造型上讲究为着装者扬长避短，因此提倡量体裁衣、做工考究。它的上衣注重平整、挺括、贴身，较少使用饰物、花边进行点缀。裙子则应以窄裙为主，并且裙长应当及膝或者过膝。时至今日，套裙早已在商界大为普及，而且还在许多著名的服装设计师手里花样翻新，渐渐地具有某种"时装化"的倾向。但是从本质上看，它们依旧万变不离其宗，与"古典化"套裙的诸多条条框框比较起来，尚变化不多。

在穿着套裙时，需要注意的主要问题大致有以下五个：

(1)套裙应当大小适度。一套作工精良的优质面料的套裙，穿在一位白领丽人的身上，无疑会为之平添魅力。但是，如果真的想让穿在自己身上的套裙美丽而生动，就必须大小相宜。他人的套裙，过大或过小、过肥或过瘦的套裙，通常都不宜贸然穿着。

通常认为，套裙之中的上衣最短可以齐腰，而其中的裙子最长则可以达到小腿的中部。但是，在一般情况下，上衣不可以再短，裙子也不可以再长。否则，便会给人以勉强或者散漫的感觉。特别应当注意，上衣的袖长以恰恰盖住着装者的手腕为好。衣袖如果过长，甚至在垂手而立时挡住着装者的大半个手掌，往往会使其看上去矮小而无神；衣袖如果过短，动不动就使着装者"捉襟见肘"，甚至将其手腕完全暴露，则会显得滑稽而随便。

(2)套裙应当穿着到位。在穿套裙时，必须依照其常规的穿着方法，将其认真穿好，令其处处到位。尤其要注意：上衣的领子要完全翻好，衣袋的盖子要拉出来盖住衣袋；不允许将上衣披在身上，或者搭在身上；裙子要穿得端端正正，上下对齐之处务必好好对齐。

(3)套裙应当考虑场合。与任何服装一样，套裙自有适用的特定场合。在各种正式的商务交往之中，一般以穿着套裙为好。在涉外商务活动之中，则务必应当这样去做。除此之外，大都没有必要非穿套裙不可。在出席宴会、舞会、音乐会时，可酌情选择与此类场面相协调的礼服或时装。此刻依旧穿套裙，则会使自己与现场"格格不入"，并且还有可能影响到他人的情绪。

(4)套裙应当协调妆饰。穿着打扮，讲究的是着装、化妆与佩饰风格统一，相辅相成。因此，在穿着套裙时，必须具有全局意识，将其与化妆、佩饰一道通盘加以考虑。忽略了这一点，弄不好就会使它们彼此矛盾、问题丛生。

(5)套裙应当兼顾举止。虽说套裙最能够体现女性的柔美曲线，但着装者举止不雅，在穿套裙时对个人的仪态毫无要求，甚至听任自己肆意而为，则依然不会将套裙自身的美感表现出来。穿上套裙之后，站要站得又稳又正。不可以双腿叉开，站得东倒西歪，或是随时倚墙靠壁而立。就座以后，务必注意姿态，切勿双腿分开过大，或是翘起一条腿来，脚尖抖动不已，更不可以脚尖挑鞋直晃，甚至当众脱下鞋来。一套剪裁合身或稍为紧身一些的套裙，在行走之时或取放东西时，有可能对着装者产生一定程度的制约。由于裙摆所限，穿套装者走路时不能够大步流星地奔向前去，而只宜以小碎步疾行。行进之中，步子以轻、稳为佳，不可走得"通通"直响，需要去取某物时，若其与自己相距较远，可请他人相助，千万不要逞强，尤其是不要踮起脚尖、伸直胳膊费力地去够，或是俯身、探头去拿，以免使套裙因此而訇然开裂。

三、服饰的礼仪要求

穿着是一门艺术，要想穿出风采、穿出个性，并通过服装展示自己的职业、身份、修养、性格和情趣，需要不断学习，在实践中反复摸索、总结，才能发挥服装"先声夺人"的作用。因此，在日常生活的各种场合中，都应注意自己着装的有关礼仪。

（一）保持整洁

着装反映了一个人的卫生状况及精神面貌，故应力求整洁，具体做到：

1. 整齐

平整无皱，裤子要有挺直的裤线。

2. 干净

各类衣服，均勤于换洗，无污染、油渍及异味。

3. 完好

在正式场合禁止穿残破陈旧的"乞丐装"，所穿服装必须完好无损。

（二）文明着装

着装的文明性，主要体现在着装文明大方、符合社会的传统道德及文化习俗。在日常生活中应文明着装，以显示自己文明高雅的气质。具体要求为：

1. 忌过分裸露

胸部、腹部、腋下、大腿是公认的身着正装时不准外露的四大禁区。

2. 忌过分透薄

若内衣、内裤甚至身体的敏感部位"透视"在外，令人一目了然，不但失礼，更有失检点，有损自身形象。

3. 忌穿过短服装

不要在正式场合穿短裤、小背心、超短裙这类过短服装，也不要为了标新立异，而穿小一号服装，它们不仅会使自己行动不便，而且也失敬于人，对他人多有不便。

4. 忌穿过紧服装

不要为了展示自己的线条，而有意选择紧身服装，把自己打扮得像"性感女郎"。更不能不修边幅，使自己内衣、内裤的轮廓在过紧的服装外隐约可见，这样除不利于健康外，还很不雅观。

5.忌穿过大服装

因为穿过分肥大的服装，会显得松松垮垮，无精打采。

(三)避免误区

实际上，人们有时稍不留意就可步入某些着装礼仪误区。如西装革履与旅游鞋搭配；短大衣穿在长外套外；男士衬衫下摆露出裤外；花上衣配花下装；办公室里穿低胸装、无袖装；胸带、肩带和衬裙外露；袜口露于裙摆之下；色彩鲜艳的裙袜与深色服装搭配；细高跟鞋与牛仔裤搭配等；这些着装的礼仪误区应当注意避免产生。

(四)首饰佩带礼仪规则

戴首饰时，数量上的规则是：以少为佳。在必要时，可以一件首饰也不必佩戴。或有意同时佩戴多种首饰，其上限一般为三，即不应当在总量上超过三种。除耳环、手镯外，最好不要使同时佩戴的同类首饰超过一件，新娘可以例外。

1. 首饰的佩带礼仪

(1)色彩规则。戴首饰时，色彩上的规则是：力求同色。若同时佩戴两件或两件以上首饰，应使其色彩一样。戴镶嵌首饰时，应使其主色调保持一致。不要使所戴的几种首饰色彩斑斓，把佩戴者打扮得像一棵"圣诞树"。

(2)质地规则。戴首饰时质地上的规则是：争取同质。若同时佩戴两件或两件以上首饰，应使其质地相同。戴镶嵌首饰时，应使其被镶嵌物质地一致，托架也应力求一致。这样做的好处是能令其总体上显得协调一致。此外还须注意，高档饰物，尤其是珠宝首饰，多适用于隆重的社交场合，但不适合在工作、休闲时佩戴。

(3)身份规则。戴首饰时，身份上的规则是：要令其符合身份。选戴首饰时，不仅要照顾个人爱好，更应当使之服从于本人身份，要与自己的性别、年龄、职业、工作环境保持大体上的一致。气质文静的女士不要戴过于夸张和象征意义太浓的首饰，否则会使别人产生错乱感。

选择首饰时，应充分正视自身的形体特点，努力使首饰的佩戴为自己扬长避短。避短是其中的重点，扬长则须适时而定。切忌用首饰突出自己身体中不太漂亮的部位。如脖颈上有赘肉和褶皱的女士，就不合适戴太有个性色彩的项链，以免招至别人过多的关注；手指欠修长丰润的，不要戴镶有大宝石或珍珠的戒指。

(4)季节规则。戴首饰时，季节上的规则是：所戴首饰应与季节相吻合。

一般而言，季节不同，所戴首饰也应不同。金色、深色首饰适于冷季佩戴，银色、艳色首饰则适合于暖季佩戴。

（5）搭配原则。穿职业装时，最适合佩戴珍珠或做工精良的黄金白金首饰；穿晚装时，可以戴宝石或钻石首饰；穿休闲装时，比较适合戴个性化或民族风格的首饰。

2. 首饰的佩带方法

首饰的种类很多，按其所使用的部位而言，有头饰、耳饰、颈饰、胸饰、腕饰、指饰、足饰之分。在佩戴方法上除遵守上述使用规则外，不同品种的首饰，往往还有许多不同的要求。

（1）戒指。戒指又称指环，常被用作表示爱情的信物、富贵的象征和吉祥的标志。通常适宜于男女老少。一般只戴一枚戒指于左手指。如果想多戴，最多也只能戴两枚，可在一只手两个相邻的手指上或两只手对应的手指上分别戴上戒指，但不可将它们均戴在一个手指上。

（2）项链。项链是戴在颈部的环形首饰，也是富贵、平安的象征。项链的佩戴应与服装、个人颈部特征、年龄、个性等因素协调，使之通过对颈部的装饰而展现独特的艺术魅力。项链种类很多，主要分为金属项链和珠宝项链。佩戴项链不应多于一条，男女均可佩戴，但男士佩戴一般不应外露。

（3）挂件。挂件又称项链坠。多与项链同时配套使用。其形状、大小各异，常见的有文字、动物、鸡心、锁片、元宝、花篮、十字、像盒、镶宝、吉祥图案、艺术造型等。

（4）耳环。耳环又叫耳饰。可为耳环、耳链、耳钉、耳坠等类别，一般多为女性成对使用，即在每只耳朵上各佩戴一只，而不宜在一只耳朵上佩戴多只。同时，选戴耳环要与本人的脸型、肤色、服装、发型等相协调。

（5）手镯。手镯是佩戴于女性手腕上的环状饰物。佩戴手镯，其目的是把手腕与手臂修饰美丽。一般，手镯戴一只时应戴在左手，戴两只时，可一只手戴一个，也可以都戴在左手上。切记不要在一只手上戴多个手镯。

（6）手链。手链即佩戴在手腕上的链状饰物。它与手镯不同的是男女均可佩戴，但一只手上限戴一条。手链应戴在手腕上，一般不允许一只手上戴多条手链、双手同时戴手链、手镯或手表。

（7）脚链。脚链即佩戴在脚腕上的链状饰物。它是时下新兴的一种饰物，多为青年姑娘所喜爱，主要使用于非正式场合：意在强调脚腕、小腿等相关部位的长处，否则，切勿使用。脚链一般只戴一条，两腕均可。若戴脚链时穿丝袜，则应将脚链戴在袜子外面，使其更为醒目。

（8）胸针。胸针又称胸花。即别在胸前的一种饰物，多为女士所采用，别胸针的部位多有讲究。穿西装时，应别在左侧领上，穿无领上衣时，则应别在左侧胸前。发型偏左时，胸针应当偏右；发型偏右时，胸针应当偏左。其具体高度，应在从上往下数的第一粒和第二粒纽扣之间。

(9)手表。在正式社交场合，手表往往被视为首饰。佩戴手表除体现一个人的地位、身份和财富状况外，还意味着这个人时间观念强、作风严谨。不戴手表的人，可能是需经常向他人询问时间或时间观念不强的人。因此，在人际交往中人们戴手表，尤其是男士佩戴手表，往往引人注目。选择手表应注意其种类、形状、色彩、图案、功能等五个方面。

手表分为豪华表、高档表、中档表、低档表四类。选择手表时，要量力而行，不要做力不从心的事。同时，还要根据个人的职业活动场合、交往对象及服饰等情况合理选择。

在正式场合所戴的手表应当正统、庄重，避免怪异新潮。如形状应以圆形、椭圆形、正方形、长方形或菱形为主，造型应倾向于庄重、正统，使用范围较广。

在正式场合所戴的手表，宜选择单色或双色，不应选择三色及其以上颜色。不论是单色还是双色，其色彩都要清晰、高贵、典雅。表盘、表壳、表带均为金色、银色或黑色的手表。

除数字、商标、厂名、品牌外，手表上没有必要出现其他没有任何作用的图案。倘若手表上的图案稀奇古怪、多种多样，不仅不利于使用，而且显得幼稚或不严肃。

记时是手表的最主要功能。因此，在正式场合所用的手表应当准确到时、分，有些附加功能如温度、血压、步速等，均可有可无。总之，手表的功能应少而精，并要具有使用价值。

由于受身份、品位、文化修养等因素的影响，成年人不应佩戴失效表、劣质表、广告表及卡通表等不符合礼仪规范的手表，以免使人产生不严肃、不尊重交往对象的感觉。

四、护士服装种类及特点

护士服属于工作服和职业服装的一种，具有实用、防护、统一制式，与工作性质相符，以显示职业身份和便于护理工作的风格特点。

护士服也是一种职业礼服，代表着护士职业的特征，象征着护士是人类健康的卫士，救死扶伤是护士的神圣职责。由于护士岗位、临床科室、具体的工作内容及职责不同，护士服的功能也不是单一的，这样就形成了不同种类、款式及颜色的护士服。

（一）普通护士服

通常我们说的护士服，主要是指普通的护士服。适用于普通门诊、病房和社区服务。它的款式有护士裙服、中长外衣式及上下衣裤的套服式；女护士以选用护士裙服为主，无论穿何种护士服，女护士要佩戴燕式帽；男护士可选用中长外衣式或上下衣裤的套服式，必要时（如某些无菌技术操作）可佩戴圆筒式帽；在为服务对象进行各种处置、护理治疗时，需要佩戴医用口罩。

（二）特殊护士服

（1）手术服。此服装只适用于手术室内使用。

手术服由两部分组成，即手术内衣内裤和手术外衣。为了防止交叉感染，保证手术操作的无菌性，手术服的要求是无菌的。无菌手术服的外衣又分为一次性和非一次性手术外衣。一次性手术外衣更有利于防止交叉感染，大都是为有特殊感染的手术患者及在应急情况下使用，使用后统一按一次性医用垃圾焚烧处理；但是，它的透气性能较差，成本相对较高。非一次性手术外衣，使用后可用高压灭菌消毒处理，可以反复使用，服装透气，穿着舒适。穿手术服时要求佩戴手术圆筒式帽和口罩。手术帽和口罩也分为一次性和非一次性，其性能特点及术后处理原则和方法，与手术外衣相同。

（2）隔离服。此服装在护理治疗传染患者时使用。它的款式为中场大以后背开歧系带式，而且，隔离服的袖口是松紧式。穿隔离服时，必须佩戴口罩和圆筒式护士帽。

（3）防护服。防护服也可成为特殊隔离服。主要是预防某些特殊传染性疾病，防止空气传播和接触性感染，在接送、观察、治疗和护理（例如 SARS）患者中使用。这种服装是衣帽连体式，由特殊的材料制作。它不透空气，可防水，并阻止任何病毒通过。

如果属于二级防护，除需要穿这种特质的衣帽连身防护衣外，必须佩戴特质的医用防护口罩、防护眼镜、鞋套、手套等。如果属于三级防护，除二级防护外，还应当加戴全面性呼吸防护器。这种特殊的防护物品穿戴和脱卸的流程及有关要求，应严格执行相关规定，这里不再详述。

五、护士着装的总体原则

（一）护士服的要求

（1）服装要符合护士专业的特点，穿着舒适得体，便显出护士的职业美。

（2）款式简洁，便于各项护理技术操作。

（3）具有职务、技术职称标志明显的特点。

（4）无论何种式样的女式护士服，衣领开口处不能过大过低，不能低于胸骨上缘下一横指处。

（5）面料要挺括、透气、不缩水、不透明，又便于清洗与消毒。

（二）款式要符合不同的护士岗位需要

在不同的护士岗位，护士服的款式有所不同。比如，在普通门诊和病房，护士服的款式大都选用裙式或中长衣式；在急诊科和重症监护病房，为了护理抢救及相关护理技术操作的方便，有的选用上下衣裤套装式护士服；手术室护士服选用三件套，内衣短袖和长裤，便于术前手部和前臂的清洗和擦拭消毒，手术外衣便于术中执行无菌操作；传染科的特殊防护连身衣，有利于医务人员的自身防护和防止交叉感染。

（三）服装色彩要符合不同的心理需求

不同的色彩，在人们的心理上会产生不同的联系，能表达一定的象征意义。在雪白的护士服映衬下，人们会有宁静、清洁、光亮、纯洁、神圣等相关的感觉。所以，护士服装的颜色一般为白色。然而，白色又可与无味、肃静、平淡、恐惧等近义，白色远不像其他颜色（如红、黄、蓝、绿、紫）能让人准确辨认。当病区医护人员活跃的身影在患者眼前运动时，白色因为人眼的有效严拓产生视觉上的差异，色相占据运动空间的比例要比物理空间大。如果缘于卫生整洁的考虑认可白色为医护人员的职业色后，视觉上的白色夸大就有了心理承受空间。尽管如此，也必须建立起一种美学思考，即病区的色彩配合通过视觉器官传入人的色素细胞后，应对神经系统产生良好的刺激作用，增强自身的生理调节功能。以白色为主基调的问题在于没有最大限度地利用色彩为医疗护理服务。

从生理上说，人的视觉总是倾向于接触鲜艳的色彩，这源于人类对色彩的敏感和视觉愉悦需要，这就是"色彩语言"或"色彩性格"的作用。有研究表明，颜色可直接或间接地影响人的情绪、思维和行为，从而影响人的身心健康。因此，人们称颜色是"无形的药物"，实验证明，肌肉的机能和血液循环，会在不同的光色下发生变化。

需要强调的是，病区的色彩不仅有医护人员的修饰、着装颜色，还包括病区的绿化、病房的墙壁、物件的颜色等，对人们的心理和生理影响构成了实用的和美学的两个层面。实用性在于病区的各种元素直接作用于服务对象，以运用科学医疗护理手段为患者解除痛苦为终极目的；美学层面在于病区的所有存在物都将成为患者间接欣赏的因素，成为唤起患者知觉和反应的抽象符号。当患者因种种病理上的原因自觉或不自觉地与病区发生关系时，处在角色转换中的患者对新的空间与环境的敏感，以及由这种敏感带来的心理与行为的微妙变化，也成为我们关注的重要内容。

六、护士着装的基本要求

袁剑云博士指出："护士是艺术与爱心的结合。"护士服装也要体现出它的艺术性和职业美。护士的服务对象是人，有人认为服装是"无声的音乐"、"活动的雕塑"，它包含着诸多艺术的特点，给人以美的享受。对于服务对象来说，护士的工作服装应当为治疗护理患者中一个重要组成部分及一项重要的护理措施之一，所以，护士服不单纯是件"工作服"，只要有利于护理技术操作及处置，能够防止交叉感染就行了。除了特殊护士服之外，护士服应是护士职业美的象征，要体现出护士的端庄、大方、智慧、温文尔雅和对人的生命负责的气质与风度。护士服不单纯是穿着舒适，而且还要表现出护士的形体之美，因此，选择护士服必须合体，不宜过小过紧过瘦，也不易过大过肥。

人的工作时间占据人的主要活动时间，在工作环境下所穿的服装我们不能忽视。一件合体美观的护士服，能增加护士工作自信心，保持愉快的心境，预防护理安全隐患，能起到一定的积极作用。

（一）护士帽

（详见第三章第一节）

（二）口罩

无菌技术操作情况下进行各项护理、处理及防治交叉感染、呼吸道吸入性感染的情况下，护士必须佩戴口罩。

口罩的种类分为一次性口罩、普通脱脂纱布口罩、医用防护口罩（包括长方形口罩和密合型孔型口罩）。可根据不同的工作岗位和工作环境，选择不同的医用口罩。必要时还可使用呼吸防护器。

一般情况下，口罩面积大小要适宜，口罩面积过小会给病毒细菌留下入侵通道，过大又会影响正常呼吸。

戴口罩时必须戴正，上沿应戴在鼻梁的上方，将口鼻完全盖住，四周不要有空隙。口罩戴的高低位置要适宜，否则，不但影响护士形象，也没有起到口罩的防护作用。比如，口罩戴得太低或口罩带系得过松，污染的空气可以从鼻翼两侧和周围的空隙进入口鼻，起不到防护作用；戴得太高会影响视线或擦伤眼结膜。

口罩摘下时，应将戴在口鼻内侧的一面向里折好，放在干净的口袋里，以备下次再用。不要内外侧不分，使得口罩外侧面的细菌或病毒在下次使用时直接进入口鼻。

口罩每天都应清洗更换，如果接触传染性患者时所戴口罩应经消毒液洗泡或经高温消毒，清洗后放在阳光下晾干才能再次使用。若一个口罩连戴上好几天还不如不戴。如果是特殊病种的防护及无菌技术处置，按特殊相关要求处理，如接触 SARS 患者，口罩每使用 4 h 应更换一次，需要戴特制 12～16 层口罩，在为 SARS 患者进行气管切开护理、吸氮等护理操作中还需要戴全面型呼吸防护器。

(三)衣和裤

按照相应的护士岗位，着装不同的护士服。服装要清洁、平整、无油渍、无尘，衣领、腰带、袖口、衣边要平整；衣扣要扣齐，不可用黏胶布和别针代替缺损的衣扣，如果发现有缺损的衣扣要及时钉好；衣兜内，忌塞得鼓鼓囊囊。原则上内衣不外露(男护士服除外)。由于北方天气冷，穿毛衣的季节，注意不要让毛衣的领子高出护士服的领子；夏季裙子的长度，不要超过护士裙服。女护士裙服的长度在膝盖稍下为宜，不可过长，下肢应穿连裤肉色长袜。但是，北方的冬季比较寒冷，只有穿毛衣毛裤，外加裤子才能保暖。这样，北方的护士在冬季要选择白色或乳白色裤子，使之与白色护士服装相一致。如果选用其他颜色的护士服，裤子的颜色最好与护士服的颜色相一致，同时要注意清洁，这样，才能相协调。但是，护士裤的款式、肥瘦、长短必须合体，裤子过瘦，穿起来不舒服，不便于工作；裤子过肥，又影响整体仪表。

(四)袜子和鞋

根据不同的季节要选择不同的袜子。如果是在夏季，女护士选择裙式服装时，要选择肉色连裤长袜；如果是短袖长裤套装，要选择肉色丝袜。在北方的冬季，穿护士袜时，最好选择白色或乳白色或肉色的纯棉袜，这样，既保暖又舒适。忌选用反差很大的黑色或多种颜色的袜子。切记，无论男、女护士，赤脚是不礼貌的。

护士鞋的选择要注意与整体装束相互搭配，也就是要与护士的服装颜色相互一致，这样才能体现衣着的整体美，同时，不同的季节要选择不同的护士鞋。比如，北方的冬季，护士鞋既要具有保暖性，其颜色也要注意与护士服相一致。另一方面，根据护理专业的特点，工作时间内，要走很多的路，为了不影响患者的休息，护士的鞋要软底、坡跟；而且，鞋跟不要钉钉，防止走路时发出声响。

第三节　护士的仪态美

人们所推崇的气质、风度往往是指训练有素的、优雅的、富有魅力的举止。它作为人类一种无声的体态语言，客观动态地反映了人类的思想感情变化，正如达·芬奇所言：从仪态了解人的内心世界，把握人的本来面目，往往具有相当的真实性、准确性与可靠性。护士的仪态，作为护士的一种无声语言(或成为人体语言、体态语），通过传递一定的信息，成为在护理活动中的重要沟通方式之一。科学家们经过对人际交往中 100 万种无声暗示和信号的研究发现，人们在交往中有声语言的使用仅有 35%，而 65% 的交际信号是无声的，而人体语言只是无声语言研究中的一种。可以说，人体语言在表露人的心理活动和内在气质方面，比有声语言更真实可靠。正确掌握和运用护士的仪态利益，在工作中非常重要。

一、表情

表情，主要是通过面部的颜色、光泽，肌肉的收缩与舒展、纹路的变化，眼睛、眉毛、嘴巴、鼻子及头部的动作以及它们的综合运动所反映的人的心理活动和情感信息。人的表情是一种无声的"休态语言"，人的喜、怒、哀、惧、爱、恶、欲七情，都可以通过表情，尤其是面部表情表现出来。表情是人的仪态重要组成部分。

（一）表情的主要类型

脸部表情语言，主要通过目、眉、口、鼻四部分来表达。目是人体传递信息最有效的器官，眉是目的伙伴，眉目可以联合传情；口型变化也可以表达情意；鼻亦能够参加情意表达。但不是分别表情达意，而是协同行动、共同表演。

另一方面，面部表情的变化，大都是由神经控制的肌肉运动。紧绷的肌肉会随着愉快的表情而放松，肌肉紧绷时会形成不愉快的表情。情绪的变化导致表情变化，面部特征也不同。所以说，面部表情能够反映人的内心情感，因而表情语是态势语中最有表现力和最重要的部分。人类所体验的形形色色的表情变化中，以愉快、不愉快为两个对立的感情极端，可以分析出无数的表情变化。比如，愉快表情的特征是嘴角向后拉长，双颊向上飞扬，眉毛拉平，眼睛平细；不愉快表情的特征是嘴角下垂，两颊松垂而细长，皱眉而成八字形。

所以，当我们区别一个人的情绪的时候，我们不会忙着先看他的腰身四肢，也不是急于先看他的穿衣打扮，而是先看脸。看人先看脸，见脸如见心，面部表情实在是写在脸上的心思。脸面是人的内心外观，是最重要的体态语言。因为，在我们的人体上没有哪一个部位能比脸面更富有表情达意的作用。

据美国心理学家保尔·埃克曼研究，面部表情可分为最基本的 6 种：惊奇、高兴、愤怒、悲伤、藐视、害怕。他发现不管生活在世界上哪个角落的人，表达这最基本的 6 种感情的面部表情都是相同的。1966 年，他曾把一些白人的照片拿到新几内亚一个处于石器时代的部落中，那里的岛民与世隔绝，以前从未见过白人，但他们都能正确无误地说出照片上白人的各种表情是什么意思。他还发现，生来就双目失明的人，虽然从未见过别人的面部表情，却能以同样的面部表情来表达感情。

(二)表情语的主要表现形式

1. 眼神

护士与病人进行交流时，要以亲切自然的目光作为交流起点。在交流过程中，应不断地用目光表达自己的意愿、情感，还要及时动态地观察病人的目光。如一个眼神呆滞的病人反映出其内心的发术。眼睛能唤起对方心灵深处的感应，引起对方的情绪反应和相应行为。护士操作时，应精力集中，眼神凝聚。当倾听患者谈话时，眼神应亲切，传递爱护和同情。关注的目光应是有人情味地、富有感情地看着病人，始终用目光表达的一个中心意思是我同情你、我关心你。在正确运用自己目光的同时，还要学会"阅读"病人目光语言的方法，从病人的目光变化中，分析他的内心活动和意向，以便及时为他提供满足需要的优质护理服务。

2. 嘴唇

在面部表情上，嘴唇是人的五官中最忙碌的部位，也是最富于表情的。对于嘴唇的作用不可轻视。嘴唇闭拢，表示和谐宁静，端庄自然；嘴唇半开，表示疑问、奇怪、有点惊讶；如果全开就表示惊骇；嘴唇向上，表示善意、礼貌、喜悦；嘴唇向下，表示痛苦、悲伤、无可奈何；嘴唇撅着，表示生气、不满意；嘴唇绷紧，表示愤怒、对抗或决心已定。

值得注意的是，人们大都懂得眼睛很会说话，而对于嘴唇的作用有点轻视。美国的一位心理学家为了研究比较眼和嘴表情的作用，他将许多表现某一种情绪的照片横切之后再综合复制，比如把表现痛苦的眼睛和一张表示欢乐的嘴配合在一起。实验结果，他发现观看照片时受嘴的表情的影响远甚于受眼的影响，也就是说，嘴比眼能表现出更多的情绪。问题倒不在于嘴与眼相比，谁的表现力更强，而在于我们的嘴不出声也会"说话"，嘴唇表情也能够传达许多复杂而微妙的信息。

3. 微笑

微笑，是一种特殊的语言——"情绪语言"，是人际交往中最富有吸引力的面部表情，它可以和有声的语言及行动相配合，起"互补"作用，沟通人们的心灵，架起友谊的桥梁，给人以美好的享受。生活中离不开微笑，人们交往中需要微笑，微笑服务更是优质服务所不可缺少的重要内容。同时，微笑表现着人际关系中友善、诚信、谦虚、和蔼、融洽等最为美好的感情因素，有一种天然的吸引力，能使人相悦、相亲、相近。微笑是自信的象征，是礼貌的表示，是心理健康的标志。与人初次见面，给对方一个亲切的微笑，可消除对方的拘束感；与朋友见面打招呼，点头微笑，显得和谐融洽；对新住院的患者报以微笑，可以消除患者的紧张感和陌生感，被亲切感和欣然感所代替；上级对下级一个微笑，会让人感到平易近人；服务人员面带微笑，顾客就有宾至如归之感；相反，服务对象向服务人员报以微笑，显示对对方的尊重与理解，会化解对方的烦躁与疲劳。同时，微笑着向别人道歉，会消除对方的不满情绪；微笑着接受批评，能显示你承认错误的诚恳态度；即使微笑着委婉拒绝别人，也代表你的大度，不会使人感到难堪，等等。总之，微笑是人际交往的一张万能通行证，"如果没有微笑，生活就会暗淡无光。"

微笑作为一种表情，它不仅仅是形象的外化表现，而且也往往反映着人的内在精神状态。一个奋发进取、乐观向上的人，一个对本职工作充满热情的人，总是微笑着走向生活，走向社会。这是一种基本的职业修养。

（三）表情语中的要点

表情语中的要点是：友善坦诚、率直自然、适度得体、温文尔雅。具体地应从以下两方面表现。

1. 明确情感传播的特征

表情可以流露和传播人的思想感情，为使表情产生预期的情感效果，表情表露者必须明确情感传播的特征：①对情感信息反应的自主性，即接受者对此类信息往往从自我的观念和立场上去进行分析和理解；②对情感信息反应的理智性，即接受者对外来信息通过一定的思考分析才可能产生情感上的反应；③对情感信息反应的同一性，即受者对于与自己观念、立场一致的信息容易产生情感上的沟通；反之，则会产生情感的抵触。基于情感传播的特征，为使表情产生预期的情感效果，要求以友善坦诚的表情显露给交际对方，缩短对方的感情距离；以率真自然的表情表现给交际对方，赢得对方的理解和接纳；以适度得体的表情显现于交际对方，获得对方的信任和支持；温文尔雅的表情，宛如美酒，使人醺畅，通常都能产生良好的情感效果。

2. 把握交往最初 7 s 的表情

心理学家的研究表明，在人际交往中，与陌生人见面时，往往 7 s 就能对这个人作出评估。在这最初 7 s 内，每个人都会自觉不自觉地用眼睛、面孔和态度来表达自己的真正感觉，而常常并不需要通过语言。因此，在一定意义上可以说，在表情表现中，你只有 7 s 来给交际对方创造良好的第一印象，你的表情、语言、姿势等都能影响别人对你的看法，而这其中，表情的表现是至关重要的。

如何把握交往之初这关键的 7 s 的表情，事先要做好准备，尽可能了解对方的动机、需求和兴趣，理好自己的思绪，明确自己的交际目标，确定预期的情感交流效果；随和并融入，见面要尽快使自己融入当时的氛围中；专注地倾听，先注意对方和别人说些什么，注意周围气氛是否有变化；率直自然，要充满自信并积极放松，举止要优雅，避免剧烈的动作；表现得体，要让体态语言反映你的感觉；面部表情要诚恳友善，特别是眼睛要表现得专注有神、明澈坦荡、真诚热情；同时亲切自然的微笑来自于内心深处，来自于心之微笑，心笑，才能使微笑自然而然地溢于言表。

（四）表情语的禁忌

在护理工作中要避免使用侮辱势表情语，无声的语言对人们的侮辱甚至比有声语言更令人难以忍受。而具有典型意义的表示侮辱的信号，如：高傲、待人冷冰、厌烦、讽刺、嘲笑的表情等都属于侮辱势语，在临床护理工作及日常生活中要避免使用。

1. 高傲

高傲，实际上是某种优越的显示。它往往是由于某个人不能正确对待自己在地位、学识、容貌、财产等方面的条件，而表现出来的高人一等、目无一切的狂妄表情。常见的高傲表情有头向后仰、目光从上而下地投过来，两眼半闭，下巴跷起，或者是歪着脖子，斜着眼睛，用眼睛上上下下地打量着对方，从这种表情中，对方将感到看不起自己，自己的能力受到了怀疑，从而感受到被轻视。所以，无论是与服务对象之间，还是与领导、同事、同学等，都要注意自己的表情。人与人之间本来就是平等的，只有平等待人，平易近人，才可能形成良好的人际关系。

2. 待人冷冰

待人冷冰可以从视线中反映出来。陌生人与陌生人相遇，双方的视线会迅速移开；如果双方的视线交换，这是想要进行交往的信号。当患者家属热情地走向对方咨询有关情况，而对方是一种爱答不理，冷冰冰的样子，说话时左顾右盼，或眼睛看着别的地方，这对于想与之热心交谈的人来讲，的确会由于对方的不感兴趣而感到尴尬；有些人处理得更加干脆，不理不睬，旁若无人，径直走开；有的甚至讨嫌别人，对对方伸过来的手根本置之不理，或是看到对方也装作没看见的样子，擦肩而过，这些举动都传递了不尊重他人的轻视信息，是不可取的。

在护理工作中，特别是老年患者，可能一个问题要反复向护士询问几次，如果护士似听非听，爱答不理，甚至走开，患者会感到内心很失落，此时的护患关系必然紧张。

3. 厌烦

对他人表示厌烦比表示不感兴趣，比态度冷冰冰其侮辱程度更强些。比如，参加各种学术会议和报告会，尽管演讲者的内容很精彩，但有的听众却根本不为之所动。有的连连打哈欠，有的伸懒腰，有的坐在那里，一手托着下巴，而眼睛却不看演讲者，有的人甚至在低声交谈着，这些表情对演讲者来说，无疑是带侮辱性的。在临床工作中，有个别这样的情况，患者问值班护士："小同志啊，明天我还化验吗？"个别护士连头都不抬一下，背朝患者，"你去问医生吧！"这种不耐烦的有声语言和体语的结合，对患者都是一种不尊重及侮辱。

4. 嘲笑

嘲笑是侮辱程度很强的一种人体信号，嘲笑中含有看不起，轻视别人的意思。无声地嘲笑是让人无法忍受的。常见的几种嘲笑表情有蔑视、用眼睛斜看着别人，同时伴有向下撇的嘴角。掩口而笑，用手捂住嘴又马上拿开，恢复一本正经的样子显示给对方看，意思是"你不值我一笑"。此外，挤弄眼睛，也是嘲弄对方的信号。总之，有时"笑"，也是一种带有挖苦和讽刺的信号。比如，当你讲错了话时，对方的脸上现出一丝"微笑"，这"微笑"绝不是奖赏、赞扬你的，而是笑你讲错了话，而你也会从这"微笑"中，感受到侮辱。这种笑，就是一种讽刺的笑。有时，那无声的、含有讽刺意义的目光和表情会使人感到像是有人在戳自己的脊梁骨那样不舒服。嘲笑与讽刺是一种强烈的侮辱信号。所以，如果周围的人有时说错了话或做错了事，不要应用侮辱势表情和举止，应该明确地向他提出来，这样，对方感到你的诚恳，会更加尊重你，也为你形成良好的人际关系打下基础。

在临床工作中，对于有口吃的患者，在他们讲话时，医护人员要耐心去听，决不许出现嘲笑的表情，否则，是非常失德的表现。

二、姿势

姿势，主要指身体呈现的样子，即是一种身体活动的状态，而非动作的概念。人在活动的时候人体就会有变化，产生各种各样的姿势。姿势是人的仪态的重要构成。

（一）姿势的主要类别

1. 静态的姿势

人的静态姿势主要有立、坐、卧、蹲、俯等。其中，立姿和坐姿是人的其他姿势的起点和基础，在礼仪交往中占有较重要的地位。同时，蹲姿在护士礼仪的姿势中也是比较常见的。因此，在本节中重点讨论立、坐、蹲的姿势。

2. 动态的姿势

人的动态姿势主要有走势，手、脚、腿的姿态以及人的躯体的各部分的姿态；其中，走姿和手势在护士礼仪中占有较重要的地位。

人的形体在空间运动中构成种种姿势，良好的姿势形成优美的仪态。达·

芬奇曾经说过，精神应该通过姿势和四肢的运动来表现。同样，在社会交往中，人的一举手、一投足、一昂头、一弯腰都能体现特定态度，表达特定含义。

（二）姿势的主要作用

1. 姿势是传递信息的一种符号

人身体的每一个姿势变化通常都表现出交际者的许多内在的信息。比如，身体直立，头部端正，表现的是自信、严肃、正派、自豪、勇气、精神抖擞的风度。所以，一般当众讲话，头部要端正，不要偏向一侧，好像只注意某一听众。虽然，头部姿势比较简单，但任何一个姿势也都是表示某种意义。头部向上，表示希望；头部向下，表示内疚或沉思，可能是为什么事忧虑，也可能是因为做错了什么事而悔恨；头部向前，表示倾听、期望或同情、关心；头部向后，表示惊奇、恐惧、退让或迟疑。

2. 姿势是传递情感的一种表达方式

人身体的每一个姿势变化通常都饱含了交往者丰富的情感。比如，在交往过程中，双臂紧紧交叉于胸前，身体稍前倾，往往表示防备、疑窦和敌意；两臂置于脑后，十指交叉，搂住后脑，身体稍后仰，往往表示权威、优势和信心。再比如，搓手，常表示对某一结局的急切期待；背手，常显示一种权威，若伴之以俯视踱步，则表示沉思。

3. 姿势是显现雅俗的重要标尺

不同的姿势可以反映一个人特定条件下的心态，通过姿势可以准确地窥测其心灵的俗与雅。人身体的每一个姿势变化通常都反映了交际者的文明程度。比如，与对方交谈时，上身坐直，双腿合拢，双手前合，头微低，目光平视，则表示谦恭有礼，并愿意听取对方的意见。如果交谈时高跷二郎腿，习惯性地抖腿；或是撇开两腿呈现"大"字形；或半躺半坐、歪歪斜斜地摊在座椅上，都是失礼而不雅观的，会给人留下缺乏教养、低俗轻浮、散漫不羁的不良印象等。

（三）姿势的基本要求

"坐如钟、站如松、行如风"，这是古人提出的姿势范式。在当今社会人们交往中，对姿势的基本要求是：端庄的立姿、稳重的坐姿、优雅的走姿。

1. 端庄的立姿

（1）基本站姿。

基本要求：头正颈直，两眼平视前方，嘴唇轻闭，下颌微收，双肩要平，微向后张，挺胸收腹夹臀，上体自然挺拔，两臂自然下垂，手指并拢，自然微屈，中指压裤缝，两腿挺直，膝盖相碰，脚跟并拢。从正面看，身体重心线应在两腿中间向上穿过脊柱及头部，重心要落在两个前脚掌上，从侧面看重心应落在骨盆正中。整体上看，优美、挺拔，精神饱满。

训练要诀：两脚并拢，膝盖相碰，下提上压(指使下肢、躯干肌肉的线条向上伸挺，两肩平而放松下沉)，前后相夹(指臀部夹紧向前发力，腹部收缩向后发力)，左右向中(自己感觉身体两侧肌肉群从头至脚向中间发力)，两臂下垂，手指并拢，双眼平视，嘴唇微闭，下颌微收，面带笑容。

(2)正脚位小八字步。这是在隆重、热烈或庄严的场合下采用的一种大方庄重的姿势，要求站姿符合规范，一丝不苟，即使感到很累，也一刻不能松懈。

站姿要求在基本站姿的基础上，还应注意以下问题：

①双脚呈"V"字型(两脚尖张开的距离约为一拳)。

②脚后跟和膝部靠紧，脚尖平齐向前。

③右手握住左手，右手示指微微翘起，垂放在腹前脐下1寸或脐上1寸。

④站立时要保持身体挺直，收腹提臀，肩膀要平，下颌微收。

(3)侧脚位丁字步。在小八字步基础上移动右脚(或左脚)跟至另一脚内侧凹部，两脚互相垂直呈"丁"字步，肩位可相应改为二位或八位肩，身体各部位要求同小八字步。

(4)正脚位丁字步。一脚呈水平位，另一脚与之垂直(脚尖向正前方)，其余要求与侧脚位丁字步同。

此外，等车或等人时间较长时，两足的位置可一前一后，但叉开不能过大，保持45°，重心放在后脚上，使肌肉自然放松，这种站姿同样自然优美。总之，不论采用哪种站姿，上半身一定要保持挺直，下颌微收，挺胸沉肩，收腹提臀。

(5)练习方法。第一阶段练习：

基本站姿训练：背贴墙壁站好，尽量将后脑、肩、臀、小腿及足跟与墙壁紧密接触，并按照训练要领保持一段时间，体会正确站姿各身体各部位的感觉。假若上述部位无法接触墙面，则说明胸的站立姿势尚不正确。

平衡感练习：身高相近者两人一组，背靠背紧密相贴，按上述站立要求进行站立训练。强化训练时还可在各点夹上纸板，练习平衡感与挺拔感。

第二阶段练习：在基本站姿训练到位后，可练习其他各种站姿，达到站姿的稳定和优雅自如。

2. 稳重的坐姿

优美的坐姿让人觉得舒适安详，但绝不是懒洋洋的模样。美的坐姿应给人端庄稳重之感，这就是"坐如钟"的感觉了。坐姿的体态美的重要内容有：

(1)基本坐姿。

正确方法：女士上身挺直，下颌微收，颈项挺直，两肩放松，挺胸，上身与大腿、大腿与小腿均成一直角，双膝并拢，脚跟靠紧，只坐椅子的1/2～2/3，双手相叠自然地放在大腿上。男士可双脚分开与肩等宽，双手分别置于两腿近膝部位。坐姿除达到规范要求外，还应注意以下问题：

①端坐时间较长而感觉疲劳时，可变换为侧坐。

②不论采用何种坐姿，都忌两腿分开，两脚呈八字形，对女性尤为不雅。

③两脚不要呈内八字，即脚尖朝内，脚跟朝外，这种坐法显得俗气，而且不雅。

④与人交谈时，勿将上身前倾或用手指撑着下巴。

⑤坐下后应当安稳，不可一会儿向东，一会儿又向西，无一刻安静。

⑥极不雅观而且失礼的举止是：在椅子上前俯后仰，或把腿架在椅子或沙发扶手上等，都应避免。

⑦女子入座时要娴雅，用手从身后将裙子向前捋平。起立时要端庄稳重，不可猛起猛坐，弄出声响，更不要带翻桌上物具，以免尴尬。

(2)坐位丁字步。此种坐位很端庄。

(3)正坐位点式丁字步和侧坐位点式丁字步。此种坐位显得比较悠闲，还可以保持身段均衡的自然美。

(4)正脚位小叠步。此种坐位给人一种大方高贵的感觉。注意悬空的脚尖应向下，切忌脚尖朝天，鞋底向前，不可上下抖动，否则有失风度。

(5)侧坐位平行步。此种坐位显得女性的端庄和腿型的秀美。

(6)坐位平行叠步。此种坐位显出女性的大方和腿型的秀美。

(7)练习方法。根据要领，分别练习基本坐姿和其他各种坐姿，可采用集体训练和小组内互检的方法。练习坐姿，除了按要求保持腿部的美感以外，还应注意上身背部挺直，下颌微收，挺起胸膛；双脚并拢，坐位适度。

3. 优雅的走姿

护士在工作岗位上的行姿应该是轻盈、敏捷、如春风吹过，给人以轻巧、美观、柔和之感，显示出护士的端庄、优雅、健美与朝气。

(1)步伐正直。即行走时两脚踩在一条直线上。

(2)步幅均匀。每步距离约等于一脚的长度。

(3)步态轻盈。步行时，抬起的那只脚腕应向下用力，使脚掌与地面平行，起步时身体前倾，重心落到前脚掌上，同时抬起另一只脚，并伸直膝盖，落步无声。行走时应精神饱满，步态轻盈自然，步幅恰到好处，步速稳健快捷，步位落点适宜。两臂前后摆动，摆幅一般不超过30°。

(4)快行步。护士的快行步通常是在抢救病人、处理急诊、应答病人呼唤时，为赶速度、抢时间而表现出短暂的快步。这是为了达到以行代"跑"的目的。行快行步时，注意保持上身平稳，步态自然，肌肉放松，舒展自如，步履轻快有序，步幅减小，快而稳健，快而不慌。给人一种矫健、轻快、从容不迫的动态美。使患者感到护士工作忙而不乱，感到安全而由衷的信赖。

（四）护理工作中其他常见的姿势

1. 推车的姿势

护士推各种治疗处置车、抢救车、轮椅车、患者车等，是在护理工作中经常遇到的一种姿势。推车时要注意挺胸，抬头，上身保持正直，收腹，防止撅起臀部；双手扶住各种车的把手（扶手）。推车时既要注意一定的速度，又要保持轻、稳，防止双臂用力不均造成推车不稳，上下左右摇摆。同时，为保持推车时既省力又姿势优美，要经常对车的各种部位进行检查，发现问题及时修理，而且注意车的保养，防止推车时车轮发出噪音，为此要在车轮的关节处经常使用润滑剂，否则，车轮生锈，推车费力又影响护士推车的姿势。

2. 端治疗盘的姿势

在护理工作中，几乎每天都要涉及到对各种患者进行护理治疗处置，护士端治疗盘是常见的一种工作姿势。端治疗盘除了要掌握基本的走姿外，重点是要注意双臂肘的姿势，双手握在治疗盘的两侧，掌指托物，双手端盘平腰的位置，双肘必须靠在两侧的腋中线，端盘的高度要适宜，不可过高也不可过低；端治疗盘合适的高度是护士前臂与胸前在肘关节处成90度直角，但不要触及护士服，否则，不但费力，也影响护士的工作形象。

3. 手拿病历的姿势

随着护理工作的科学化、规范化，护理病历的书写已成为医疗病症中的重要组成部分，其体现学科价值的同时，也体现护理专业的发展，病历是整个医疗活动中的法律文件之一。为解决患者的护理问题，需要及时对服务对象进行入院、住院评估，制定计划，调整措施。护理人员每天都要对患者进行护理查房，因此，手拿病历及书写护理病历的姿势也是护士常用的工作姿势。其中，手拿病历的正确姿势是：抬头、挺胸、收腹，左手斜握住病历夹的一侧边缘下2/3处，病历斜夹在护士的左腋中线胸腰段处；站立记录各种生命体征时，左前臂托住病历夹在胸前，右手打开病历夹并开始记录各种护理记录。请注意，持病历夹行走及书写护理病历的姿势都必须是上身保持正直，这里涉及到的站、坐与行走的基本要求同前谈到的相同。切忌的姿势是：手臂下垂，手持病历夹一个角或一端，病历夹朝下，在腿部。不但姿势不雅，给人以工作随意、涣散不认真之感；也易造成病历单从病历夹内掉出、丢失。

4. 蹲姿

蹲姿是护士在工作中捡拾掉在地上的笔、纸等物常用的一种姿势。蹲姿的基本要求是：站在需要拾起的东西一侧，一脚在前，一脚在后，并住膝盖，两腿靠紧同时向下蹲（前脚全脚着地，小腿基本垂直于地面，后脚跟提起，脚掌着地，臀部要向下）。采取蹲姿取物品时，注意上身保持正直，不要弯上身和翘臀部，特别是当穿着裙子时，这种姿势更不雅观。同时忌：拾东西时，两脚平行，两腿左右分开，弯腰或半蹲的姿势。

三、动作

动作是指人体在空间的活动、变化的样式。也就是说通过应用肢体运动方式（如屈、直、伸缩等）、运动方向（如前、后、左、右等）及某一部分形态的变化来进行表达情感、交流与沟通的一种方式。也就是利用人的身体动作来传递信息，其中包括全身动作和局部动作（如头臂、手、腰、腿、脚等）及其协调关系所产生的象征意义和实际意义。它是人体的一种外观形式，具有完全的可见性，也是人体语言（即体态语言、态势语言或身势语）的一种表达形式。有学者认为，人体语言的诸要素，无论是动作还是表情、姿势的运用，都是视觉、触觉等各种感觉器官综合作用的结果，均具有一定的词汇含义和显著的表意功能。

（一）动作的主要语素

美国宾夕法尼亚大学的德伯惠斯特尔教授认为身势语的最小单位是身势语素。他在人的头部和面部区域中就分离出了 32 种身势语素。需要说明的是要旁人看得见且带有沟通信息的动作，才属于此类。戴斯蒙·莫里斯在《观人术》一书中，对身势语言的种种表现进行了分类：无意型（传达次等消息的机械性动作）；表现型（动物也有的生物性动作）；模仿型（借模仿来传达信号的动作）；概要型（将模仿型动作加以删节）；象征型（表达情绪和观念的动作）；技术型（少数专业人员所用的动作）；密码型（有完整系统的信号或语言）。

（二）动作的主要功能

1. 补充辅助语言

人们在运用有声语言表达思想、交流情感时，往往有词不达意之感和词不尽意之时，人体动作能在一定程度上补充有声语言的不足或加以强调，使之更完整、更具体、更形象，使二者相得益彰。如王医生接完电话后，面对办公室所有的医护人员说："小张电话。""是我的电话吗？"张护士问王医生的同时又用手指指向自己，以便确认找的是自己。再比如，甲护士为患者护理查体的同时，询问患者哪儿不舒服，患者一边说肚子疼，一边用手指指向自己的右下腹部，以示强调具体的疼痛部位。

2. 取代语言功用

人们在表达思想内容时，可用人体动作取代有声语言，在修辞手法上，我们叫体态语为类辞格，其大致可分为四种：

（1）类夸张。当形容某人很胖时，可鼓起腮帮或用双臂比划腰部宽，此类夸张形象逼真。

（2）类比喻。当病房有探视的家属大声说话时，你要对方安静，用示指放在嘴唇上，对方就会明白。

（3）类借代。在护理病案讨论会上，大家对小刘护士的发言表示赞同与肯定时，会不由自主地点头示意。还有，在医院演讲比赛中，小田护士演讲得特别好，为赞扬小田，人们会竖起大拇指，意思是"真棒"。

（4）类摹绘。描绘某物品大时，可用手伸开表示，最常见的是用手指表示数字。

3. 表露和掩饰内心的情绪

尽管人们在交谈时，为了某种需要，常想隐瞒自己的真正思想和内心世界，但有时往往会表现出口头语言与身体动作不相一致的不协调情况，从而使其真正的内心动机暴露无遗。如口头上说留客人，但是，身体却站立摆出送人的姿态。另一方面，人体的动作与姿势、表情也具有其掩饰性，如当见到不喜欢的某同事时，也会点点头微笑擦肩而过。从这里可以看出，它补充了有声语言的不足，或加以强调，或可以取代，或予以掩饰等，这不但是人们内心感受和思想情感上的一种自然流露，更是人们知识结构、文化素养、交往层次以及美学观念、审美水平和能力的直接体现和集中反映。

4. 构成不同的技术操作的要素部分

各种技术操作都是由很多不同的专业动作要素组成的。在护理治疗过程中，护士按照一定的专业操作程序要求，通过连续的身体动作去完成治疗工作。比如，通过护士双手的动作，进行护理查体，包括触诊与叩诊，发现患者的阳性体征；通过手的连续动作，把各种抢救的药物输入患者的机体，完成各项处置和基础护理工作，并给患者排痰、叩背、皮肤护理等；通过手的动作完成对患者的安慰与心理护理，如握手、抚摸头部、擦去头上的汗水，把婴幼儿抱在怀里，用手轻轻拍着后背；为了观察患者的病情变化，护士经常巡视在患者的床前……总之，护士专业的身体动作是护理治疗的重要组成部分，也是进行专业操作的显示。其实，各种专业都有自己的操作程序，而且主要是靠专业人员双手的动作来完成。

5. 动作是不同文化特征的一种表现形式

各种文化有不同的语言表达方式，在非语言部分也是有差异的。有些迹象表明，诸如恐惧、快乐、惊讶和气愤等感情的表达是人所共知的。例如，研究者把表现人物面部表情的照片拿给具有现代文化知识的人和与世隔绝、尚无文化的人看，他们都能很快辨认出图片中人物表情的意义。对比之下，用以表达思想、感情或态度的肢体动作，在各种文化中的意义都不一样。比如说，在中国，上下点头意味着"是的"，而左右摇头意味着"不"。但是，在马来西亚半岛的萨芒人把头向前伸表示"是的"，而马来西亚的尼戈力多斯人说"不"的时候，是低头往下看。又比如，在中国，手心朝下伸出向人招手，是请人过来；但一个英国人见到这种手势会转身就走，因为按照英国人的习惯，这是表示"再见"。如果，他们要招呼人过来，是手心朝上招手；而这个动作在日本也许要遭白眼，因为日本人以此手势来召唤狗。因而，与外国人交往还得小心谨慎地应用非语言符号动作。

（三）常用的身体动作

1. 握手

在人们的交往中，握手是一种最普遍的、表示友好的礼节。实际上，握手也是手势语的一种，但它比其他手势更为常用，内容更丰富、细腻。通过对方伸过来的手掌，感觉到了对方的心情甚至他的性格。

2. 鞠躬

鞠躬是我国古代传统礼节之一，源于先秦时代。而且，因使用者鞠躬时身体向前弓弯的程度不同，形成表达感情上的细微差别。如果上身微向前倾，示恭敬之意。《论语》曰："鞠躬者敬慎之至。"倘若身体向前弯曲程度较大，则礼貌恭敬的感情则较深厚。在社会文明高度发展的今天，鞠躬的礼节并没有被淘汰，而是被传承下来，与握手并行不悖，成为国人见面表示友好礼貌的一种人体语言。这种礼节是现在致敬、感谢、道歉、道别、致哀时仍然普遍使用的。和握手相比，鞠躬表达的敬意更深一些。

3. 拥抱

对人类来说，拥抱是传递感情、寄托感情、释放感情的一种举动。尽管如此，由于汉民族是一个非常内向的民族，所以，拥抱主要用于婚恋、夫妻以及父母对幼小儿女之爱的表达。但是，在日常交往中，好友久别重逢，高兴激动时，或者是悲伤痛苦的时刻，也有用拥抱的方式加以表达。但是，在我国，一般只在同性和小辈与长辈之间应用。

4. 手姿

又叫手势，是人的两只手及手臂所做的动作，其中双手的动手是手姿的核心。手姿可以是静态的，也可以是动态的。手是人体最灵活自如的一个部位，所以，手姿是体语中最丰富、最有表现力的举止。法国大画家德拉克洛瓦则指出："手应当像脸一样富有表情。"

（1）基本手势。

①垂放。垂放，是最基本的手势。其做法有二：双手自然下垂，掌心向内，叠放或相握于腹前；双手自然下垂，掌心向内，分别贴放于大腿两侧。它多用

于站立之时。

②背手。背手，多见于站立、行走时，即可显示权威，又可镇定自己。其做法是双臂伸到身后，双手相握，同时昂首挺胸。

③持物。持物，即用手拿东西。其做法很多，既可有一只手，也可用双手。但最关键的是，拿东西时应动作自然，五指并拢，用力均匀。不应翘起无名指与小指，以免显得成心作态。

④鼓掌。鼓掌，是用以表示欢迎、祝贺、支持的一种手势，多用于会议、演出、比赛或迎候嘉宾。其做法是以右手掌心向下，有节奏地拍击掌心向上的左掌。必要时，应起身站立。但不允许"鼓倒掌"，以此表示反对、拒绝、讽刺、驱赶之意。

⑤夸奖。这种手势主要用以表扬他人。其做法是伸出右手，翘起拇指，指尖向上，指腹面向被称道者。但在交谈时，不应将右手拇指竖起来反向指出其他人，因为这意味着自大或藐视。也不宜自指鼻尖，因有自高自大、不可一世之意。

⑥指示。这是用以引导来宾、指示方向的手姿。即以右手或左手抬至一定高度，五指并拢，掌心向上，以其肘部为轴，朝向目标伸出手臂。掌心向上有表示诚恳、谦逊之意。

（2）常见手势语（见图3-2）

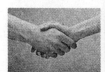

图3-2 常见手势语

①握手。握手，几乎全球都以握手为欢迎对手的表示方式。北美人在见面握手相互致意时要紧紧地有力地握一下。但中东人和许多东方人在握手时则多是轻轻握一下，因为在他们的文化里，紧紧握手意味着挑衅。

②挥手。挥手，其含义主要是向人打招呼或是告别，但由于地区和习惯的差异，虽然表达的是同样的意义，但挥手的方式、方法也有不同，如北美人不论是在向人打招呼还是告别，或者是要引起相距较远人的注意，他们都是举臂，张开手，来回摆动。而在欧洲大多数地方，这个动作表示"不"。欧洲人在打招呼时，习惯于举臂，手在腕部上下挥动，好像篮球运动员运球的动作。意大利人和希腊人用的手势又完全不同，他们举手，仅手指向内勾动。

③召唤。在美国，要召唤别人以引起对方的注意时，最普通的手势是举手（并竖起示指）到头部的高度，或者更高一些，另外有一种召唤人的手势是伸出示指（手掌朝着自己的脸），将该指向内屈伸。这个手势在澳大利度和印度尼西亚等地，只用来召唤动物而不用于人，如用来召唤人则是一种很不礼貌的手势。在欧洲各地，要表示"到这儿来"的手势是举臂，手掌向下，然后将手指做瘙痒状。

④"V"字形手势。示指和中指分开成"V"字形，这几乎在全球都可被理解为示意"胜利"或者"和平"。然而，在英国，如果你伸出示指和中指形成"V"字形，手掌指向着自己的脸，这就是侮辱人了。这个手势约起源于500年前，那时英国弓箭手的杀伤力非常大，英法开战时法国人俘虏了英国的弓箭手都会砍掉他用来拉弓的示指和中指。据传说，在某些战役中，英国的神箭手们把法国人打得落花流水，法国的残兵败将离开战场时，英国人无情地嘲笑法国人并将示指和中指伸得笔直，手掌向内，表明自己的手指完好无损，以此来嘲弄法国败兵，于是这个手势在英国就被赋予了嘲弄、侮辱之意。今天我们看到许多人都打"V"字形手势表示"胜利"或"和平"，并且手掌向内向外都有，这是欠妥的。因此在示意手势时应当保持手掌向外的正确姿。

⑤"OK"手势。北美人经常热情地炫示这个手势——拇指和示指构成环形，其他三指伸直，表示"OK"，即选择和允许的意思。

然而，在法国南部，希腊、撒丁岛等地，其意恰好相反，这个手势表示"劣等品"，"零"或"毫无价值"。在希腊等地，这一手势还表示一句无声而恶毒的脏话。在日本，它的意思是"钱"，好像是在构成一枚硬币的样子。在巴西、俄罗斯和德国，这象征人体上非常隐蔽的孔。因此，在那些国家，切记不要打这个"OK"手势。

⑥竖大拇指。竖大拇指，这个手势在许多国家里非常普遍的被用于表示无声地支持和赞同，"干得好！"或者"棒极了"以及其他多种选择的语意。

在某些地区，这个手势却具有完全不同的意义。在澳大利亚，如果竖起大拇指上下摆动，这等于在侮辱人；北美人可用竖起大拇指表示要求搭车，而在尼日利亚等地，这个手势却被认是非常粗鲁下流的；在日本和德国，竖起大拇指是用来计数：在日本表示"5"，在德国则表示"1"。

⑦其他手势。用手呈杯状，作饮水动作用，这是表达"我渴了"；两手合掌，把头倚在一侧手背下，紧闭双眼，做入睡状，表示"我很疲倦"；用手拍拍胃部，表示"我吃饱了"；用手在胃部划圈表示"我饿了"；两手相搓既可表示"我很冷"、"很好"、"这里很安逸舒适"，也可以表达迫切期望、精神振奋、跃跃欲试等。

（四）理解身体动作应注意的问题

1. 时间与场合

根据时间和场合使用不同的交际手段，是人们在交往中的一个原则，所以，每个人在交际时，都离不开这两个因素。那么，我们判断某人使用身体动作时，也要考虑这方面的因素。

2. 动作与速度

在观察身体动作时也要注意动作速度，因为这反映出不同的心理状态。比如，你向患者作疾病预防及康复的宣教，如果患者敏捷地搓搓手掌，他搓手掌的动作会使你感到欣愉，并且会相信你的话；如果你说话时，对方慢慢地搓手掌，那么他可能对你的介绍产生疑虑。

3. 连带动作

身体动作有一定的特点，就是作为一个全身配合的整体而被使用。它从来不是孤立的，而是有其连锁的反应。因而，在读解时，不应机械地通过某一动作即判断使用者的意图或感情，而应考虑其连带动作。譬如，搔头可以表示很多含义，搔头皮屑、紧张、疑问、忘了或说谎，要看其他的姿势和连带的动作而作出判断。

4. 性别与年龄

同一动作不同性别的人使用，也会产生截然相反的结果。遇到困难时，女人用手帕擦眼泪，让人感到同情；如果男人有同样的动作，让人感觉此人软弱，无男子汉气概。当一个人年龄增长时，许多动作与姿势都变得较为世故而隐蔽，这也就是为什么观察一个 50 岁的人动作，要比观察年轻人难得多的原因。

5. 身份与社会地位

语言学方面的研究认为，一个人的身份、地位、权力和拥有的特权与他的词汇能力有直接的关系。换句话说，一个人在社会或管理的阶层愈高、身份越高，他使用词汇及片语的语力也愈强。

6. 文化习俗的差异

读解人体语言中的身体动作，还要考虑文化习俗的影响。同一动作因文化背景、民俗风情、地理环境的差异，会表示出不同的含义。譬如竖大拇指，在大多数国家被视为赞扬之意，是表示肯定的无声信号；然而在希腊却表示"滚蛋"的意思。

7. 语言与动作是否一致

研究表明，人是无法伪装自己的手势和身体动作的，当人的大脑进行某种思维活动时，他的大脑会支配身体各个部位发出各种细微的信号，这是人不能控制而且也是难以意识到的。当人说出违心话时，他的细微信号和他的身体动作即非语言信号就会与语言信息发生矛盾。

四、界域

人与人之间有着看不见但实际存在的界限，这就是个人领域的意识，即界域。在人与人相处和交往的过程中，界域也就是指人际空间距离。因此根据空间距离不同，也可以推断出人们之间的交往关系。

（一）分类

一位心理学家做过这样一个实验。在一个刚刚开门的大阅览室里，当里面只有一位读者时，心理学家就进去拿椅子坐在他或她的旁边。试验进行了整整80个人次。结果证明，在一个只有两位读者的空旷的阅览室里，没有一个被试者能够忍受一个陌生人紧挨自己坐下。在心理学家坐在他们身边后，被试验者不知道这是在做实验，更多的人很快就默默地远离到别处坐下，有人则干脆明确表示："你想干什么？"这个实验说明了人与人之间需要保持一定的空间距离。任何一个人，都需要在自己的周围有一个自己把握的自我空间，它就像一个无形的"气泡"一样，为自己"割据"了一定的"领域"。而当这个自我空间被人触犯就会感到不舒服，不安全，甚至恼怒起来。

就一般而言，交往双方的人际关系以及所处情境决定着相互间自我空间的范围。美国人类学家爱德华霍尔博士划分了四种区域或距离，各种距离都与对方的关系相称。

一般说来，交际中的空间距离可以分为以下四种：

1. 亲密距离

亲密距离在45 cm以内，属于私下情境。多用于情侣，也可以用于父母与子女之间或知心朋友间。两位成年男子一般不采用此距离，但两位女性知己间往往喜欢以这种距离交往。亲密距离属于很敏感的领域，交往时要特别注意不能轻易采用这种距离。

2. 私人距离

私人距离一般在45～120 cm之间，表现为伸手可以握到对方的手，但不易接触到对方身体，这一距离对讨论个人问题是很合适的，一般的朋友交谈多采用这一距离。

3. 社交距离

社交距离大约在120～360 cm之间，属于礼节上较为正式的交往关系。一般工作场合人们多采用这种距离交谈，在小型招待会上，与没有过多交往的人打招呼可采用此距离。

4. 公共距离

公共距离指大于 360 cm 的空间距离，一般适用于演讲者与听众、彼此极为生硬的交谈及非正式的场合。在商务活动中，根据其活动的对象和目的，选择和保持合适的距离是极为重要的。

（二）作用与意义

人际交往的空间距离不是固定不变的，它具有一定的伸缩性，这依赖于具体情境，交谈双方的关系、社会地位、文化背景、性格特征、心境等。

不同国家、不同民族，文化背景不同，其交往距离也不同。这种差距是由于人们对"自我"的理解不同造成的。例如，北美人理解"自我"包括皮肤、衣服以及体外几十厘米的空间，而阿拉伯人的"自我"则仅限于心灵，他们甚至把皮肤当成身外之物，因此，交往时，往往出现阿拉伯人步步逼近，总嫌对方过于冷淡；而北美人却连连后退，接受不了对方的过度亲热。同是欧洲人，交往时，法国人喜欢保持近距离，乃至呼吸也能喷到对方脸上，而英国人会感到很不习惯，步步退让，维持适合于自己的空间范围。

社会地位不同，交往的自我空间距离也有差异。一般说来，有权力有地位的人对于个人空间的需求相应会大一些。我国古代的皇帝，坐在高高的龙椅上，与大臣们拉开了较大的距离，独占较大的空间，大臣们在皇帝面前均要弯腰低头，眼睛不能直视皇帝，退朝时还要背朝外出。所有这些，都表现了皇帝至高无上的权力与地位。当人们接触到有权力有地位的人时，不敢贸然挨着他坐，而是尽量坐到远一点儿的地方，这都是为了避免因侵犯他的自我空间而惹他生气。

人们确定相互空间距离的远近不仅取决于文化背景和社会地位，还有性格和具体情境等因素。例如，性格开朗、喜欢交往的人更乐意接近别人，也较容易容忍别人的靠近，他们的自我空间较小。而性格内向、孤僻自守的人不愿主动接近别人，宁愿把自己孤立地封闭起来，对靠近他的人十分敏感，他们的自我空间受到侵占，最易产生不舒服感和焦虑感。此外，人们对自我空间需要也会随具体情境的变化而变化。例如，在拥挤的公共汽车上，人们无法考虑自我空间，因而也就容忍别人靠得很近，这时已没有亲密距离还是公众距离的界限，自我空间很小，彼此间不得不通过躲避别人的视线和呼吸来表示与别人的距离。然而，若在较为空旷的公共场合，人们的空间距离就会扩大，如公园休息亭和较空的餐馆，别人毫无理由挨着自己坐下，就会引起怀疑和不自然的感觉。所以，人们有时会试图通过选择适当的位置来独占一块公共领地。如在公园休息亭，如果你想阻止别人和你同坐一条长凳，那么从一开始你就要坐在长凳的中间，这就会给人一种印象，似乎凳子比较短，这样你就能成功地在一段时间里独占这条凳子。

我们了解了交往中人们所需的自我空间及适当的交往距离，就能有意识地选择与人交往的最佳距离，而且，通过空间距离的信息，还可以很好地了解一个人的实际的社会地位、性格以及人们之间的相互关系，更好地进行人际交往。

（三）护理工作中的人际距离

1. 与服务对象保持亲密距离是治疗护理的需要

在抢救、治疗和护理过程中，医护人员经常与服务对象保持零距离的接触，属于亲密区域或亲密距离的范畴，完全是专业技术的需要。只有在这种"亲密距离"之内，才能发现服务对象病情变化中的阳性症状与体征，才能完成各项护理处置、抢救与治疗性工作，并作出治疗护理效果的正确评估。

另一方面，在护理过程中，在亲密距离之内，通过对服务对象的肌肤接触，在心理护理治疗方面有一定的作用。比如，看到术前患者面部表情紧张、额头出冷汗、紧握双拳时，护士应及时为患者擦去头上的汗水，轻轻地抚摸其头发，并握住患者的手，此时无声胜有声，对患者心理是莫大的安慰。当患者抢救无效去世时，家属过于悲伤，这时护士取出手帕，为家属擦去脸上的泪水，以减轻家属的悲痛。特别是婴幼儿住院，护士经常把他们抱起，并对他们进行新生儿抚触治疗，经常触摸他们的肌肤，使经常哭闹的孩子也变得安静。每当进行护理操作时，如果患者出现了紧张和恐惧的表现，他们也需要这种肌肤接触，渴望得到心理上的安慰与精神上的支持，就好像是婴儿在母亲的怀抱里有十足的安全感一样，有时这种非语言的动作会起到比语言更大地作用。但是，这种肌肤接触更适合服务对象是老年人、婴幼儿、少年儿童和同性患者。对于安慰异性患者要注意肌肤接触的分寸，要多采用语言安慰的方法，以防引起不必要的误解。总之，无论采取何种护理方法，都是在亲密距离范围内完成各项护理操作的。

2. 要尊重服务对象的个人空间

尊重服务对象的个人空间范围，也是尊重服务对象的人格与尊严，是保护其个人隐私的重要内容之一。如在诊疗患者的过程中，一个诊疗室，最好一次只安排一位患者就诊，其他患者可在候诊室等候就诊；没有条件的医院，可以用屏风或隔帘隔断；病室中床与床之间也要有隔帘；护士在进入病室时，就意味着要进入患者的个人休息空间，在进入前，要有礼貌的轻轻叩门，以提示你要进入，当患者允许后，方可进入（除特殊抢救情况外）；在为患者进行体格检查及各项处置时，要注意患者局部身体的遮盖；如果一个病室有几位患者，同时又有其他家属看望，在为某一位患者检查及特殊处理（如外阴冲洗等），要请其他家属暂时离开室内，到门外等候，以注意患者的个人隐私的保护，防止个人空间受到侵犯。

1. 护士职业妆的施妆原则有哪些？
2. 着护士服时要遵循哪些规范和原则？
3. 在护理工作中对各种基本站姿、坐姿、行姿的规范和要求是什么？

第四章　护理礼仪美

学习目标

1. 知识目标：了解礼仪的特点、原则与人际交往中的基本礼仪，理解护理工作礼仪与护患礼仪特点。

2. 能力目标：护理工作中礼仪规范，接待不同患者礼仪得当。

3. 情感目标：重视加强自身礼仪修养，提高护士职业形象，建立和谐护患关系。

礼仪在中国是一种文化形态，是在历史演变过程中形成的以仁、义、礼、智、信为中心价值观念的一整套完整的礼仪思想和礼仪规范。礼仪客观体现了一定的社会道德观念与风俗习惯，反映了社会文明程度、道德风尚和人们的生活规律，而且也展示了个人的文化修养、认知水准和沟通能力。

在文明与发展的现代生活中，人们的生活水平不断提高，对医疗护理质量的要求也越来越高。因此，学习礼仪知识，不仅能使护理人员提高自身修养，体现护理礼仪美，更重要的是可以改善护患关系，提高护理质量，维护医院的整体形象。

第一节　礼仪的概述

一、礼仪起源

人们对礼仪的解释由来已久，其内涵通常伴随时代的进步而相应变化。礼仪的产生可以追溯到远古时代。在原始社会，生产力水平低下，人们对变幻莫测的自然现象和无法驾驭的自然力量，往往迷惑不解，在心目中认为，是天地神灵冥冥之中主宰万物，是鬼神祖先对人类生活进行的干预，从而对自然界充满神秘感和敬畏恐惧感，在遭遇干旱、水灾、瘟疫等天灾人祸的时候，人们就会进行一系列的供神、祭祖的活动，以祈求神的保佑。这样，礼仪也就表现为这种祭祀活动中极其虔诚而庄严的仪式，被解释为人们对天地神灵和祖宗先辈所表示的敬意。古人云"举行礼仪，祭神致福"，即礼立于敬而源祭。

在国家、朝代雏形出现之时，就已逐步形成了完整的礼仪制度，并述著于文字，累代相传，以后各个朝代无不如此。早在中国古代《史记·礼书》载曰："至秦有天下，悉内六国礼仪，采择其善。"历代王朝，崇尚儒家主张的"礼治"，沿袭周礼，并根据自己统治的需要，不断加以修改、补充、完善，"导之以德，齐之以礼"，让人们以"礼"为准绳，使"礼"明显具有从事社会行为的法则、规范和仪式等含义。

最早记载中国古代礼制的著名典籍有三部：《周礼》、《仪礼》和《礼记》，统称"三礼"。其中《周礼》偏重于记载典章制度；《仪礼》侧重于规定人们的行为规范；《礼记》则带有阐释性，主要是对古礼的诸多分支做出具体说明。它们适应社会秩序的整治、建构与完善，逐渐地系统化和具体化，并共同组成了中国传统礼制的全部总和。传统礼俗的许多内容与形式大都由此递传与演变而来，礼的内容在朝代更迭和社会发展中也开始发生本质性的变化，逐渐扩展到社会生活的各个方面，成为富有民族特征的礼仪形式和传统文化。

封建朝代在治理国家时，都以礼制为主，礼俗为辅。上升为礼制的部分，以制度的形式，要求或者强制人们按特定的规范行事，约束人们的行为，保持社会的安定，维护国家的统一和兴旺发达；而作为礼俗的部分，则以习俗的方式传承，在人们交往中起潜在的自发调节人际关系的作用，使尊卑长幼有序，上下左右和睦，以此规范人们在日常生活中的言行举止，使社会井然有序。各朝各代史籍中，均有《礼仪志》，足见对礼仪的重视。礼的内容已经成为中国古代的社会规范和道德规范。这种"以礼治国"的做法，对于稳定社会秩序起到了重要作用，是社会发展的结果，同时也是社会文明的尺度。

社会发展到现在，礼仪的范畴逐渐缩小，礼仪与政治体制、法律典章、伦理道德等基本分离，现代礼仪一般只有仪式和礼节的意思，去掉了繁文缛节、复杂琐碎的内容，吸收了许多反映时代风貌、适应现代生活节奏的新形式。现代礼仪简明、实用、新颖、灵活，体现了高效率、快节奏的时代特色。现代礼仪的出现和发展，反映了社会形态的巨大变革和社会文明程度的提高。

由此可见，礼的最初含义就是供神的仪式，是人类对自然的敬畏与崇拜。以后，随着社会的发展和进步，人类对自然现象和各种社会关系的认识不断加深和丰富，礼的内容逐步演变为表示敬意的通称。它既可指为表示敬意或隆重而举行的仪式，也可泛指社会交往中的礼貌。这种演变，体现了人类文明的发展与进步。

二、礼仪与现代生活

人类发展的今天，正确地倡导礼仪文明已经成为弘扬中华民族优秀文化、改造社会习俗、培养高尚道德情操、促进人类的文明和进步不可忽视的组成部分。我们所以推崇礼仪，是因为它规范着人们交往的规则，有利于道德建设，指导着人们的行动，能够形成高尚的道德观念，良好的社会风气。

（一）礼仪与现代生活的联系

1. 礼仪与社会角色

在现代生活中，礼仪渗透于人们的日常生活中，与每个人都有联系。人所处的生命时期不同、社会角色不同，所联系和要求的礼仪也会不同。首先表现在孩子的家庭教育。教导孩子学会称呼"爸爸"、"妈妈"，这属家庭礼仪；到了青少年时期，在家庭和学校里接受知识教育，学习尊老爱幼，尊师守纪，文明礼貌，与周围的人保持友善的关系，这是学龄期的成长礼仪；当一个人走上社会、参加工作，学习和要求的是遵守公共礼仪与职业礼仪，这时的礼仪，是为了社会适应的礼仪。

在社会发展、文明进步的今天，人们都在适应社会和创造社会，都有对幸福生活的追求，对安定和谐的氛围的向往。礼仪不仅是人类文明的重要标志，也是适应时代发展、促进个人进步的重要方面。"不学礼，无以立"，人的一生，扮演着不同的社会角色，在成长、发展过程中，礼仪既是一个人道德水准和内心修养的重要尺度，也是一个人走向社会、走向成熟的重要桥梁和标志，是立足社会的基本素质。

2. 礼仪与道德建设

礼仪不仅与不同时期、不同社会角色的人有联系，礼仪与社会道德也有很重要的关系。它体现着人们的时代社会道德观念，讲文明、注重礼仪是社会公德的集中表现，对调整人们的生活、正确进行社会交际有重要的作用，它可以协调人们之间的关系，造成一种融洽和谐的气氛，使人们相互间施之以礼，与之为善，互相尊重，和睦相处。礼仪是社会文明进步的标志，它用公认的社会守则来反映社会道德，倡导符合道德的行为，反对不道德的行为，制约人们的社会生活秩序，约束和制止那种无视文明的野蛮行为；它要求人们遵守公德，加强道德修养，要求思想道德要顾及文明，做一个品德高尚的人。

我们要按公认的社会道德准则办事，要懂得做人行事的礼仪，养成良好的礼仪行为习惯，坚持善恶的取舍标准，遇事要施用礼仪，克制自己，避免冲突，严以律己，宽以待人，按社会公德要求做好事，对是非、荣辱、美丑用礼仪道德来衡量，在家庭成员之间要尊老爱幼、夫妻相敬，在公共场合要注意礼仪，举止得体，以达到人际关系的融洽与和谐。

礼仪是道德的反映，任何一种礼仪都不能离开道德，礼仪以文明而友好的姿态沟通人们的感情，按着礼仪道德行事，规范生活，才能随时随地用道德准绳来评价社会现象，从而注意自己的言行，趋善避恶，使之符合社会公德，造就美好心灵，这样，礼仪道德必将促进道德文明的建设，对社会发展必将起促进作用。

古人认为，举止庄重，进退有礼，执事谨敬，文质彬彬，不仅能够保持个人的尊严，还有助于进德修业。一个人的仪表、仪态，是其修养、文明程度的表现。

《弟子规》要求："冠必正，纽必结，袜与履，俱紧切"。

帽正纽结，鞋袜紧切，是仪表外观的基本要求。

如果一个人衣冠不整，鞋袜不正，往往会使人产生反感甚至恶心，有谁会亲近这样的人呢。这些规范，对现代人来说，仍是必要的。当然，衣着打扮，必须适合自己的职业、年龄、生理特征、相处的环境和交往对象的生活习俗，进行得体大方的选择。浓妆艳抹，矫揉造作，只会适得其反。

《论语·学而》中孔子说："君子不重则不威，学则不固"。

这是因为，只有庄重才有威严。否则，即使学习了，也不能巩固。具体说来，要求做到"站如松，坐如钟，行如风，卧如弓"，就是站要正，坐要稳，行动利索，侧身而睡。在公众场合举止不可轻浮，不可亵，应该庄重、谨慎而又从容，做到"非礼勿视，非礼勿听，非礼勿言，非礼勿动"（注：《论语·颜渊》），处处合乎礼仪规范。

3.礼仪与行为思想

人的一生，在不断地进行行为活动。在社会生活中约束自己的行为，树立高尚的伦理道德观念，按照良好的道德标准要求自己，这离不开礼仪，离不开用"礼"来检验人们的言行。历代的圣贤先哲们也总是要求人们为人正直，诚实做人，提出要公正、自洁、践约、宽恕。孔子提出"一日三省吾身"。他们都是从"礼"出发，主张用"礼"导行。

在社会生活中对各种礼仪不仅要身体力行，而且还要用自己的行为礼仪影响他人，陶冶人们的情操，沟通人们的思想感情，缩短人们之间的距离。人们在社会中要得到更大的自由，只有加强自我行为约束力，用礼仪指导自己的行动，互相礼让，按礼行事，做合乎"礼"的事，不合乎"礼"的事则坚决不做。人们应该养成良好的行为习惯，按礼仪行事，在社会生活和行为交往中成为一个文明的人，让礼仪普遍成为一种良好的社会风气，在社会关系中达到一种美的境地。

4. 礼仪与人际交往

人不能离开社会，礼仪与人们的现实生活是紧密相联系的。在人际关系的发展中，礼仪占有重要地位，它有力地维护着人们的尊严和社会的道德面貌，在友好的氛围中建立友善的人际环境。作为沟通人际关系的必要条件的礼仪，不仅在礼仪交往中能够通过行动有力地进行道德示范，而且能够给人以精神上的安慰，情绪上的鼓舞。

在人际交往的社会中，人们要使自己的生存有意义，不仅自己要得到社会的承认，而且也要赢得人们的尊敬。要搞好人际关系，必须自始至终用礼仪指导行动。应该看到，社会生活本身就是人们之间的相互交往，相互影响。无论是谈情说爱、家庭生活，还是结交朋友，这些生活领域都是互相制约、紧密交织的，行为举止就包括在这些形式之中。要把自己融于社会生活中，礼仪是人们交往中不可忽视的行为。

在人的成长过程中，从儿童、少年期的日常生活开始，礼仪就成为生活中最重要的内容，家长总是通过言传身教的方式来教会孩子分辨人和人之间的关系，让孩子了解自己和其他人的关系、父母和其他人的关系，并且要观察和体验父母处理这些关系时的行为和态度。孩子在参加各种各样的礼仪活动时，如家长能充分运用礼仪，事事彬彬有礼，在处理人和人的关系上处处体现社会公德，那么，孩子必将受到潜移默化的影响，从小养成正确的行为规范。可见，礼仪在社会活动中所起的作用是不可低估的。

在社会生活中，礼仪往往是衡量一个人文明程度的准绳，不仅可表现一个人的交际技巧，反映其气质风度、道德情操、阅历见识、精神风貌，更能展示一个人对社会的认知水准、个人学识、修养和价值的综合素质。

5. 礼仪与工作交往

在工作的交往和接触中，非常重要的一个问题就是要讲究礼节、注意礼仪。人们每日工作相会，彼此间的问好、分手时的互道再见、办事时谦虚谨慎、工作时态度和气、行为重礼让、讲风格、待人处事平等亲切，等等，这些都是礼仪的表现。在人们相互往来的工作中，礼仪还起着重要的调节作用，它可以使紧张的人事关系放松下来，缩短人与人之间的距离，使相互关系得到改善，共同语言得以形成，有利于工作的更好进行。因此，工作的交往中应该真诚善意，面带笑容，要有高雅的举止和教养，而不应表现出野蛮粗鲁的行为、冷淡傲慢的表情和盛气凌人的态度；和别人接触谈话要主动运用礼仪，要讲究见面礼、告别礼；发生矛盾时要用礼仪加以调节，说一些带礼貌的话，做一些有礼貌的事。这样、在工作的交往和接触中，才能使人际交往和谐，事业取得成功。

礼仪与现代生活的各个方面都有十分密切的联系，礼仪所研究的领域是人类的行为，由于人类行为的可变性，所以礼仪领域中所研究的行为含义也将是可变的、发展的。随着我国改革开放和对外经济文化的交流不断加强，我们将世界其他民族的一些礼仪礼节风俗也引了进来，进一步促使文明中国的传统礼仪文化不断发展。如礼炮、交际舞会、名片等礼仪礼节形式都是从国外传入我国的。同时，现代科学技术、文化生活也被引入礼仪礼节活动，如礼仪电报、礼仪点歌、电话拜年、网上贺卡等近来广为流行，这些都体现了礼仪文化的生命力和革新精神。

礼仪的演变随着时代的发展而发展，但其所蕴含的基本精神，即相互尊重和信任、信赖和友谊，秉承相传都是一致的。而且重礼仪、守礼法、行礼教，文明礼貌的传统已深深地融入到民族性格和文化心理，已内化为一种民众的自觉意识而贯穿于思想与行为活动之中，影响着社会的文明与发展，它反映着人类文明、道德的进步。

（二）礼仪的作用

礼仪以其独特的作用联络个人、维系社会，成为人们约定俗成地运用、遵守的行为规范和习惯用法。这些作用具体表现在：

1. 沟通作用

社会生活中，人们按礼仪规范进行人际交往，使人与人之间的思想、情感得到沟通、交流和应用。亲切的微笑、热情的问候、文雅得体的举止等形式的表达，可使相互间增添好感、容易接受对方，更愿意表达思想、意愿，使交流与沟通更加成功。因此，礼仪在人际关系中起着重要的桥梁作用，是重要的沟通媒介，是交流和沟通感情、达成共识、相互帮助、开展活动的增进剂，能有利扩大社会交往，促进事业成功。

2. 协调作用

礼仪在社会活动中所表达的主要是尊重。尊重可以使交流的双方在心理需要上感到满足、愉悦和认可，进而产生好感和信任。通过完备的礼仪，人们可以相互理解、缓和冲突矛盾，加强紧密联系，互相团结帮助，人们能充分利用礼仪的这种作用，达到和谐的人际关系。

3. 维护作用

礼仪可有效地督促人们知书讲礼、文明守纪，有助于净化社会风气，起到维护社会秩序、促进社会稳定、促进文明建设、营造和谐安定的社会环境的作用，对良好社会风尚的形成产生深刻、广泛和持久的影响，是人类社会文明发展程度的标志和客观反映。

4. 教育作用

礼仪蕴含着丰富的文化内涵，在历史文化和现实生活中，以典型示范等表现方式，影响和熏陶人们的言行举止。它通过客观评价、合理劝阻、正确示范等教育形式，纠正人们不正确的行为习惯，改变不良风俗习气，达到社会整体素质进步。遵守礼仪原则的人客观上起着榜样作用，可直接给周围的人提供耳濡目染的教育机会，有利于人们祛除缺点，端正品行，净化心灵，陶冶情操，进而大家相互影响，互相促进，共同加强社会主义精神文明建设。

5. 美化作用

礼仪规范讲究个人以及群体的形象美化。人们在塑造良好形象时，经过规范的设计、形象包装后展示的是自己内在的修养、良好的礼仪及诸多的行为形象。当个人自身的美化，影响到了群体，大家都能以礼相待时，人与人之间关系会更加和睦，美化自身便会发展为美化生活；当美化的个体以个人形象或以仪式形式代表组织形象时，传递给大众的，便是良好的组织形象。这也是礼仪发挥美化的作用，能提高个人乃至全社会的精神品位。

三、相关概念

(一)礼仪的概念

礼仪是指人类社会相互交往中，为表示相互尊重、敬意、友好，在语言、行为等方面约定俗成、共同遵循的规范和交往程序。礼仪既可以指在较大、较正规的场合隆重举行的各种仪式，也可以泛指人们在社交活动中的礼貌礼节。它是人类文明、道德进步的反映，同时也是一个社会组织、个人形象的反映。具体表现为礼貌、礼节、仪表、仪式等。

"礼仪"的含义包括"礼"和"仪"两个部分。

1. "礼"的内容含义

①表示尊敬的语言或动作。如礼貌、敬礼等。②由风俗习惯而形成的仪式。如典礼、婚礼等。③泛指社会生活中的某些行为准则、道德规范。④指礼物。如生日礼物、结婚礼物等。

2. "仪"的内容含义

①法度、准则。②形式、程序。如司仪、仪式等。③典范、表率。如仪仗、礼仪小姐。④容貌、风度。如仪态、仪容、仪表。⑤礼物。如贺仪、谢仪。

(二)礼仪的相关概念

1. 礼貌

礼貌是指人们在日常交往中相互表示谦虚恭敬、相互尊重友好的行为规范。它包括礼貌的语言和礼貌的行为两大部分，总是在一个人待人接物的过程中，通过仪表、仪容、仪态，用语言和行为来体现的。礼貌不仅体现了时代的风尚和道德规范，更能体现了人们的文化层次和品质修养。在日常社会中，人们总是难免发生这样或那样的矛盾，如果能够讲究礼貌，相互尊重，相互谅解，矛盾就会容易得到化解，生活就容易充满友好和谐。

2.礼节

礼节是人们在社交场合用以表示相互的问候、致意、祝贺、谢意、慰问、哀悼等惯用的规则和形式。礼节是表示对他人尊重与友好的外在行为规范，是礼貌本质的外化，是礼貌在语言、行为、仪态等方面的具体体现。礼节概括了礼仪所要求的全部规范，如握手、感谢信、鸣礼炮、献花等。如行礼就是向人表示礼仪的一种具体表现形式。

礼节并不仅仅是一种表面形式，而是表示尊重他人的内在品质，是通过一定的形式才能表现出来。比如，尊重师长，可以通过见到长辈和教师问安和行礼的礼节来体现；欢迎他人的到来，可以通过见到客人时起立、握手等礼节来表示。借助这些礼节，对他人尊重与友好的礼貌得到了适当的表达。

3.仪表

是指一个人的外表，主要包括一个人的容貌、姿态、服饰以及个人卫生等方面，它在一定意义上能反映出一个人的修养、性格等特征，是一个人内在素质的外在表现。

4.仪式

仪式是在一定场合举行的，为表示尊重、敬意、友好而举行的具有专门程序化行为规范的活动。如颁奖仪式、开幕仪式、签字仪式等。

礼仪是对礼节、礼貌的统称，是人际关系交往中，自始至终以一定的、约定俗成的程序、方式来表现的律己、敬人的完整行为。礼貌是礼仪的基础，礼节是礼仪的基本组成部分。礼仪是由一系列具体的表现礼貌的礼节所构成，是一个表示礼貌的系统而完整的过程。

(三)礼仪的基本要素

1.礼仪主体

指礼仪活动的操作者和实施者。它既可以是个人，也可以是组织。在临床护理中，护士是礼仪的操作者和实施者，是礼仪的主体。

2.礼仪客体

又叫礼仪的对象，是指礼仪活动的指向者和承受者。这种客体可以是物质的，如对赠送物的谢礼；也可以是精神的，如宣誓仪式；可以是具体有形的，如工程开工典礼；也可以是抽象无形的，如逢年过节的仪式等。

3. 礼仪媒体

指礼仪活动所依托的相关媒介，是礼仪内容与礼仪形式的统一。礼仪媒体可以是人体礼仪媒体，如语言动作；可以是物体礼仪媒体，如鲜花、贺电；也可以是事体礼仪媒体，如聚会仪式等。在具体进行礼仪操作时，各种不同的礼仪媒体往往是交叉配合使用的。

4. 礼仪环境

指礼仪活动得以进行的特定时空条件。一般可分为礼仪的自然环境与社会环境。礼仪的环境在礼仪活动中起着至关重要的作用，它常常制约着礼仪的实施，护理礼仪的实施具有医院、病区、病房、护理活动等特定的时空条件，如果没有了这些条件，失去了这样一个特定环境，护理礼仪则无法进行。

（四）礼仪的分类

礼仪的分类方法有多种。一般而言，根据礼仪适用的对象、场合、范围的不同，可将其分为以下几大类：

1. 一般礼仪

主要指人们与社会联系的、在日常工作与生活中存在的礼仪规范，如个人礼仪、家庭礼仪、出行礼仪等。

2. 个人礼仪

指社会个体自我约束、遵守礼仪规范的行为标准及待人处世的准则，是一个人仪表、言谈、举止、待人、接物等方面具体的规定，是文明行为的道德规范和标准，也是一个人文化素养、教养、良知的外在表现。个人礼仪不仅涉及个人生活中的小节、小事和自我的形象，更可以影响到企业乃至民族、国家的整体形象。个人礼仪的内容主要包括：个人仪表及仪容礼仪、语言谈吐的礼仪、举止行为的礼仪等。

3. 家庭礼仪

家庭是构成社会的基本单位，也是同社会取得联系进行社会交往的重要场所。日常生活中有许多礼节，都是在家庭中举行，如私人拜访、过生日、会客、节日聚会等。家庭礼仪是为了维持家庭的和睦，各家庭成员在长期的家庭生活中，用以沟通思想、传递信息、联络感情的行为准则和礼节、仪节的总称。家庭礼仪是以血缘关系为基础，以相互关心、相互扶持为原则，以建立和谐愉快的家庭关系为目标的。包括家庭称呼礼仪、家庭成员间的礼仪、祝贺礼仪、待客礼仪等。

4. 礼仪文书

指人们在日常生活中用书面文字来表达情感的礼仪方式。是用来调整、改善、发展人与人之间、个体与群体之间、群体与群体之间相互关系的书面材料和文字。常用的有礼仪书信，如邀请信、感谢信、礼仪电报、贺年卡片、讣告等。在社会礼仪日益规范的今天，必须熟悉各种礼仪的书面表达特点及要求，明确书面的语言表达方式及运用，从而增进相互之间的交往。

5. 交际礼仪

是人们在社会生活中与他人发生交往时的礼仪。是社会各界人士，在普通的社交活动中所应遵守的礼仪规范。是人们相互沟通时必须遵循和掌握的礼节和礼貌。如握手礼仪、介绍礼仪、宴请礼仪、舞会沙龙礼仪等。社交礼仪的目的是调节和增进人与人之间的关系，保证人际交往和联系的顺利进行。

6. 涉外礼仪

涉外礼仪也称国际礼仪。是人们在国际交往中，同外国人士打交道时所应当遵守的礼仪。是为了维护自身和国家形象，向外宾表示尊重、友好的各种礼仪、礼节和习惯做法。包括涉外服饰礼仪规范、会谈礼仪规范、用餐礼仪规范、赠送礼仪规范等内容。

7. 宗教礼仪

是指宗教信仰者为了表达对崇拜对象的尊敬和崇拜而规定的各种礼节、仪式和活动的总称。

8. 职业礼仪

是职业人员在职业场所从事一定的职业活动时应该遵循的行为规范。可分为政务礼仪、商务礼仪、服务礼仪等。政务礼仪通常也称为国家公务员礼仪，主要是指国家公务员在各种公务活动中应当遵守的礼仪；商务礼仪通常主要指公司、企业的从业人员以及其他一切从事商业、经济活动的人士，在各种商务往来中所应遵循的礼仪；服务礼仪通常主要是指各类服务行业从业人员，在自己的工作岗位上所应遵循的礼仪。

四、礼仪的特点与原则

（一）礼仪的特点

1. 规范性

礼仪是人们在共同社会、共同生活的基础上形成的，其中用来调节社会中成员相互关系的行为标准，称为礼仪规范。礼仪规范能衡量他人、自己是否自律、敬人。这种规范约束着人们在一切交际场合中待人接物的言谈举止，是人们在交际场合必须遵守的行为规范。因此，任何人要想在交际场合中表现得合乎礼仪，都必须遵守约定俗成的礼仪规范。

2. 传承性

人们把长期生活及交往中的习惯、准则固定并沿袭下来，即形成礼仪规范。现代礼仪也正是在传统礼仪精华的基础上，逐渐发展并完善起来的。社会生活中，礼仪在人们相互交往中传播、继承、相沿成习、积淀下来，它有着广泛的社会文化基础，体现了人类的精神文明和社会进步。作为人类文明的一种积累，它不会因为社会制度的更替而消失，那些代表民族传统文化本质和主流的礼仪，将被不断完善和发扬。

3. 限定性

礼仪主要适用于交际场合。在特定的范围、特定的场合，礼仪会行之有效，发挥很好的作用；离开了特定的范围，礼仪就不一定适用了，这就是礼仪的限定性。必须明确，当所处场合不同、所具有的身份不同时，所要应用的礼仪往往会因此而不同，一般说来，适合应用礼仪的场合主要是初次交往、因公交往、对外交往等。

如"欢迎光临"这些礼貌得体的语言，如果在商场、酒店使用，会使服务对象倍感温馨；可如果是在医院，如此说话就不合适了。正是由于礼仪的这些差别，要求我们尽可能地熟练掌握礼仪，熟练地应用礼仪规范来展示自己的风范，促进交往成功。

4. 变动性

礼仪是社会历史发展的一种产物，它具有鲜明的时代特点。同时，随着时代的发展，随着环境、地点、人物等方面的变化不同，礼仪又具有变动性。一方面，它是人类在长期的实践中形成、发展、完善起来的，有特定的历史文化背景；另一方面，社会历史的发展进步，引起众多社会活动的新特点、新问题的出现，尤其是在东西方政治、文化交流日益增多、相互渗透的今天，礼仪在传统基础上更赋予了新的内容。这就要求礼仪有所变化，与时代同步，推陈出新，以适应新形势下新的要求。

5. 差异性

礼仪作为一种行为准则和规范是约定俗成的，这是各民族礼仪文化的一个共性。但是对于礼仪的具体运用，则会因现实条件的不同而呈现出差异性。每一种礼仪的产生和发展都必然会受到国家、民族、区域的政治、经济、文化因素的影响，由于各自的政治体制、经济发展水平、文化背景都不相同，就必然存在着礼仪的差异性，这是礼仪很重要的一个特性。礼仪的差异性首先表现在民族差异性，如少数民族不同的见面礼、东西方国家不同的文化、信仰礼仪等；其次，礼仪的差异性还表现为个体差异，如受到良好道德礼仪教育和熏陶的人，与未受到礼仪教育、粗俗无礼、言谈举止不雅的人的区别；再次，礼仪的差异性还表现在其时代要求和时代精神上，如过去的"三拜九磕"礼仪，与现在的举手致意、握手平等热情相待的区别。

6.可操作性

礼仪是来源于社会，又必须服务于社会的一门学科。它的操作实践性很强，既有总体上的礼仪原则、礼仪规范，又以一系列的方式、方法对礼仪原则、礼仪规范加以具体贯彻和实施。实用可行、切实有效、便于操作，是礼仪的主要特点。规则简明、易学易会，使之"言之有物"、"行之有礼"。从而能够被人们广泛地运用于交际实践中，并受到公众的认可。

7.通用性

不同国家、不同地区、不同民族的礼仪，具有很多相似、相近的地方，可以互相融合、互相渗透。在文化的传播和融合的过程中，地区性、民族性礼仪会逐渐转化成国际通用的礼仪。随着对外开放，国际交往的日益增加，礼仪的通用性将会越来越强。如握手礼、名片礼、鲜花礼、生日礼等愈来愈趋于国际一致性。

8.统一性

礼仪不仅是人们交际过程中的外在形式，还必须有它内在的思想品德、文化艺术修养作为基础，是两者的有机结合的统一体。

（三）礼仪的原则

社会生活中，人们都注意遵守交往的礼仪原则，掌握和运用一些具有普遍性、共同性、指导性的礼仪规律，在不同的时间和场合，针对不同的对象，采用相应的礼仪，其所遵循的基本原则一致，即遵守自律、敬人、宽容、平等、从俗、真诚、适度等原则。遵守这些原则，可以规范人们的行为。

1.尊重原则

"尊重"是礼仪的核心。尊重包括自尊和尊人。自尊就是要保持自己的人格和尊严。一个具有自尊品质的人，一定注意自身修养，也会赢得他人的尊重。尊人就是对他人以礼相待，尊重他人的人格，尊重他人的劳动，尊重他人的爱好和情感。在与人交往的过程中，要将对对方的恭敬与重视放在首位，彼此尊重。与交往对象既要互相谦让，友好相处，又要注意处处不可失敬于人，或伤害他人尊严，更不能侮辱对方人格。尊重是礼仪的情感基础，是向交往对象表示接受和认可的态度，是建立和维持和谐人际关系的前提。

2.遵守原则

人际交往的过程中，每一位参与者都必须自觉、自愿地遵守礼仪，以礼仪去规范自己。礼仪规范是为了维系正常的社会生活而形成并存在的，当它被人们认可并以某种形式固定下来时，社会上每个成员，不论其职位高低、财富多少、文化厚薄，都要有言行、举动上自觉遵守、执行、应用礼仪的义务。

3. 适度原则

在社会交往过程中，要对自己和他人的才学、能力、品德、困难有正确的认识。应用礼仪的过程中要注意时间、地点、不同的场合和对象，把握与特定环境相适应的感情尺度，注意恰到好处，适可而止，合乎规范，即适度的原则。适度的原则就是要彬彬有礼、不卑不亢、谈吐适度。既要热情大方，诚挚友好，又要不轻浮阿谀、虚情假意；既要举止得体、坦率真诚，又不能夸张造作、言过其实；还要尊重习俗，不能粗俗无礼。做得过了头或做得不到位，都不能正确地表达自己的自律、敬人之意。

4. 自律原则

礼仪是约定俗成的行为规范，是为人待物处世之道，需要靠人们的信念自觉维持。其中最重要的就是要自我约束，学会"慎独"与"克己"。要树立一种道德信念，规范行为准则，不断提高自我约束、自我克制的能力，自觉按礼仪规范去做，遵守公约，以礼待人。行为举止要做到自我控制、自我对照、自我反省、自我检点，自我要求，这就是礼仪的自律原则。律己是对自我的要求，它是礼仪的根本出发点和基础。

5. 真诚原则

真诚是指人们在交往中运用礼仪时，人与人相处的基本态度，是一个人外在行为与内在道德的统一。真诚的原则就是要求人们在运用礼仪时，务必待人以诚，表里如一，具有自尊自重和尊敬他人的品格。缺乏真诚、口是心非的人，即使在礼仪方面做得无可指责，最终还是得不到别人的尊重和信任。真诚是决定一个人的人际吸引力高低的首要因素。在社交场合中，并非每个人都能有优美的姿态、潇洒的风度、得体的谈吐，但是只要真诚以待，使每个人都能感受到你所做的一切都是真诚的，就同样能赢得他人的信任和礼遇。

6. 从俗原则

在人际交往过程之中，由于人们的国情、文化背景、民族习惯的不同，有可能存在着礼仪风俗各不相同的现象，对这种现象应该有正确客观的认识，对应该使用的礼仪规范有一个选择标准。要遵守所在地的礼仪规范，尊重交往对象的习俗，坚持入乡随俗的原则，不能自以为是，唯我独尊，自高自大，目中无人，否则就会产生不良的影响，造成人际关系的紧张。遵守从俗的原则应该做到：求同存异、客随主便、主遂客意、入乡随俗。按照这一原则行事，就会得到所到地域的人们的认同、赞赏和欢迎。但是，这并不是说客人就必须无条件地遵从所到地域的任何礼仪安排，当某些礼仪规范和安排涉及重大原则问题，有损国家、民族和个人的尊严时，客人就应该采取必要的得体的行动，以赢得更大的尊重。

7. 宽容的原则

所谓宽容的原则是要求人们在交际活动中运用礼仪时，既要严于律己，更要宽以待人，多容忍他人，多体谅他人，多理解他人，人与人在现实生活中难免会发生冲突和误解，要修炼自己的品格，宽以待人，切不可得理不饶人。一味地批评、指责，只能造成他人的反感，引起人际关系的疏远和恶化。唯有宽容，才能让人心悦诚服地改正缺点和错误。"有容乃大"，宽容不是放纵、姑息迁就，不是放弃原则，宽容是一种高度同情、仁爱、勇敢和自信的表现，在人际交往中，每个人的思想、品格及认识问题的水平总是有差别的，我们不能用一个标准去要求所有的人，而应宽以待人，这样才能化解生活中的人际冲突。

8. 平等的原则

礼仪规范中的平等，是指在交往过程中尊重交往对象，对所有交往的对象都一视同仁，给予同等程度的礼遇相待。不能因为交往对象与自己在种族、文化、职业、身份、地位、财富的不同，以及与自己的关系亲疏、远近等方面的不同，厚此薄彼、有轻有重、区别对待，给予不平等的待遇。平等待人是建立在对别人充分尊重的基础之上的。社会讲究人人平等，不以地位、权势、财富来论高低。礼仪只是约束规范人的行为，而绝不是阶级地位的象征，这便是社交礼仪中的平等原则。

五、护理礼仪的本质与重要性

世界卫生组织（WHO）将健康定义为"健康是生理、心理及社会适应三个方面全部良好的一种状况，而不仅仅是没有生病或者体质健壮"，人们对健康标准的再认识，就从传统生物医学模式转向到了生物—心理—社会医学模式。医学模式的转变，促使护理模式也发生了相应变革，人们重新界定了护理定义，构建出新的护理模式，并逐步转化为系统化整体护理模式，全方位地将护理中心从"疾病"转向为"病人"。

护理模式的转变，使护士的角色功能也发生了很大的变化：从过去单纯的"疾病照顾者"转变为多功能的"健康促进者"、"平等合作者"、"病人权益维护者"等多种角色，这无不要求护理人员要更新观念、加强学习、转变职能、提高综合素质，重塑护理工作良好的职业形象。而礼仪教育实际上就是一种素质的养成教育，所以学习礼仪实际上就是培养人们养成良好的素质修养，成为树立良好的职业形象的重要手段。

（一）护理礼仪的本质

护理工作集治疗、康复、预防、保健于一身，实践着为人类健康服务的宗旨。随着护理工作的社会化，护理工作者与人们相互交往的增多，特别是护患关系中，仪表礼仪、仪态礼仪、语言礼仪、行为礼仪等开始大量融入护理工作实践中。但是，护理礼仪不是单纯的仅表现在护士的外表，更不是局限在服饰要求、面部修饰和站、立、行、走等方面，因为礼仪反映的是人们一定的思想观念、价值取向、文化心理和道德标准。

护理礼仪的本质是做人的问题。一个人的文化底蕴，包括其思想观念、价值标准等，决定其思维方式、方法，最终在其行为方式上加以体现。作为一名护士，如果真正理解了自己的专业，用真心、爱心、责任心去善待每一位服务对象，她必然在工作中表现出高度的事业心和责任感，而且是自觉的、一贯的、无条件的；如果她是为了某种暂时的个人利益，这种表现也只能是暂时的、有条件的，是不会长久的。在护理礼仪中，护患关系的道德准则是一种内在的意识，是交往文化的指导思想。能成为"道德"的自觉行为，关键不在于外界（包括规章制度及各种规定等条例）的"强迫"或"限制"，而在于护士本身的人格的完善。所以，护士礼仪的本质是人际交往中道德准则的文化表现，是护士内在的人格力量。

护理礼仪，是护理工作者在进行医疗护理工作和健康服务过程中，为了塑造个人乃至群体的良好形象所应严格遵循的一系列行为规范和准则。是护理工作者这一特定群体中的组织风貌、成员精神状态、护理工作的管理及成员素质水准的集中体现。护理礼仪既包括一般交往礼仪的内容，又融入了护理职业的特殊要求，是护士素质、修养、行为、气质的综合反映，也是护士群体职业道德的具体体现。

（二）护理礼仪的重要性

医学模式的转变，使卫生服务的范围已扩大到整个社会，护理定义的重新界定，也使护理的服务对象从"病"，扩大到"人"，礼仪的核心是"律己敬人"，而尊重、关心患者亦是护理工作的出发点。无论病情轻重，无论地位高低，护理人员都能以礼相待、以诚相对，给予患者细心周到的护理，这才是具备现代品质的优质护理。良好的护理礼仪可以无声地营造和谐的护理环境，提高护理服务质量。护理工作者的言谈举止、亲切微笑都会给服务对象的心理和健康产生很大的影响。护理人员得体的举止、恰当的言谈等良好的礼仪行为对服务对象的身心健康将起到非医药所能及的效果。因此，加强护士礼仪修养的培养，已经成为提高护士全面素质的一个重要内容。从某种意义上说护理人员学好礼仪，养成良好的职业修养，同样是我国卫生事业发展的需要，是为人类的健康事业做贡献。

1. 有助于医院精神文明建设

随着社会的进步，以患者为中心的医疗护理模式的运作，医院的功能转向于满足患者对健康的需要。在护理工作中，无论患者病情轻重、地位高低，护士始终如一地关心、爱护患者，尊重患者的想法、需要和选择，能赢得患者的接受和认同，建立互敬互爱的护患关系。因此，将礼仪规范引入到医院的护理活动中，有助于提高护理质量、融洽护患关系，并进一步促进医院的精神文明建设。

2. 有助于提高护理质量

随着现代医学模式的转变，护理的服务对象从"病"，扩大到"人"，人们对健康提出了更高的标准，对医疗护理质量的要求也越来越高。因此，只有将礼仪、礼貌贯穿到护理活动始终，制定规范化的护理服务模式，并不断提高护理人员的服务意识，才能促进护理质量的提高。

3. 有助于建立良好的护患关系

护理工作的服务对象是被疾病折磨的病人，他们在接受治疗和护理中，护理人员规范的礼仪服务，能使他们得到心理安慰，从而产生亲近、信任的感觉。这对疾病的治疗是一种无形的帮助，能够消除病人的心理障碍，充分发挥护理在医疗中的作用，促使病人早日康复。

4. 有助于提高护理人员的素质

护理人员工作中的礼仪要求不等同于一般的社交礼仪要求。它不仅提高一个人的交际技巧与应变能力，而且还反映着一个人的素质、修养、行为、气质、道德情操、精神风貌等。护理礼仪是护士在临床护理工作中整体思想水平、文化修养和交往能力的外在表现。因此，学习礼仪知识，能提高护理人员的综合素质。

第二节　人际交往中的基本礼仪

人的一生，离不开社会大环境，总是要以各种形式与他人进行人际交往。交往的礼仪是人们在社交场合中形成，并被大多数人认同的交际准则和规范。作为护理工作的服务者，护士在护理工作中不可避免要与各种各样的人交往，护士学习必要的交往礼仪常识，有助于在护理工作中建立良好的人际关系，也有助于护理人员的社会交往。

一、见面礼仪

人与人在交往中的第一礼节就是见面礼仪。见面礼仪给对方留下的第一印象，对下一步交往的成功起着决定性的影响。礼貌的称谓，得体的介绍都能对以后的交往产生积极的影响。

(一)称谓礼仪

称谓是人们在日常交往应酬中，彼此之间的称呼语。人们由于血缘、性别、婚姻、工作以及其他关系，诸如身份、职业等，需要加以恰当的称谓来表现彼此关系，并体现尊重、友好的思想感情，以求建立和谐关系。这样，人际称呼的把握就成为有声语言交际的一项重要礼仪内容。在人际交往中选择正确、适当的礼仪称谓，既是表达对对方的尊敬，反映自身的素质教养，也体现着双方关系发展所达到的程度以及社会风尚的表现。

1. 称谓的原则

(1)礼貌原则。人际交往中，每个人都希望被他人尊重。合乎礼仪的称谓，正是表达对他人尊重和表现自己礼貌修养的一种方式。交际时，称呼对方要用尊称、用敬语，如"您"——您好、请您；"贵"——贵姓、贵公司；"老"——李老、您老等。

(2)尊崇原则。中国人自古就有愿意被人称呼从大、从老、从高的心态。对同龄人来说，可称呼对方为哥、姐；对相当父辈的人，可称"伯伯"等。随着西方文化的介入，某些中国传统的习惯也发生着潜移默化的改变，如人们对自己的年龄状态开始避讳，已不再认为越"老"越值得骄傲，而是希望自己显得年轻，愿意用比自己的实际年龄更显年轻的方式被人称谓。

(3)适度原则。根据交际对象、场合、双方关系等选择适当的称谓，也是称谓礼仪的一个重要原则。称呼行业工人为师傅是恰如其分的，但对医生、教师、军人、称师傅就不适合了，应分别以职业或职衔等给予恰当的称呼。在人多的场合，还要注意亲疏远近和主次关系，一般先长后幼、先高后低、先女后男、先疏后亲的原则。

2. 常用的称呼方式

(1)工作场合的称呼。在工作场合或者是与工作有关的场合使用，可直接称呼对方的职业、职务、学位、职称。一般工作场合可以在其前加上姓氏，极其正式的场合在其前加上姓名。①职业称呼。以示对方职业有别，如彭老师、王医生、肖律师等。②职务称呼。以示身份有别、敬意有加。如朱院长、刘科长等。③学位称呼。对博士学位的尊称，如王某某博士等。④职称称呼。一般具有职称的工作者，尤其是具有高级、中级职称者，在工作中可直接以其职称相称，如某某主任护理师、某某教授等。

(2)非工作场合的称呼。对老前辈或者师长，为表示尊重可以称呼"某老"，如郭老等；对熟悉的人，为了表示亲切，可以称呼"小某"、"大某"、"老某"，如小张、大李、老余等。在同事间称呼比自己年长者为"老师"，比自己年轻者称呼"小某"，同龄者也可以只称其名，不呼其姓，通常限于同性之间，尤其是上司称呼下级、长辈称呼晚辈，在亲友、同学、邻里之间，也可使用这种称呼。一般而言，称呼越简单，关系越密切；在与非亲属人士交往中，对对方以亲属称谓称之，能给人以亲切、热情、敬重之感，尤其是在非正式场合的民间交往中，如"李爷爷"、"陈大伯"、"吴姐"、"刘哥"等，这种称谓，常常还反映出人们之间的亲密程度。使人倍感亲情，使人与人之间的心理距离缩短。

（3）敬称他人及其家人。交往中为体现对他人的尊重和自己的礼貌修养，在称呼他人及其家人时，常用"尊"、"贵"、"大"、"驾"、"令"、"玉"、"金"、"您"、"兄"、"公"、"阁下"等词，以表明说话人的谦恭和客气。如称对方意见为"尊见"；称对方乡里或单位为"贵乡"、"贵土"、"贵厂"、"贵所"等；称对方身体为"贵体"、"玉体"；称对方家眷为"宝眷"、"玉眷"；称对方亲属为"令尊"（父亲）、"令堂"（母亲）、"令郎"或"公子"（儿子）、"令爱"或"千金"（女儿）、"令兄"、"令弟"、"令正"（妻子）或"贤内助"；称来客为"贵客"、"嘉宾"等。

（4）谦称自己及家人。在敬称对方的同时，中国人讲究谦虚地称谓自己和自己的家人。如称自己的见解为"愚见"、"鄙见"、"陋见"；称自己的身体为"贱躯"；称自己的著作为"拙文"、"拙著"；称自己的居所为"寒舍"、"斗室"、"陋室"、"敝斋"；称比自己辈分高、年纪长的家人，常冠以"家"字，如称父亲为"家父"或"家严"，称母亲为"家母"或"家慈"，称兄嫂为"家兄"、"家嫂"；称比自己年纪小的家人，则常冠以"舍"或"小"、"犬"字，如"舍弟"、"舍妹"、"舍侄"、"小儿"、"小女"、"小婿"、"犬子"、"犬女"等；称与自己亲缘关系较远的长辈和平辈时，常用"敝"，如"敝姻翁"、"敝表兄"等。

3. 涉外交往中的称呼

随着我国与世界交流的增多，在称呼上也越来越接近国际惯例。但是因各地域各族语言不同、民俗习惯不同、社会制度不同，在称呼上差别也较大，在涉外交往用语时，应严格遵循国际通行的习惯：

（1）国际上通常称成年男子为先生；称已婚女子为夫人、太太或女士；称未婚女子为小姐。对不了解其婚姻状况的女子也可泛称小姐或女士。在西方，女士普遍喜欢用比自己的实际年龄更显年轻的方式被人称谓，虽然称谓不当，但是可以令人愉快接受的。

（2）对来自君主国家的贵宾，则按其国内的习惯称呼，称国王、王后为"陛下"，称亲王、公主、王子为"殿下"。对有爵位称号的，可称其爵位，也可称阁下或先生。

（3）对医生、律师、法官、教授、博士等有学问的人，均可单独称其职务或学位，也可加上姓氏和"先生"，如"法官先生"、"菲力教授"、"约翰逊博士"等。

(4)对军人一般称其军衔加"先生",知其姓名的,可加上姓与名,如"上校先生"、"瓦奥特上尉先生"等。

(5)对宗教界的神职人员,一般可称其教会中的职称,或姓名职称,或职称加先生。如某某神父、某某法师、某某教士或先生。

4.称呼中的注意事项

(1)称呼老师、长辈要用"您"而不用"你",不可以直呼其名。

(2)称呼对方时,要遵循先上级后下级,先长辈后晚辈,先女士后男士,先疏后亲的礼遇顺序进行。

(3)禁用替代性称呼。即用其他语言符号来替代常规性称呼。不能在医院里以病人的病床号来替代姓名,如"5 床,吃药了"、"28 床,量体温"等。某些服务性行业用编号来称呼人等,这种称谓会让人感觉人格受到了轻视,是极不礼貌、极不尊重人的。

(4)失礼的称谓。有些称谓在特定的场合使用可能是亲切的、自然的,但在另一些场合则被认为是无礼的或令人不快的。失礼的称谓有:①小名:在公共场所、正式场合称他人的小名,是对他人的不尊重。②昵称:是一种亲热的称呼,只限于特定场合或特定时间,在正式场合不宜使用。③绰号:大都含有亲昵或憎恶、敬畏、调谑、嘲讽的意味。给别人起绰号并公开或私下称呼是对他人的不尊重,是极为无礼的行为。④蔑称:是蔑视交往对象的一种称谓。如"土包子"、"假洋鬼子"等,都是非常失礼的称谓,极易伤害交往对象,应绝对禁止使用。

(二)介绍的礼仪

现代人在社会中要寻求发展,就需要与他人进行必要的沟通,以得到理解、帮助和支持。介绍,就是人际交往中与他人建立联系、进行沟通、增进了解的一种最基本、常规的方式,是经过自己主动沟通或者通过第三者沟通,使交往对方认识自己的一种社交方法。在社交场合,如能正确地利用介绍,不仅可以增大自己的交际圈,广交朋友,而且有助于进行必要的自我展示、自我宣传,扩大影响。或者是替自己在人际交往中消除误会,减少不必要的麻烦。根据介绍者所处的角度不同,一般将介绍分为自我介绍、他人介绍和被他人介绍三种。

1.介绍的作用

(1)缩短心理距离。两个不相识的人难免会有距离,甚至会有隔阂、疏远和防范等感觉,但通过介绍互相认识后,这种心理的距离很快就会缩小,甚至消失,取而代之的是熟悉、亲近,特别是在医院这样一个特殊的环境里。这是介绍最突出的作用。

（2）扩大社交范围。在交际场合，通过介绍，彼此之间迅速建立了解和信任，从而为进一步的交往奠定了良好的基础。

（3）消除不必要的误会。误会是社交过程中常有的现象，引起误会的原因有多种多样，误会的种类和程度也不相同。但通过适时的介绍，特别是经介绍人有意识地澄清式介绍，则能消除误会，化解矛盾和纠纷。

2. 自我介绍

自我介绍，就是将自己介绍给其他人，以使对方认识自己。根据社交礼仪的规范，进行自我介绍时，应注意自我介绍的时机、内容、方式以及自我介绍的要求等诸方面的问题。

（1）自我介绍的时机。一般认为，在下述时机，应当进行自我介绍：一是自己希望结识他人；二是他人希望结识本人；三是自己认为有必要让他人了解或认识自己。

（2）自我介绍的内容和方式。自我介绍的内容，指的是自我介绍时所表述的主体部分。它要根据实际需要、具有一定的针对性，切不可千篇一律。

依照自我介绍时表述的内容不同，自我介绍可以分为下述五种方式：

①应酬式　适用于某些公共场合和一般性的社交场合，如旅行途中、宴会厅里、舞场上、通电话时。它主要针对进行一般接触的交往对象。对介绍者而言，对方属于泛泛之交，或者早已熟悉，进行自我介绍只不过是为了确认身份而已，因此，此种自我介绍内容要少而精。往往只包括姓名一项即可。例如："您好！我叫张威。""我叫李浩。"

②工作式　主要适用于工作场合。介绍时，包括本人姓名、供职的单位及部门、担负的职务或从事的具体工作三项，也叫做工作式自我介绍，内容的三要素，通常缺一不可。其中，第一项姓名，应当一口报出，不可有姓无名，或有名无姓；第二项，供职的单位及部门，有可能最好全部报出，具体工作部门有时也可以暂不报出；第三项，担负的职务或从事的具体工作，有职务最好报出职务，职务较低或者无职务，则可报出目前所从事的具体工作。例如："你好！我叫赵丽，是湖南省蓝天医院护理部主任。""我叫孙兰，是湖南安康护理学院护理系老师。"

③交流式　主要适用于社交活动中，它是一种刻意寻求与交往对象进一步交流与沟通，希望对方认识自己、了解自己、与自己建立联系的自我介绍。其内容包括介绍者的姓名、工作、籍贯、学历、兴趣以及与交往对象的某些熟人的关系等。它们不一定非要面面俱到，应视具体情况而定。例如："我叫张丽，现在海蓝市人民医院工作。我是湖南医科大学临床医学系98级的学生。我想

咱们是校友，对吗?""我叫孙李，现在蓝天医院护理部当主任。我和您先生是高中同学。"或"我叫张李，湖南人，我刚才听见你唱……的歌，她是我们湖南湘西人。我特别喜欢她唱的歌，比如《辣妹子》，你也喜欢吗?"

④礼仪式　适用于讲座、报告、演出、庆典、仪式等一些正规而隆重的场合。它是一种表示对交往对象友好、敬意的自我介绍。介绍的内容包括姓名、单位、职务等项，但是还应多加入一些适宜的谦辞、敬语，以示自己尊重交往对象。例如："各位来宾，大家好! 我叫赵丽，是湖南省蓝天医院护理部主任，现在由我代表本医院热烈欢迎各兄弟单位的同行来我院进行参观、指导，欢迎大家的光临!"

⑤问答式　一般适用于应试、应聘和公务交往。在普通交际应酬场所也时有所见。问答式自我介绍的内容，讲究问什么答什么，有问必答。例如，患者问："这位小妹，你好! 不知对你应该怎么称呼?"护士答："大姐您好，我叫孙丽，是您的责任护士。"主考官问："请介绍一下你的基本情况。"应聘者答："各位好! 我叫张丽，现年 20 岁，上海人，共产党员，今年毕业于湖南医科大学护理系，本科，学士学位。"

(3)自我介绍的要求。①注意时间。它包括两个方面的含义。其一是省时，力求简洁，节省时间，以半分钟左右为佳，如无特殊情况，最好不要长于 1 min。在初次见面就指望交往对象仅凭自己的自我介绍，就对自己熟悉是不现实的。若在自我介绍时，累赘啰嗦，对自己而言是失态，对对方而言是失敬。在作自我介绍时，还可利用名片、介绍信，如果使用了名片、介绍信，则其上所列有的内容应尽量不予重复。其二是适时，即一是对方有兴趣时;二是对方有空闲时;三是对方情绪好时;四是对方干扰少时;五是对方有要求时。②介绍态度。进行自我介绍时，态度要自然随和、友善亲切，充满自信;语气要自然，语速要正常，语音要清晰。③力求真实。进行自我介绍时所表述的各项内容，一定要实事求是、真实可信。不必贬低自己、过分谦虚，也不可自吹，夸大其词。

3. 他人介绍

他人介绍，又称第三者介绍，它是经第三者为彼此不相识的双方引见、介绍的一种方式。他人介绍通常都是双向的，即被介绍双方各自均作一番介绍。有时，也可进行单向的他人介绍，即只将被介绍者中的某一方介绍给另一方。其前提是前者了解后者，而后者不了解前者。

(1)他人介绍的顺序。若被介绍者不只一人，应遵循"女士优先"的原则，先介绍女士，再介绍男士，或遵循先介绍职位、年资较高者，再介绍职位、年资较低者的原则。在介绍他人时，先介绍谁，后介绍谁，是一个比较敏感的礼仪问题。根据规范，要处理好这一问题，必须遵守"尊者优先了解情况"的规则，也就是说，在为他人作介绍前，先要确定双方地位的尊卑，然后先介绍位卑者，后介绍位尊者，这样可以使位尊者优先了解情况。这一规则，有时又称"后来居上"的规则，它所指的是后被介绍者，应较先被介绍者地位为上。具体说来，有以下几种情况：①先将年轻者介绍给年长者，以示对年长者的尊重。②介绍老师与学生认识时，应先介绍学生，后介绍老师。③先将男士介绍给女士，再后介绍女士；以示对女士的尊重。④先介绍未婚者，后介绍已婚者。⑤介绍同事、朋友与家人认识时，应先介绍家人，后介绍同事、朋友。⑥介绍来宾与主人认识时，应先介绍主人，后介绍来宾；以示尊重客人。⑦介绍社交场合的先到者与后来者认识时，应先介绍后来者，后介绍先到者。⑧先介绍职位、身份低者，后介绍职位、身份高者。以表示对身份高者的尊重。⑨先将内宾介绍给外宾，以示对外宾的尊重。

（2）他人介绍的内容。在为他人作介绍时，对介绍的内容应当字斟句酌，慎之又慎。倘若对此掉以轻心，很容易给被介绍者留下不良印象。根据实际需要的不同，为他人作介绍时的内容也会有所不同，常有以下六种形式可供借鉴。①标准式。它适用于正式场合，内容以双方的姓名、单位、职务等为主。例如："我来给两位介绍一下，这位是蓝天医院护理部主任赵钱小姐，这位是湖南安康医学院护理系孙李主任。"②简介式。它适用于一般的社交场合，其内容往往只有双方姓名一项，甚至可以只提到双方姓氏，接下来则要由被介绍者见机行事。例如："我来介绍一下，这位是老张，这位是小邓，你们认识一下吧。"③强调式。它适用于各种交际场合，其内容除包括被介绍者的姓名外，往往还要刻意强调一下其中某位被介绍者与介绍者之间的特殊关系，以便引起另一位被介绍者的重视。例如："这位是我院主管教务的赵院长。这位是孙李，她在院护理系工作，是我们系部的才女，请赵院长多多关照。"④引见式。它适用于普通的社交场合。作这种介绍时，介绍者所要做的，就是将被介绍者双方引导到一起，而不需要表达任何具有实质性的内容。例如："两位认识一下如何？其实大家都是同行，只不过以前不认识，现在请你们自报家门吧！"⑤推荐式。它适用于比较正规的场合，多是介绍者有备而来，有意将某人举荐给某人。因此，在内容方面，通常会对前者的优点加以重点介绍。例如："这位是赵钱小姐。这位是我们护理系的孙李主任。赵小姐是医科大护理专业研究生毕业的专业人士，孙主任，我想您一定乐于认识她吧！"⑥礼仪式。它适用于正式场合，是一种最为正规的他人介绍，其内容略同于标准式，但语气表达、称呼上都更为礼貌、谦恭。例如："孙主任，你好！请允许我把湖南蓝天医院护理部主任赵钱小姐介绍给你。""赵主任，这位就是湖南安康医学院护理系孙李主任。"

125

作为被介绍者，应当表现出结识对方的热情，要正面双目应该注视对方，介绍时除了女士和长者外，一般都应该站起来，与对方握手，并说："认识你很高兴"之类的话语，但若是在会议进行中或宴会等场合，就不必起身，被介绍者只需略欠身、微笑、点头致意。

4. 为他人介绍

为他人作介绍，应该遵循把晚辈介绍给长辈，把地位低的人介绍给地位高的人，把男士介绍给女士的礼仪。介绍人作介绍时应该使用敬语，如："王局长，请允许我向您介绍一下……"或者较为随便的可以说："张先生，我来介绍一下，这位是……"为他人作介绍时，应有礼貌的平举右手掌，手心向上，指向被介绍者，且眼神要随手势移动，而不应用手指指划，或双手不协调，显得心不在焉。既作介绍，就应熟悉、牢记被介绍双方的姓名和服务单位等，否则是最大的失礼行为。万一有所遗忘，则可讲，"王先生，请你认识一下这位先生。嗯……这位先生的尊姓大名是……"这时被介绍者往往会主动地把自己的姓名告诉对方或递上本人的名片。当然，作为介绍人应尽量避免出现这种被动、尴尬的场面。

(三)其他见面礼仪

1. 名片礼仪

名片是一种涵盖个人身份信息，经过精心设计，便于人际交往的一种卡片媒介，担负着保持联系和介绍身份的重要作用。

(1)名片的印制规范。现代的名片是一种经过设计，能表示自己身份，便于交往和执行任务的卡片，它一般长10 cm，宽6 cm，用多色纸张，国外人士习惯是将姓名印在中间，职务用较小字体印在姓名下面。我国的习惯是将职务连同服务单位用较小的字体印在名片的左上角，姓名印在中间，名片右下方印有办公地址、电话、寓所地址、邮政编码、电话号码、电子信箱等。

(2)名片的用途。名片主要是作自我介绍之用，其他还可在下列三种情况下使用：一是在社交的礼节性拜访中；二是在常有商业性质的横向联系与交往中；三是在某些表达感情或表达祝贺的场合中使用。

(3)名片递交。交换名片的顺序一般是"先客后主，先低后高"，即地位低者先把名片递给地位高者，年轻的先把名片递给年老的，客人先把名片递给主人。当与众多人交换名片时，应按照职位高低的顺序或由近及远的顺序进行，切忌跳跃式进行，以免让对方有厚此薄彼之感。递接名片通常是在自我介绍或经人介绍后进行。递交名片时要起立，双手持名片左右两端，上身呈鞠躬状，面带微笑，郑重地将名片正面递给对方，并对对方说"请多关照"、"请多指教"等，以示客气。接受名片时，也应以上述姿势双手接回，并道谢。接过名片后，应有愉快的表情，认真看看名片上的内容，最好能轻声地将对方的姓名、职务、服务单位等读出来，以示尊重。然后将名片置于名片盒内或西装上衣口袋内。

（4）索要名片的礼仪。需要向对方索取名片时，可根据具体情况采用下列方式索取名片：①明示法，用于熟人交换名片时，主动递上自己的名片，如"您好，这是我的名片，请多多关照。"②交易法，适用于向不熟悉的人索要名片时，如"刘主管您好，非常高兴能认识您，不知道能不能有幸跟您交换一下名片。"同时双手递上自己的名片。③恭谦法，用于向尊者、长辈、知名人士索要名片时，可先礼貌地询问对方："认识您很荣幸，今后如何向您请教？"④联络法，用于平辈之间索要名片时，如"您好，今后怎样与您联系？"

2. 握手礼仪

握手，是人们在日常生活的社会交往中常见、最具表现力的礼节；是沟通思想、交流感情、增进友谊的重要方式。握手既是一种礼仪方式，又可称之为人类的"次语言"。深情、文雅而又得体的握手，往往蕴含着令人愉悦、信任、接受的契机。握手的含义多数用于见面致意和问候，也是对久别重逢或多日未见的友人相见或辞别的礼节；有时又具有"和解"的象征意义。此外，握手还是一种祝贺、感谢或相互鼓励的表示。如对方取得某些成绩与进步时，赠送礼品以及发放奖品、奖状、发表祝词讲话后，均可以握手来表示祝贺、感谢、鼓励等。

握手时应注意以下礼节：

（1）掌握握手的先后顺序。在比较正式的场合，行握手礼时最重要的礼仪问题，是握手双方应当由谁先伸出手来。倘若在与他人握手时，轻率地抢先伸出手去而得不到对方的回应，将会造成令人非常尴尬的局面。因此，握手礼的先后顺序，应遵循"尊者决定"的原则。"尊者决定"原则是指两人握手时，各自首先应确定握手双方彼此身份的尊卑，然后以此决定伸手的先后。应由位尊者首先伸出手来，即尊者先行，位卑者只能在此后予以响应，而绝不可贸然抢先伸手，不然就是违反了礼仪的原则。遵守这一原则，既是为了恰到好处地体现对位尊者的尊重，也是为了维护在握手后寒暄应酬中位尊者的自尊。因为，握手往往意味着进一步交往的开始，如果位尊者不想与位卑者深交，他是大可不必伸手与位卑者相握的。换言之，如果位尊者主动伸手与位卑者相握，则表明前者对后者印象不坏，而且有深交之意。但与女士握手时，应遵守"女士优先"的原则，即由女士决定是否握手。如果女士先伸出手来，对方应马上回应；如果女士没有伸出手来与之相握，对方就不要伸手与女士相握，以免落得尴尬。

某些特殊情况下，若是一个人需要与多人握手，则握手时亦应讲究先后次序，即先年长者后年幼者，先长辈后晚辈，先女士后男士，先已婚者后未婚者，先上级后下级,先职位、身份高者,后职位、身份低者。

(2)注意握手时的神态。与人握手时,神态应专注、热情、友好、自然。在通常情况下,应面含笑意,目视对方双眼,并且口道问候。切勿显得三心二意,敷衍了事,漫不经心,傲慢冷淡。如果在此时迟迟不握他人早已伸出的手,或是一边伸手,一边东张西望,目中无人,甚至忙于跟其他人打招呼,都是极不礼貌的。

(3)把握握手的时间。在通常情况下,握手的时间长短,可根据双方亲密程度来定。初次见面者,握手后上下摇一两下即可,一般控制在三四秒之内;熟人及老朋友相见,握手时间可稍长,一般握手后上下摇三四下,但也不可过长,时间控制在3~5秒内。如果握手时间过短,两手相触即分开,好似走过场,又像是对对方怀有戒意。而时间过久,尤其是拉住异性或初次见面者的手长久不放,则显得有些虚情假意,甚至会被对方怀疑为"想占便宜"。

(4)掌握握手的力度。握手时,为了向交往对象表示热情友好,应当稍许用力。与亲朋故友握手时,所用的力量可以稍微大一些;而与异性以及初次见面相识者握手时,则千万不可用力过猛。总之,在与人握手时不可毫不用力,不然就会使对方感到缺乏热忱,敷衍了事,但也不宜拼命用力,否则会使对方感到尴尬难堪。

(5)握手时应遵循以下规则。①握手者应心存真诚,面带微笑。②握手应热情有力,避免钓鱼式(手指刚与别人相握,就急如像钓鱼一样抽回自己的手,这意味轻视)、死鱼式(指将手像"死鱼"一样伸出,没有热情和诚意,任凭对方如何相握,一般常见于缺乏社交经验的人)、抓指尖式(指握手时不待手掌相贴就草草完事的方式,表示对方的冷淡或距离)握手。③作为主人、上级或女性,应主动伸手与人相握。④不应戴手套与人握手。⑤男性一般不抢先与女性握手。⑥握手时应保持适当的目光接触。⑦对德高望重的前辈应当握其双手,并同时鞠躬以示尊敬。

3.致意礼仪

致意是一种常用的礼节,它表示问候之意,通常用于相识的人之间在各种场合打招呼。具体的致意方法有以下几种:点头礼、举手礼、脱帽礼、注目礼、欠身礼、拱手礼、鞠躬礼、合十礼、拥抱礼。

(1)点头礼。又叫额首礼,头部向下轻轻一点,同时面带笑容,不宜点头不止,点头的幅度不宜过大。它所适用的情况主要有:路遇熟人,在会场、剧院、歌厅、舞厅等不宜与人交谈之处;在同一场合碰上已多次见面者、遇上多人而无法一一问候之时。要注意行点头礼时,不宜戴帽子。

(2)举手礼。行举手礼的场合,与行点头礼的场合大致相似,它最适合向距离较远的人打招呼。行举手礼的正确做法是，右臂向前方伸直，右手掌心向着对方，其余四指并拢，拇指动一两下。不要将手上下摆动，也不要在手动时将手背朝向对方。

（3）脱帽礼。戴着帽子的人，在路遇熟人，与人交谈、握手或行其他会面礼、进入他人居所或娱乐场所、升挂国旗、演奏国歌等情况下，应自觉主动地摘下自己的帽子，并置于适当之处，这就是脱帽礼。女士在社交场合可以不脱帽。

（4）注目礼。起身立正，抬头挺胸，双手自然下垂或贴放于身体两侧，庄重严肃，双目正视被行礼对象，或随之缓缓移动。在升国旗、游行检阅、剪彩揭幕、开业挂牌等情况下，适用注目礼。行注目礼时，不可歪戴帽子、歪穿衣服、东斜西靠、嬉皮笑脸、大声喧哗、打打闹闹。

（5）拱手礼。拱手礼，是我国民间传统的会面礼，它所适用的场合包括岁末举行团拜活动时，向长辈祝寿时，向友人恭贺新婚、生子、晋升、乔迁时，向亲朋好友表示感谢时，以及与海外华人初次见面表示久仰大名之意时。这种传统的问候方式所包含的是感谢、拜托、祝福之意。行拱手礼时，要求站立，上身挺直，两臂前伸，双手在胸前高举抱拳，自上而下，或者自内而外，有节奏地晃动两三下。

（6）鞠躬礼。鞠躬礼目前在我国主要适用于向他人表示感谢时、领奖时或讲演结束时、演员谢幕时、举行婚礼时或参加追悼活动时等。行鞠躬礼时，应脱帽立正，双目凝视受礼者，然后上身弯腰前倾。男士双手应贴放于身体两侧裤线处，女士的双手可下垂搭放在腹前。下弯的幅度越大，所表示的敬重程度就越大。鞠躬的次数，可视具体情况而定，惟有追悼活动才采用三鞠躬。因此在喜庆场合，鞠躬次数不可为三。

（7）合十礼。合十礼，也称合掌礼，即双手在胸前相对合拢，五个手指并拢向上，掌尖与鼻尖基本持平，手掌向外侧倾斜，双腿直立站稳，上身微欠低头。行此礼时，合十的双手举得越高，越体现出对对方的尊重，但原则上不可高过额头。行合十礼时，可以口颂祝词、祝颂或问候对方，也可面含微笑，但不准手舞足蹈、反复举手。

（8）拥抱礼。在西方，特别是欧美国家，拥抱礼是十分常见的见面礼和道别礼，在人们表示慰问、祝贺时，拥抱礼也十分常用。正规的拥抱礼，要求两人正面相对站立，各自举起右臂，将右手搭在对方左肩后面，左臂下垂，左手扶住对方右腰后侧，首先各向对方左侧拥抱，然后各向对方右侧拥抱，最后再一次向对方左侧拥抱，一共拥抱三次。在普通场合行此礼，不必如此讲究次数，也不必要求如此严格。

(9)亲吻礼。亲吻礼，也是西方国家常用的一种会面礼。在行亲吻礼时，双方关系不同，亲吻的部位也会有所不同。长辈亲吻晚辈，应当亲吻额头；晚辈亲吻长辈，应当亲吻下颌或亲吻面颊；同辈之间，同性应当贴面颊；异性应当亲吻面颊。接吻，即亲吻嘴唇，仅限于夫妻与恋人之间，不宜滥用，也不宜当众进行。行亲吻礼时，通常忌讳发出亲吻的声音，而且不应将唾液弄到对方脸上。

(10)吻手礼。吻手礼，主要流行于欧洲国家。男士行至已婚妇女面前，首先垂手立正致意，然后以右手或双手捧起女士的右手，俯首以自己微闭的嘴唇，象征性地轻吻一下其手背或手指。行吻手礼的地点，宜在室内为佳。吻手礼的受礼者，只能是妇女，而且应是已婚妇女。手腕及其以上部位，是行吻手礼时的禁区。

4. 介绍后的礼仪

刚认识的双方要互致问候、寒暄、行礼(握手礼、鞠躬礼等)，介绍过后，如有名片则互相交换名片，如属应酬式的介绍则可不必。一般情况下，介绍别人认识后，介绍者不宜抽身便走，特别是男女间相识，应稍停片刻，以引导双方交谈，待他们能够交谈后，再托词离开。

二、通联的礼仪

随着通讯事业的日益发达，现代通讯工具简便快捷，极大地方便了人与人的信息沟通。人们足不出户利用网络、电话、文书等就能与人交往。因此，规范得体的通讯方式，也是交往成功的重要因素。

(一)电话通讯礼仪

电话已成为人们日常工作、学习、生活中愈来愈重要的通信工具，"只闻其声，不见其人"，电话形象也逐步引起了人们的高度重视，电话礼仪包括使用电话时的态度、表情、语言、内容及时间观念等各方面的内容。在医院里或同院外交流信息时，使用电话的机会和频率越来越高，范围也日趋广泛。因此，在"电话交际"中如何注重礼节，也是护士职业交际礼仪中十分重要的内容之一。

1. 拨打电话的礼仪

使用电话时，拨打电话的一方被称为发话人或发起者，而听电话的一方则被称为受话人。在整个通话过程中，发话人通常始终居于主动、支配地位。因此发话人不仅要使自己所拨打的电话正确无误地传递信息，还要为自己塑造完美的电话形象，这就必须要求时间适宜，内容简练，表现文明。在以上三个方面稍有闪失，都会有损自己的电话形象。

(1)时间适宜。一是选择合适的通话时间，一般最佳通话时间有两种，即双方约定的时间和对方方便的时间。除有要事必须立即通告外，不要在他人的休息时间内打电话，例如，每日上午 7:00 之前、晚上 10:00 之后以及午休、用餐的时间。二是控制通话时间长度，在电话礼仪里，有一条"三分钟原则"，尽量不要超过这限定时间。因此，发话人要控制每次通话时间的长度，以短为佳，宁短勿长。如果通话内容较多，预计通话时间较长，应先征求一下对方意见，并在结束时略表歉意。

（2）内容简略。根据礼仪规范，发话人要做到内容简练。每次通话前，发话人理应做好充分准备，最好把受话人的姓名、电话号码、通话要点等列出一张"清单"，通话时就不会再出现临时思考、缺乏条理、丢三落四的情况。此种方法简单易行，只要养成了习惯，就会成为自己的自觉行动。它不仅利己利人，而且容易使通话对方感到自己办事有板有眼、训练有素。

（3）表现文明。发话人在通话的过程中，自始至终都要以礼待人，表现文明，尊重自己的通话对象。①语言文明。在通话时，发话人应使用"电话基本文明用语"。如拨电话号码后，听到对方的回应，应首先问一声"您好！"然后再自报家门。在电话里自报家门有四种方式可以借鉴，第一种是报本人全名；第二种是报本人所在的单位；第三种是报本人所在单位及全名；第四种是报本人所在单位、全名和职务。其中第一种模式主要用于私人交往，而后三种模式则适用于公务交往。在准备终止通话时，应先说一声"再见"，否则就会使终止通话显得有些突如其来，并显得本人待人无礼。②态度文明。发话人除语言要规范外，在态度上也应该是温文尔雅，学会控制自己的情绪，不论自己高兴、忧郁、气恼等，都不应在打电话时反映出来，更不应向对方发脾气，向对方表示冷淡、摔电话等。力争做到声调适中柔和、语言简明。如通话过程中，对受话人不要厉声呵斥、粗暴无理，也不要低三下四、阿谀奉承。碰上要找的人不在，需要接听电话的人代找或代为转告、留言时，态度更要文明有礼。③举止文明。如打电话时最好双手持握话筒，并起身站立。通话时不要把话筒夹在脖子下，抱着电话机随意走动，或是趴着、仰着、坐在桌角上等。边吃东西边打电话亦为失礼的表现。终止通话时应道声"再见"，等对方放下话筒后再用双手轻放话筒。

2.接电话

在整个通话过程中，受话人虽然处于被动位置，但也必须遵守一定的礼仪规范。根据受电话的具体情况，可分本人受话、代接电话两种。

（1）本人受话。按照电话礼仪的要求，接听电话时需要注意及时接听、谦和应对、主次分明三个问题。在电话礼仪中，有一条"铃响不过三"的原则，即接听电话时，以铃声响三次左右拿起话筒最为适宜。接电话时，应左手拿起话筒，右手持笔以便记录。语言应对谦和，如拿起话筒后，即应自报家门，并首先向发话人问好。自报家门的模式可参照发话人自报家门时的模式，如"您好！这里是蓝天市医专护理系办公室，请问您找谁?"在私人寓所接听电话时，为了自我保护，可以用电话号码作为自报家门内容或不必自报。一般采用的办法是："您好，我就是，请问您是哪位"；"他在旁边，请稍候"；"对不起，她刚才还在这，您需要留话吗"。通话时，不论何种情况，都应聚精会神地接听，不能心不在焉，尤其是不要与旁人聊天、吃东西或看电视等。对发话人态度应当友好谦恭。当通话结束时，不要忘记道声"再见"。

（2）代接电话。在日常生活里，经常会有为他人代接、代转电话。这时需要注意礼尚往来、尊重隐私、记忆准确、传达及时等问题。接电话时，假如对方所找不是自己，不要语言不快，拒绝对方的请求，或托辞不找，尤其是不要对对方所找之人有微辞。在代接电话时，不要向发话人询问对方与其所找之人的关系。即使发话人要找的人就在附近，也不要大喊大叫，而闹得人人皆知，四周不宁。当别人通话时，不要在旁倾听，更不要插嘴。若发话人要找的人不在，可以向其说明后，问一下对方是否需要代为转达。如果对方有请求，即应热情相助于人。对发话人要求转达的具体内容，请对方清晰地报出姓名、单位、回电号码和留言。最好认真做好笔录，在对方讲完后，还应重复一遍，以验证自己的记录是否正确，并及时传达，以免误事。

（二）移动通讯礼仪

移动通讯工具是现代化的无线通讯工具，具有使用方便、快捷的特点，它加快了现代人的生活节奏，也提高了人们的生活质量。然而人们在享用现代物质文明的同时，更应注意现代精神文明的建设，现代通讯工具使用的礼仪规范是精神文明的具体体现，因此在使用手机等移动通讯工具时也必须遵守必要的礼仪要求。

1.放置到位

携带手机等移动通讯工具者，应将其放在他人不易察觉之处，常规放置位置有：随身携带的提包内、衣袋内。有些时候，可挂在腰部，或暂交其他会务人员代管。

2.遵守公德

在一些严肃的场合，应关掉通讯工具，以免其鸣叫声影响别人，干扰秩序。在正式场合，不宜当众使用手机，若确实需要使用手机时，应暂时告退，另找一个僻静地方通话。如若在公共场合使用手机，应侧身并轻声讲话。无论场合是否适宜，旁若无人地大声讲话，会让周围的人觉得是在有意张扬，同时也是一种对他人的妨碍。

3.注意安全

使用移动通讯工具时，必须牢记安全至上的原则。在驾驶车辆时，不宜使用手机或查看寻呼机号码，以免导致交通事故。乘坐飞机时，必须自觉地关闭手机，以免干扰电子讯号，影响飞机安全。也不要在油库、医院特殊病房内使用手机，以免发生火灾，妨碍治疗等。

4.保证畅通

看到未接电话，要及时回复电话，无特殊的原因，与对方联络的时间不要超过5 min。拨打他人电话后，应等候对方10 min左右，在此期间，不宜再同其他人联络，以防电话占线。应及时交费，以免因欠费停机，而影响与外界的联系。更换了手机号码时，应尽快告知自己的主要交往对象，以保证彼此联络通畅，不要失礼于人。

5.尊重隐私

手机的号码属个人专有，如主人不愿意可不告诉他人，也不应当随便打探他人的手机号码，更不应当不负责任地将别人的手机号码转告他人。同样，也不要随便借用别人的手机。

（三）电子邮件礼仪

目前，许多工作是通过电子邮件完成的，电子邮件在给人们带来方便的同时，也产生了交往礼仪方面的新问题。不论是私人邮件或是公务邮件，都应认真撰写和正确回复。使用电子邮件时，应当遵守的礼仪规范有：

1.认真撰写

向他人发送电子邮件时，要注意以下几点：

（1）主题明确。一般一个电子邮件只有一个主题，往往在主题栏中就要注明。撰写时要突出主题，让人一目了然。

（2）内容简洁。网络的上网时间直接与收件人的精力和金钱相关，故邮件内容应简明扼要。

（3）格式完整。书写电子邮件时参照书信交谈的格式。如果是一封较为正式的邮件，应采用与正式信笺一样的文体，开头有尊称，正文内容翔实、结尾有祝福语。若是私人邮件，可依据个人兴趣和双方的关系采取多种格式写信或回复。

（4）使用文明用语。邮件内容虽然简洁，但同样要注意礼貌，特别是称谓、祝辞部分要使用相应的礼貌用语。

（5）重视反馈。每日或定期查阅邮件，收到电子邮件时，应在最短的时间内给予回应，表示已经收到，还应定期重新审查你发过的电子邮件，及时清理回复的内容。收到重要邮件后，要及时回复。

2.避免滥用

若无必要，轻易不要向他人随意发电子邮件，更不要向别人的信箱发送"垃圾邮件"。

3.注意编码

不同地区使用的中文编码系统可能不同，因此可能对方收到的只是一封由乱码符组成的"天书"，故向不同编码系统的地区发送邮件时，最好同时注明自己所使用的编码系统，以保证对方可以收到自己的电子邮件。

（二）文书礼仪

在社会交往和日常生活中，礼仪文书占有十分重要的位置。尽管现代通讯的发展，书信交往方式逐步减少，但书面文字所具有的易保存、准确性高、信息不失真、有形展示等优点，依然是其他任何交流均难以替代的交往方式。由于礼仪文书的格式与规范直接影响交际效果，因此，应用时切不可忽视，护士常用的文书有书信、护理文件、护理管理文书等。

1.书信

书写书信的礼仪要求有以下几个方面。

（1）格式规范。书信由信文和信封两大部分组成。

①信文又叫笺文，由台头、启词、正文、祝词、署名、日期及附言几个部分组成。

台头：即对收信人的称呼。首行顶格书写，以示对收信人的尊敬。台头之后加冒号，以引出下文。台头应视收信人的具体情况选择合适的尊称。

启词：是信文的开场白，或客气寒暄，或提示写信的原因等。于台头之下空两格另行书写，多用"您好！"表达。

正文：是书信的主体，是写信者对收信者所谈的正事。一封信中可专写一事，也可兼叙数事。书信的写法以表情达意准确为原则。一般应先谈有关对方的事情，表示关切、重视或谢意、敬意，然后再谈自己的事情。正文写好后，如发现内容有遗漏，可补充写在结尾后面；或写在信右下方空白处，并在附言之前加上"另"、"又"等字样；或在附言的后面写个"又及"或"再启"字样。

祝辞：是在书信结尾时，向收信者表示祝愿、钦敬与勉慰的短语。要依据对象、书信内容、时令、场合等的不同而选择贴切的词语。如对长辈应用"恭请康安"；对平辈可用"顺颂安好"；对晚辈可用"顺祝"、"即颂"等。祝辞应根据具体情况恰当择用。

署名：即写信者的签名。署名前可加上对自己的称呼，如姐、侄、晚辈等。署名后面可加敬词，如对尊长用"叩上"、"敬察"等；对平辈用"谨启"、"顿首"等；对晚辈用"字"、"示"等。

日期：日期可空一格写于署名后，也可另起一行，写在署名的正下方。

②信封分为国内信封、国际信封、托人代交的形式。

国内信封。国内信封的内容及排列顺序如下：收信人邮编、地址、姓名、寄信人的地址、邮编等。

国际信封。国际信封正面中央写收信人的姓名、地址、邮编、国名，在信封正面的左上方写寄信者的姓名、地址、邮编、国名。

托人代交。托人代交的信件，应在信封左上角酌情写上"请交"、"烦交"、"面交"、"专送"等字样。

（2）语言礼貌。书信是一种书面谈话，讲究礼貌，能使收信人产生一种亲切感和尊重感。书信中要采用与通信对象相适宜的书面语言，尽量多使用敬语、雅语、谦语等礼貌语。

（3）字迹工整。书信主要靠文字来表达，文字书写不仅要让收信人看懂，而且应注意字迹工整、端正、规范、清晰，以保证整体美观大方。

（4）及时回复。复信，不仅是对对方的尊重，也是做人的一种基本道德。一般情况下，收到他人来信后，应当尽快回复，并且在复信中还应对来信中需要回答的问题一一作答。因故迟复他人来信，在回复时，务必向对方解释致歉。

2. 护理文书

护理文书是执行医嘱和护士对患者在住院期间病情的客观记录，在处理护患冲突和医疗纠纷中，护理文书有着重要的举证作用。护理文书书写是关系到沟通信息、质量控制、法律依据、科研教育、效益评估的一项重要工作。

护理文件包括：各种执行单、体温单、医嘱单、医嘱记录单、整体护理病案、特别护理记录单、护理交班报告等。其礼仪要求是：

（1）书写规范。其要求有：①格式规范。护理文件的记录应当严格按照国家的相关要求和各地区制定的具体规定的格式正确书写。②文字表达准确，正确使用医学术语及公认的缩写。③文字书写规范，不要自创简化字和滥用代用字。

（2）及时准确。及时准确的记录可以表现出记录者实事求是的工作态度和对病人认真负责的精神。同时准确严谨的记录也可减少不必要的法律纠纷。

（3）简明扼要。记录内容既要尽可能做到简洁、流畅，又要避免过于笼统、含糊不清或过多修辞，以便医务人员快速获取信息。

（4）重点突出。对需记录内容应择其要录之，而不是有闻必录之。对某种疾病应记录其主要的症状和体征及主要的护理内容。

（5）内容完整。包括文件无破损、丢失，各栏目填写完整，不能认为是公知的项目便随意省略。

(6)语言礼貌。在整个文件的书写中,始终都应注意到文笔的流畅和语言的礼貌性,如给病人的书面出院指导,开头应使用尊称,结尾应有祝福语等。

(7)客观平实。护理文件是一种严肃的公务文书,一般不用描绘性、形象性和带有感情色彩的词语。平实的语言能显示出护理人员专业写作客观、冷静的态度。

(三)护理管理文书

护理管理文书包括:护理工作计划、总结、通知、会议记录、规章制度、请示、报告、请假条等。书写要注意的礼仪是:

1.格式规范

护理管理文书的文体格式各不相同,护士在写作时要按各种文体格式的规范正确书写。如会议通知,要求会议名称、内容、时间、地点、参加人员等,缺一不可。

2.行文严肃

护理管理文书具有很强的公文性质,因此要求行文严肃,文字严谨,语言通俗,实事求是,简练准确,庄严朴实。

3.用语礼貌

在请示报告中应对请示对象使用敬语,在总结中对上级、同事或下属对自己工作的支持应表示谢意等。

4.语法正确

护理管理文书用于部门间互通信息、总结和交流经验,如果语句不通,搭配不当很可能引起误解,造成不良后果。

5.整体美观

护理管理文书多用于工作场合,为了体现自己认真负责的态度和对阅读者的尊重,书写要求特别注意字体工整、规范、清晰及整体的美观整洁。

目前,利用计算机应用程序处理医嘱等医疗文件的方式正广泛运用在医院管理中。因此,医院要求护理人员具有熟练的办公室计算机文字处理能力。在处理医嘱时,避免出现差错事故。工作中要认真核实,及时、准确、规范地输入医疗信息和护理信息。

三、往来的礼仪

人们相互往来,要讲究礼节,注意礼貌,遵循一定的礼仪规范行事,这已成了现代文明社会生活的一项重要标志。

（一）迎送礼仪

迎来送往是社会交往活动中不可缺少的重要内容，也是护理工作日常进行的实践活动之一。正确地运用迎送礼仪，不仅能体现护士的良好的礼貌素质，而且能提高护理服务质量。

1. 迎接礼仪

对远道而来的客人，要做好迎接工作，如接车、接机等。要掌握客人到达的时间，准备好交通工具，提前恭候客人的到来。若系迎接素不相识的客人，应制作迎接牌，写上客人姓名，举牌迎候。客人乘坐的车辆到达时，要热情相迎；车辆停稳后，应一手拉开车门，一手遮挡车门框上沿，以免客人头部碰撞到车顶门框。应提前为客人准备好住宿，帮助客人办理好一切手续并将客人领进房间，同时向客人介绍住处的服务、设施，将活动的计划、日程安排告知客人，并把准备好的地图、旅游图、或有关活动的介绍材料送给客人，以使客人能做到"心中有数"而免于陷入"茫然不知所措"的被动局面。

2. 接待礼仪

对来访的客人，无论职务高低、是否熟悉，都应一视同仁，微笑相迎，请客人入座时，应让其上座，主人在旁陪同。上茶要讲究"茶七酒八"的规矩（即斟茶七分满、斟酒八分满），端茶要用双手，交谈时，应注意为客人续茶。如准备有水果、香烟，应及时给客人送上。在接待客人时要做到谈吐文雅、举止大方，接待周到。

而日常工作中，若是在科室或办公室等接待场地和条件受限时，虽不能如在会客厅一般周到礼至，但必要的礼貌礼节也不能不要，对往来科室的各种人员，如来诊的病人、来访的友人、检查工作的有关人员等，在客人到来时仍需注意起身微笑相迎，礼貌称呼，热情问好，主动让座，耐心听问，细致解答等。

3. 送客礼仪

当客人准备告辞时，要等客人起身后，主人再起身热情相送，并送至门口或楼下。客人辞行时，应与客人握手道别，最后还要表示欢迎客人下次再来。若是在医院里送行，注意辞别用语，不要使用病人忌讳的语言，如不要说"欢迎常来"等。

如果是远方的客人要返程，需事先了解客人的返程时间和交通要求，提前为客人预订好机票、车票或船票，并安排送行人员和车辆。如有必要可准备适当的纪念品，在离别时赠送。

（二）乘车礼仪

乘车交往礼节应遵循"客人为尊、长者为尊、女士为尊"的原则。

1.乘出租车

乘出租车时男士应先走近汽车,把右侧车门打开,让女士先入座。男士再绕到车左边,坐到左边的座位上。抵达目的地后,男士要先下车,然后绕到汽车另一侧,打开车门,协助女伴下车。

2.乘私家车礼仪

乘私家车时主人应亲自开车,把司机边上的位置让给尊长,其余的人坐在后排。下车时,自己应先下,然后帮助客人打开车门,等候客人或长者下车。

3.乘公交车礼仪

乘公交车时应看清车站标牌和行车方向,排队候车,礼让老、幼、残、孕妇。车在行进中要扶好站稳,如果无意踩了他人,应礼貌地道歉。不乱丢果皮,不向窗外吐痰。不在车箱内吸烟,不高谈阔论,注意穿着打扮。车到站,待车停稳后,扶老携幼,礼让有序地下车。

4.乘坐列车礼仪

乘坐列车应把较大的行李放在行李架上。如想吸烟自觉到列车吸烟处,切不可在车厢内吸烟。不大声聊天,保持车厢内安静。废弃的物品应及时放入垃圾箱。不要在座位上睡觉,也不可脱鞋后,把脚放在座椅上,应多为别人着想。

(三)馈赠礼仪

馈赠,也叫赠送,作为一种表达友情、敬重和感激的方式,是以物的形式出现,以物表情,礼载于物,起到寄情言意的作用。中国人一向崇尚礼尚往来。《礼记·气曲礼上》说:"礼尚往来,往而不来,非礼也;来而不往,亦非礼也。"人们相互馈赠礼物,是社会生活中不可缺少的交往内容。

1.赠送的六要素

互赠礼物是情感的物化,通过这样一种赠送活动,使交往双方情感得到交流,友谊得到发展。当然并不是赠送礼物都能达到相应的目的,如礼物太轻或礼物不当而陷入难堪境地,礼物太重则商业味太浓,显得庸俗。因此,要达到赠送的目的,必须熟知送给谁(Who),为什么送(Why),送什么(What),如何送(How),何时送(When),在什么场合送(Where),即赠送的六要素,又叫六W原则。

(1)赠送的对象。这是赠送对方礼物时首先要考虑的因素,同时还应注意对方兴趣、性格、年龄、职务、知识、品位等。礼物要因人而异,给不同的人赠送不同的礼品。

(2)赠送的目的。赠送礼物有各种各样的目的,如探望患者、为他人庆贺生日、恭贺他人新禧、送亲友远行、到他人家拜访做客等。如果赠送的目的不明确,就很难使对方满意。恭贺新禧宜赠送具有装饰和利用价值的礼物;探望患者宜赠送补品和水果，这些都能使对方感到亲切和愉快。如果将这两种情况颠倒一下，效果就截然不同了。

（3）怎么送达。一般说来，送礼须亲自送达。中国人送礼、还礼，一般都是直接面交，以示郑重。不过，随着社会生活节奏的加快，赠送礼物的形式也变得多样化，如通过礼品公司代办和邮寄。

（4）什么时候送。赠送礼物宜掌握时机，不宜随心所欲。人们在社会交往中，往往选择适当时机赠送礼物，如赴宴、生日祝寿、探视患者、离别远行、结婚、乔迁、晋升或获得荣誉、答谢、节日等。

（5）在何地或什么场合送。为尊重对方起见，礼物最好不要在有他人在场时送达。

（6）送什么礼物。馈赠是亲朋好友中不可缺少的一种非言语交往方式，它不是为了满足某人的欲望，也不是显示自己的财富，而是为表示对他人的祝贺、感谢的心意。因此，如何选择适合的礼物就显得尤为重要。

2. 择礼的标准

礼物的贵贱厚薄，往往是衡量交往人的诚意和情感浓烈程度的重要标准，然而礼物的贵贱厚薄与其物质的价值含量并不总成正比。就礼物的价值含量而言，礼物既有其物质的价值含量，也有其精神的价值含量。在人际交往中，受到欢迎的礼物通常要符合以下四条标准。

（1）适用性。送人的礼物，首先要符合对方的某种实际需要，要投其所好，或是可以满足对方的兴趣、爱好；或是有助于对方的工作、学习。

（2）纪念性。在大多数情况下，送人的礼物务必要突出其纪念意义，尤其是在普通关系之间，无需过分强调其价值、价格。这就是礼物的纪念性。

（3）独创性。送人礼物，是非常忌讳"老生常谈"、"千人一面"的。选择礼物时，应当精心构思，力争使之富于创意，有个性。争取表现出新、奇、特，这更能体现出送礼者对受礼者的重视。

（4）时尚性。选择礼物时，可了解一下时尚流行之势，注意送人的礼物是否符合时尚潮流。礼物不能过时或落伍，否则有对受赠者轻视或应付之嫌。

3. 送礼的规范

（1）精心包装。即用专门的纸张包裹礼物、或是把礼物装入特制的盒子、瓶子内。包装礼物，通常被看作礼物必不可缺的重要组成部分，它犹如礼物的"外衣"，穿上了"外衣"的礼物，就显得正式、高档，而且还会使受赠者感到自己备受重视。

（2）表现大方。赠送礼物时，最重要的是平和友善的态度和举止大方的动作，并伴有礼节性的语言表达，才是让赠礼和受礼双方能共同接受的。

赠送礼物，通常是为了表达自己的心意，所以，应当泰然自若。将赠物送给受赠者，一般应在会面之后进行，届时应当郑重其事地起身站立，走近受赠者，双手将礼物递到对方的手中，而不宜放下后由对方自取。如礼物过大，可由他人帮忙，但赠送者本人最好还是要参与其事，并援之以手。在同时向多人赠送礼物时，最好先长辈后晚辈、先女士后男士、先上级后下级，按照次序有条不紊地进行。

（3）认真说明。当面赠送礼物时，要辅以适当的说明。①说明因何送礼，如过节了，说上"节日快乐"，同时送上礼物，这自然表明你送礼的原因了。②说明自己的态度，送礼时切勿自我贬低，不应该说："没有准备，临时才买来的"、"没有什么好东西，凑合着用吧。"，而应当实事求是地说明自己的态度，比如："这是我为你精心挑选的""相信你一定会喜欢"。③说明礼品的寓意。在送礼时，介绍礼物的寓意、多讲几句吉祥话是必不可少的。④说明礼物的用途。假如礼物较为新颖，则还有必要向受赠者说明其具体用途、用法，以让对方明了。

4. 受礼的规范

（1）欣然笑纳。受礼者应在赞美声中双手接过礼物，接受礼物时，眼睛应注视对方，不要只盯着礼物，双手接过礼物的同时口中应表示谢意。一般应赞美礼物的精致、优雅或实用，夸奖赠礼者的周到和细致。如果是比较正式的赠礼场合，接受礼物后将礼物用左手托着，右手与对方相握表示谢意，接受大型礼物时可先放下后再握手。视具体情况或拆看或只看外包装，还可伴有请赠礼人介绍礼物功能、特性、使用方法等的邀请，以示对礼物的喜爱。中国人收礼后一般要等客人走后才打开，如果客人请你打开看一看，才可以打开并比较具体地称赞一番。外国人则习惯当着客人的面打开包装，如果知道了礼物比较贵重，当面拆开包装最好。如果收到的礼物不合心意也应当像接受自己所喜欢的礼物一样，说上几句感激对方和赞美礼物的话。但是在接受恭贺新婚礼品时，是不能当即打开的。

（2）拒绝有方。有时出于某种原因，不能接受他人赠送的礼物，这时就要讲究方式、方法予以拒绝，切忌令赠送者难堪。为了使对方有台阶可下，可用婉言谢绝法，即用委婉的又不失礼貌的语言，向赠送者暗示自己难以接受对方的好意；或用直言法直截了当地向赠送者说明自己难以接受礼物的原因；还可采用事后退还法，但退还礼物不宜拖延过久，最好应在接受礼物后的 24 h 以内。

（3）依礼还礼。在接受了别人的礼物后，一般考虑回赠。回赠的时间可以选择在客人临别时，也可以在接受礼物后，隔一段时间登门回拜，顺便带给对方一些礼物表示谢意，还可以寻找机会回赠，如对方婚、丧或其他特殊的日子，送上适宜的礼物表达自己的心意。如果亲友刚刚送自己礼物，当场就回赠，这样会显得俗气，也会使送礼的人感到难堪，一般宜在客人小坐之后，告辞时回赠礼物，以表示感谢，当然还有其他的回礼形式。

四、主要社会活动礼仪

（一）交往中的空间位次

社会是由不同的性别、年龄，不同的民族、信仰及不同职业、爱好的人构成的，人们在交往中形成了亲密或疏远的关系。这种亲疏关系在礼仪上就表现为特定的空间距离。因此，承认和遵守空间交际礼仪既是对他人的尊重、对自己的保护，也是个人素养的体现。空间交际礼仪，包括交往中的空间位次排列和交往中的空间距离两部分。

交往中的空间位次排列问题，看似简单，却能反映出交往双方的交往诚意和彼此间的相互尊重程度。因为，从空间位次的排列上，不仅能确认主宾关系，而且还可以从空间位次上推断出交往人在交往中的地位和作用，并将直接影响到交往的成功与失败。如果是双边活动，只有双方人员的礼宾次序，相对来说较容易，但如果是多边活动，安排礼宾的**次序**就显得尤为重要了，这就需要我们了解一些多边活动中的位次排列知识。

按照国际间约定俗成的位次排列顺序，一般都遵循"以右为尊"的原则，即在所排列的位置上，右侧为尊，左侧为卑；右为上位，左为下位。在多人并排共处时，其位置的尊卑则往往是由右而左，依次递降。因此，当需要表示对他人的敬意时，应请其居右；当需要表示自谦时，则应主动居左。

1. 双边活动中的位次排

按照"以右为尊"的基本原则，在双边交往活动中，位次排列大致有以下几种情况。

（1）两人同行，纵行时前者尊，平行时右者尊。

（2）多人同行，纵行时前为尊，横行时中为尊；上楼时前者尊，下楼时后者尊。

（3）进门、上车时，尊者从先从右，而位低者从后从左。

（4）迎送宾客时，迎宾则主人在前，送客则主人在后。

（5）入座时以坐北朝南或迎门位置为尊，大型集会主席台前排中间位置为尊。

（6）入席时，以离主桌的远近来定桌次的高低；以入座离主人距离的远近来定位次的高低。

2. 多边活动中的位次排列

按国际惯例及我国礼仪活动中的位次排列惯例，常有如下排列法。

（1）按宾客的职务、地位及身份、资格排列空间位次。

（2）按参加活动方的部门或姓氏名的字母顺序或笔画顺序依次排列。在多边活动中，经常以英文字母排列顺序排列位次。

（3）按到达活动地点的时间顺序排列位次。在很多活动中，通常按参加活动的团体组织到达场地的先后顺序，依次安排位次。

（4）按参加活动方的报名顺序或组团、组队时间顺序排列。

3. 交往中的空间距离

交往中的空间距离，也就是人际距离，在某种情况下，是一种无声的语言。它不仅反映着人们彼此之间关系的现状，而且也体现着其中一方对另一方的态度、看法，因而对此不可马虎大意。

通常人与人之间的距离大体可分为以下四种类型。

（1）私人距离。当两人相距在 0.5 m 之内时，即为私人距离，又称亲密距离，适用于家人、恋人、至交之间。与一般关系者，尤其是陌生人、异性共处时，应避免采用。

(2)社交距离。当两人相距在0.5～1.5 m之间时，即为社交距离。这一距离主要适用于交际应酬时。它是人们采用最多的人际距离，因此又称常规距离。

(3)礼仪距离。当两人相距在1.5～3 m之间时，即为礼仪距离。它有时也称敬人距离。该距离主要适用于向交往对象表示特有的敬重或用于举行会议、庆典、仪式。

(4)大众距离。当两人相距在3 m以外时，即为公众距离。它又叫大众距离或者"有距离的距离"主要适用于与自己不相识的人共处时。在公共场合行走时，与陌生人之间应尽量采取这种距离。

(二)拜访

1. 拜访预约的礼仪

拜访的时机不论因公还是因私而访，都要事前与被访者进行电话联系，这是拜访中的基本礼仪。联系过程中要自报家门，并询问被访者是否在单位(家)，是否有时间或何时有时间。电话中要提出访问的内容，使对方有所准备，在对方同意的情况下定下具体的时间、地点。需要注意的是要避开吃饭和休息，特别是午睡的时间。

2. 拜访中的举止礼仪

(1)拜访要准时赴约。

(2)讲究进屋的礼仪。要用示指敲门，等待回音，如无应声，可再稍加力度，再敲三下；如有应声，待主人开门邀请后再进屋。若到达时正好遇到主人家门打开，不可直接进屋，要在门口扬声，等候主人招呼后再进屋。

(3)进屋后应待主人安排指点后坐下。如果主人是年长者或上级，主人不坐，自己不能先坐。主人让座之后，要表示感谢，然后采用规矩的礼仪坐姿坐下。主人递上烟茶要双手接过并表示谢意。如果主人没有吸烟的习惯，要克制自己的烟瘾，尽量不吸。主人端上果品，要等年长者或其他客人动手后，自己再取用。

(4)跟主人谈话，语言要客气。与主人的意见相反，不要争论不休。对主人提供的帮助要致以谢意，但不要过分。

(5)拜访时间长短应根据拜访目的和主人意愿而定，一般时间宜短不宜长。

(6)起身告辞时，要向主人表示"打扰"之歉意。要同主人和其他客人一一告别，说"再见"、"谢谢"；主人相送时，应说"请回"、"留步"、"再见"。

3. 拜访礼仪的注意事项

(1)万一因故不得不迟到或取消访问，应立即通知对方。

(2)到达拜访地点后，如果与主人是第一次见面，应主动递上名片，或作自我介绍。对熟人可握手问候。

（3）如果主人因故不能马上接待，应安静地等候。如果等待时间过久，可向有关人员说明，并另定时间再拜访。

（4）谈话时开门见山，不要海阔天空，浪费时间。要注意观察主人的举止表情，当主人有不耐烦或有为难的表现时，应转换话题或口气，当主人有结束会见的表示时，应立即起身告辞。

（5）若有礼物，可于进门或告辞时交给主人，并表明心意，恳请主人收下。

（三）出席宴请

宴会是指宾主欢聚一堂饮酒吃饭的较为隆重的集会，常用于庆祝节日、纪念日，表示祝贺、迎送贵宾等社交礼仪活动。它可以表示祝贺、感谢、欢迎、欢送等友好情感，也可发挥协调关系、加强团结、求得支持、有利于合作等作用。应邀赴宴的客人，应当举止文明，讲究礼节使宴会气氛和谐友好。

1. 接受邀请礼仪

一旦接到邀请，应及早做出答复。若不能应邀，应婉言谢绝。接受邀请，就不要随意改变出席宴会的计划，准时到会。若的确有事不能脱身，要向主人做出解释，并表示歉意。

2. 按主人安排的座位入座

我国习惯按个人职务、身份安排席位，以便谈话。主宾夫人出席，通常女主人坐在男主人对面，男主宾坐在男主人左侧，主宾夫人坐在女主人右侧，坐姿要自然大方，不要默默不语，更不能只与自己相识的人说笑，应主动与邻座客人寒暄聊天。

3. 正确使用餐巾

餐巾应铺在膝上，可用餐巾的一角擦去嘴上或手指上的油渍，但绝不可用餐巾揩拭餐具。

4. 进餐讲究文雅

咀嚼食物或喝汤时不要发出声响。嘴里有食物不要说话，咀嚼时应闭嘴，不要随地吐骨、刺、皮。剔牙时要用手或餐巾纸遮拦。不要在餐桌前发出异响或打嗝，如果打喷嚏或咳嗽，应向周围的人表示歉意。当主人祝酒致辞时，应聚精会神，认真聆听，热情与主人碰杯。也应与同桌客人相互碰杯，客人多时也可同时举杯共饮。

5. 宴会结束礼仪

宴会结束时，应向主人握手道谢告辞。如果参加的是正式宴会，应在宴会后的 2～3 天内，向主人书面致谢。

第三节 护理工作礼仪

一、护士接待礼仪

病人来医院就医，客观上已是疾病缠身，面对医院陌生的环境，难免产生孤独感和恐惧感。此时病人最希望得到医护人员的理解、同情和关心，因而他们对医护人员的言和行，甚至面部表情都非常敏感。护理人员礼貌周到的工作态度、文明端庄的仪表等，能抚慰病人，减弱或消除病人的心理负担。

（一）接待门诊病人的护士礼仪

门诊是医院面向社会的窗口，是医院工作的第一个环节。医院服务质量的高低，人们首先从门诊工作人员的工作态度来衡量。在门诊与病人接触最多的就是门诊护士，特别是分诊、接诊、导诊、咨询护士更是医院的形象代表，肩负着沟通医患关系、展现医院形象的重任。因此，门诊护士的工作态度、礼仪修养、外在形象，往往也就成了医院形象的代表。

门诊护士在工作中，主要注意以下几个方面：

1. 仪表

护理人员的仪表是指护理人员在工作中对自己必要的修饰与维护，给人留下良好的印象，以示对他人的尊重。护理人员的仪表应文明端庄，要体现积极向上的精神面貌和气质。护士的容貌以清新的自然美为主，应始终保持面容清洁。职业淡妆以表现健康的肤色为主，着装需配合医院环境中整体色调浅淡、素雅的主旋律。面部表情亲切、真诚、自然、友好，可使服务对象感到安全。头发保持清洁整齐，发型自然大方。护士服装保持平整、合体，佩戴的胸牌清晰端正，表现出护士的严谨、干练与整洁。做到衣冠齐整，举止文雅自然，给患者以亲切、温和、仁爱的"白衣天使"的美丽形象。

2. 语言

护理人员和病人接触时，必须做到态度诚恳、和蔼亲切，语气声调柔和悦耳，这是门诊护士最基本的礼仪要求，它有利于护患关系的融洽，增加病人的亲切感，消除病人对医院的恐惧心理。如门诊导诊护士见到病人来到门诊就诊时，应主动热情、面带微笑的迎接，并使用敬语诚恳地自我介绍："您好！我是门诊的导诊护士，请问我能帮您做些什么吗?"或"您好！请先到挂号处挂××科号，然后到诊室看病。"病人进入诊室后，护士应对病人温和地说："请坐，这位是××医生，您有什么不舒服请告诉××医生"；给候诊的病人可以送上一杯水，并轻声说一句："请您坐此稍候"等，无不使病人感到心理的安慰。

3.动作

在使用文明用语的同时，注意形体语言，指护士身体的动作，包括护士站、坐、行的姿态、操作的动作和头、手、身体等各部位的体态语。接诊病人时，护士的站姿、坐姿都要端正、规范。例如，应站立迎接患者，在指示方向时应将四指并拢，手心向上指向病人询问的方向，如果路线较复杂，应尽可能地引导病人到达目的地。

进行护理操作时，动作应轻柔、准确，身体的各种体态语要表露恰当，做到心口如一，给病人以真诚相助的感觉。而不能嘴上说的是亲切话语，体态表现却是冷若冰霜，使人感觉到的是虚情假意的应付。

4.表情

主要是指护士将内心情感通过面部表情的变化表达出来。护士与病人接触时，表情应当和蔼亲切，面带笑容，传递给病人的信息是由衷的关爱之情。如表现出热情的微笑，患者感受到的是热诚和欢迎；表现出慈爱和乐观情绪，患者则感受到的是温暖和积极向上的鼓舞；表现出理解的微笑，患者感到的是战胜疾病的鼓励。

5.眼神

护士在工作中流露的眼神，应当与语言、表情、动作协调，表现出热情、亲切、和蔼。热情、祥和的目光，能使患者紧张的情绪得到松缓、治疗的信心倍增；淡漠、责备的目光，则使患者失落、沮丧，或消极、不知所措。因此，护士要经常通过眼神向患者传递积极向上、鼓励安慰的信息。

（二）接待急诊病人的护士礼仪

急诊服务的对象是一个特殊的群体，当危、急、重病人来到急诊室时，病人和家属焦虑、忐忑不安的心情交织在一起，他们把生的希望都倾注在医务人员的身上。急诊护士是首先与病人及家属接触的人，她的工作不仅直接关系到病人对医院的信心，也关系到病人生命的转归。所以，一名优秀的急诊护士，除了应具备高尚的思想品德、良好的心理素质和掌握精湛熟练的护理技术外，优良的身体素质和礼仪修养对完成急诊护理工作也是至关重要的。

当急、危、重症患者进入门诊，护士沉着、冷静、迅速、果断地进行处理，不仅表现出护士的应急能力，而且，在与急诊病人较短的接触时间里，护士洁净整齐的着装，高雅大方的仪表，端庄稳重的举止，体贴入微的言谈，以及良好的工作态度，对病人的心理有着明显的良性刺激作用，可以减轻或消除病人紧张、恐惧心理，增加病人对医护人员的信赖感和战胜疾病的信心，使病人能配合抢救治疗工作。

1. 稳定情绪，陈述利害

突患急症会使病人及家属缺乏心理准备，表现得情绪紧张、处于高度应激状态。护理人员要针对这些实际情况，一方面采取有条不紊的成套急救措施，同时还要给病人和家属以必要的、适当的安慰和解释、晓以利弊，尽快使病人和家属消除紧张情绪，以利于进一步对病情做出处理。

2. 抓紧时机、果断处理

护士对病情有个大致的了解后，即迅速对病人进行必要的救治处理。救治工作的方法要正确，决策要果断，措施要得力，充分体现护理人员处理问题的针对性、及时性，增强病人对护理人员的信任度。

3. 急不失礼，忙中守节

对急诊病人的接待虽是要求紧张及时，但也不等于急中便可以不顾礼节，而是应当做到急不失礼，忙中守节。急重症病人心理较复杂，总是有一种恐慌和绝望感，急诊护士在接待病人时，更应考虑病人的特殊心理，态度要更为温和礼貌，处理病情果断而及时，繁忙中仍能不失礼节、耐心而富有关爱之情，这对于病人不仅仅是态度上的关心，更重要的是给予病人信念上的支持。

二、护士在病房的礼仪

当病人经医生初步诊断确定需住院检查或治疗时，病人便将住进医院。此时病人和家属的心情往往比较沉重，一是感到自己身患疾病，将要经受一番痛苦磨难，心理已是十分沮丧；二是陌生的医院环境，更增添了病人许多不安。此时，病房护士如能热情礼貌地接待、宽慰病人，将使病人焦虑不安的心理得到缓解和安慰。这同样要求病房护士必须具备优良的职业道德和礼仪修养，能善解人意，礼待病人，使病人能安心住院治疗，树立战胜疾病的信心。

（一）病人入院时护士的礼仪

首先，护士要使入院病人能留下良好的第一印象，必须做到热情接待、体贴关怀，使患者感到亲切和温暖。

1. 办理入院手续

病人需要住院治疗时，护士应礼貌热心地指导病人或家属到住院处办理入院手续，如：填写登记表、缴纳住院费用等。由于病人身体和心理的原因，在办理住院手续的过程中，可能会表现得不知所措或急躁不耐烦，此时护士一定要耐心、细致地指导病人，一方面要对病人表示出同情和关心、安慰，另一方面要对病人作住院的详细指导安排。护士不能因病人的负面情绪而出现厌恶、态度冷淡的表情，甚至给病人以恶语斥责，这违背医务人员的职业道德规范。

2. 护送病人进入病区

护士护送病人进入病区时，要热情地关心病人，主动与病人交流沟通，尽可能了解掌握病人更多的疾病信息，帮助解决他们的实际困难。对能步行的可扶助步行，不能行走或病情危重的病人用轮椅或平车护送，有些病人在护送过程中还要注意保暖，注意不中断输液或给养。护士要主动给病人介绍病房情况，耐心细致地解答病人或家属的提问，给予病人关心体贴的安慰，消除病人的疑虑等，使病人能尽快地适应角色的转变。

送入病区后，护送人员还要礼貌、耐心、仔细地将病人病情、物品与值班护士进行交接，做到遵守医规、认真负责。

(二)病人进入病区后护士的礼仪

在实施整体护理过程中，护士表现出文明礼貌的行为，亲切关怀的语言，能满足患者的心理，是服务对象的希望，也是护理工作人员良好职业道德修养的体现。

1. 新入院病人的接待礼仪

(1)迎接入院病人的礼仪。当新入院患者来到病房，值班护士要立即面带微笑，起身热情迎接，一边安排患者坐下，一边亲切地予以问候并作自我介绍："您好，我是办公室护士，现在由我来接待您，请您先把病历交给我。"同时双手接过病历以示尊重。如果在场的还有其他护士，也应抬起头来，向患者点头微笑，以示欢迎。

(2)向入院病人做介绍的礼仪。责任护士对新入院病人进行入院介绍时，要耐心、细致。首先向病人简单介绍一下自己及医生的情况："您好！我是您的主管护士，我叫×××，您叫我小×就行，有什么要求和问题可随时找我，您的主管医生是×××大夫，希望我们能互相配合、积极治疗，我们会尽可能让您早日康复的。"然后根据病人是否有过住院经历、病情、感觉等具体状况，询问是否有需要帮助解决的问题，再介绍病区环境，如护士办公室、医生办公室、卫生间、治疗室、处置室等。

办公室护士安排好床位后，将病人引导至病床旁，温和地告诉病人："这是您的床位，床下有脸盆架、鞋架，床旁有床头柜，床头安装有呼叫器，您有什么事和要求可通过它呼叫。也可采取其他方式反映给我们，我们会尽快来帮助您解决问题。"并将责任护士及主管医生介绍给患者。如果此时主管医生还未到达病房，应请病人稍等，并及时通知主管医生尽早为患者检查。

护士在介绍住院的有关制度时(作息时间及住院规则等)，需注意语气和措辞，应尽可能多用"请"、"谢谢"等文明、客气、委婉的语句，避免使用"不准……"、"必须……"等命令式的祈使句，使病人心情在逐渐放松的情况下，愉悦地接受护士的介绍,准备适应病人角色。这样,才能消除病人的紧张恐惧心理,取得良好地配合。

2. 病人住院中的护士礼仪

在护理工作中,护士的行为举止直接影响着病人的治疗效果,护士进行护理活动在做到轻、稳、准、快的同时,应注意做到以下几方面:

(1)自然大方。护士的站、坐、行及各种操作,应姿势规范,动作优美、舒展。比如:行走时庄重自然,轻盈快捷,推车要平稳,开关病房门要轻,各项操作轻快准确,给病人以安全、优雅、轻松、细腻、灵巧、清新的感受。护士镇静、自然的神态能使病人对护士的水平和能力产生信任感,如在肿瘤科为一位因化疗出现生理反应而呕吐在床的病人进行护理时,护士神态从容镇定,没有厌恶、嫌弃的表情,而是及时递上托盘,方便病人呕吐,同时用语言安慰和鼓励病人,减轻其生理心理的压力,并为病人擦干净脸上、身上的呕吐物,及时更换衣物、床单床罩等,各种护理措施进行得有条不紊,使病人和家属很快对护士产生感激和信任感。如果护士在病人面前表现得不知失措或举止浮躁,会加重病人的害怕、自卑心理,从而对医院的救治水平和工作质量产生疑虑。

(2)亲切温柔。病人入院治疗,都存在一个适应新环境的过程,每个病人住院后都希望被认识、被接纳、被尊重,并常认为自己被护士认识会得到较好的治疗和关照。所以,护士亲切的语调,关怀的问候能使病人感到温暖和放松,也是病人摆脱孤独感的重要因素。如护士在查房、治疗时先道一声亲切的问候,或一个亲切的称呼;要求病人配合时说"请",得到病人配合后说声"谢谢"等,都能使病人感到心里安慰。在与病人交谈时要面对着病人,并且还要看着病人的脸说话,以示尊重。不要一边干着别的活,一边与病人说话。有时一杯水、一个搀扶的动作就可使病人产生一种亲近、信任和敬重之情,可缩小和病人之间的距离。因为病人感觉这"动作"的意义远远大于"帮助"的作用。

作为一名职业护士,在工作中,应善于控制自己的情感,善于利用一定的行为举止表达恰当的正性情绪,不论什么原因带来的个人思想不愉快,个人情绪不佳,都不得在病人面前表露出来,以免引起病人猜疑、不安。

(3)敏捷准确。护士在护理活动中,必须做到思维敏捷,动作准确无误。特别是遇到病人病情紧急的情况下,凭借科学的态度和丰富的知识经验给予及时准确的判断和处理,是为病人赢得治疗时间的关键。因此,快速及时、安全准确的服务会获得病人的信赖和尊重。

(4)技术娴熟。病人入院后都渴望能通过医护人员的诊断、治疗护理减轻或消除病痛,恢复身心健康。护士娴熟的技术是消除病人顾虑、赢得病人满意、树立信心和安全感的重要因素,同时也是护士完成护理任务的关键。因此一名合格的护士，要熟练掌握操作技能，并不断钻研业务，学习掌握广博科学知识，掌握现代护理新理念、新技术。

（5）满足病人的需要。病人住院后，往往急于了解自己的病情、如何治疗、愈后结果等问题。如果此需要得不到满足，就会感到焦虑和恐惧，不利于治疗与康复。主管护士应针对病人的具体情况、不同需求，给予健康指导，尽量满足。根据病人发病的症状、体征、年龄和身体情况，介绍有关疾病方面的知识，根据病人病情所需要，简要告知病人采取的护理措施，并给予恰当的解释，以取得病人对护理工作的理解和配合。

当然，满足病人需要也不能是无原则地迁就，不能违反医院的规章制度和违背社会公德、社会利益、不能侵犯他人的利益。

3. 迎送病人出院的护士礼仪

（1）出院前的祝辞。病人痊愈将要出院时，首先对病人的康复（或好转）应予以表示真诚的祝贺，如："×××先生，祝贺您康复出院！脱去病员服，您气色显得更好了，真为您感到高兴！"同时，感谢病人在住院期间对医院工作的支持和配合，谦虚地对自己工作的不足之处、对病人关照不周到的地方表示歉意，并表达对病人一如既往的关怀之情、愿随时都会为病人提供力所能及的帮助等。

（2）出院时的指导。病人出院时，主管护士要做好出院指导，指导和帮助病人或家属办理好出院手续，告诉当时疾病治疗的情况，以及出院后应如何服药，如何随访复查，学习进行康复锻炼，学会控制自己饮食起居，适应出院后的生活等注意事项和时间安排。并给以如："出院后要按时复诊并坚持康复锻炼，如果您能按照我教给您的方法去做，一定会恢复得更快！"等关切的语言。

（3）出院送别的礼节。病人的出院手续全部办清，必要的医嘱、健康指导详细交代妥当后，提醒病人不要忘记个人物品。准备出院离开病室时，责任护士可热忱地送上一段距离，嘱咐病人多保重身体等，并向病人握手道别、行挥手礼或行鞠躬礼告别。如"请慢走"、"请走好"、"请多保重"等，一般可送至病区门口，或送至电梯口。避免出现："再见"、"下次再来"等话语。

三、护士在手术室的礼仪

手术室是医院手术科室的中枢，手术室护士工作特殊、地位重要，其任何差错事故都可能给手术带来不可挽回的影响。所以手术室护士必须严格要求自己，以最好的精神面貌，最佳的心理状态，最文明的工作态度，最优秀的效率和质量完成工作。

（一）术前工作礼仪

手术是一种创伤性的治疗手段，对病人也是一种极为严重的心理刺激。大多数病人是害怕手术的，特别是第一次手术，病人多表现出焦虑、恐惧和紧张的心理。手术给病人带来生存希望的同时，也给病人带来了强烈的刺激，引起种种不良的心理和生理反应。这就要求护士不仅会协助医生进行手术治疗，而且还要具备关心病人、尊重病人，文明礼貌的高尚职业道德，以减轻手术对病人造成的不良心理阴影，保证手术成功。

1. 术前对病人疏导的礼仪

需要手术的病人往往出现焦虑、恐惧的心理，担心手术不成功，危及生命和健康，于是吃不下、睡不着、心神不定、焦躁不安。术前的这种恐惧心理如果得不到缓解，将会影响术中的配合和术后的效果，甚至可引起并发症。为此护士要针对病人术前的心理特点给病人做详细的疏导工作。这项工作要做得有礼有节，科学可靠，措辞准确，富有教育、开导作用。

（1）与病人交谈，进行心理沟通。与患者交谈要用亲切、平等的话语了解患者的心理和想法，了解病人的生活习惯（吸烟史、饮酒史）、社会背景（职业、社会地位等）、性格爱好、接受手术的态度和对医疗护理工作的协作程度，启发病人说出自己对手术的看法，有哪些顾虑、要求，根据病人的具体情况因人施护，有针对性地给以恰当说明和解释，给予病人激励和安慰，消除患者不安心理，解除病人的顾虑，使病人对手术治疗做好充分的心理准备。应注意不宜在进行术前疏导时，一开始就向病人机械地宣读一番术前的各种注意事项，使病人感觉如接受宣判一般，影响心情，出现负面影响。

（2）交谈中的注意事项。交谈时要注意言谈的礼仪要求，用通俗易懂的语言温和缓慢地与病人交流沟通。选择好适宜的时间，错开患者进食等某些不便的时刻，交谈的时间不要过长，以不引起患者的紧张感和疲劳感为宜。某些护士不知道或不明白的事情，不要含糊地回答患者，而应礼貌地对病人表示歉意，然后请医生或其他有权解释的知情人作解答。交谈中避免说一些会引起患者不安的话语，如癌症、死亡等。不必要对手术过程进行详细说明，以免增加病人的心理压力。

大多数病人，经过术前谈话，多能减轻心理负担，对手术能有较好的心理准备，对术后出现的痛苦多能忍耐，并能自觉地配合术后的治疗和护理工作。也有部分病人，虽然已经接受了手术，但却对手术效果怀有不同程度的疑虑，对术后出现切口疼痛不适、功能障碍等症状缺乏足够的思想准备，加上手术本身的损伤、可能出现些不良心理反应。因此，对手术病人的语言运用既要讲究临床医学语言的科学性，还要充分发挥礼貌语言的艺术性，调动病人的主观能动性，发挥语言的心理治疗的作用。

2. 手术前签字谈话的礼仪

手术前签字，是一种常规制度。通常情况下，医护人员是在征得病人或家属同意后才进行手术的。病人的承诺和签字说明两个问题。一是说明医务人员（院方）尊重病人对自身治疗的自主权，是对病人人格和权利的尊重。二是意味着病人及其家属对医护人员的信任，对手术治疗手段的认可，并愿意承担手术的一切后果和责任。因此，术前签字谈话的内容和方式也是至关重要的。

（1）注意谈话中的文明礼貌和严肃性。与病人谈话要有针对性，首先谈话的态度和方式就要让病人和家属感受到医护人员的诚恳和礼貌，感到医护人员的工作态度是科学严谨的，既要让手术病人或家属接受医生的意见，又要把可能发生的问题说明白，实事求是地向他们讲清楚手术治疗的意义。对一些新开展的手术，医务人员要向病人讲清手术的原理、方法和可能出现的问题，有时可请病人或家属参加术前讨论会，让病人意识到医务人员是对他负责的，从而减少他的顾虑和不安，能够舒畅坦然地接受手术。术前谈话注意不要主观片面，只挑好的说，或只强调病人的责任，而应当是全面客观地讲清情况，让病人和家属心中有数，同时也为自己留有余地，千万不能因措辞不当而引起误会，成为引发医患纠纷的隐患。

（2）敢于承担责任和风险。敢于承担责任和风险不仅是对病人的尊重，也是医学的职业道德要求。诚信守诺本身就是一种礼仪道德的体现。医务人员当信守职业道德，具备宽广的胸怀，强大的责任感、使命感，勇于承担属于自己的工作责任。不能把病人及其家属的签字当作推卸责任的凭据。不能认为有了签字，就可以不承担风险，不承担手术的任何责任。如果出现差错、事故便想依据签字来推卸责任是不允许的，也是不道德的。

（二）术中工作礼仪

手术给病人带来的心理压力是巨大的，医护人员的态度对病人心理的影响又是微妙的，礼待病人也成了医护人员工作的重要内容。手术过程中，医护人员除认真仔细地开展手术外，应尽量避免一些无关的言谈，表情、举止也要安详、从容，不要加重病人的心理负担。

1. 待病人如亲人

护士对待每一个病人，无论其年龄长幼、地位高低，都应像对待自己的亲人一样，始终以高度的责任心和细心照顾手术病人。如护士推着或扶着患者进入手术室时，可边走边向病人介绍手术室的布局、设备，以打消患者对手术室的恐惧感及神秘感。进入手术室后，将患者扶到手术床上，轻柔、带有保护式地帮助病人摆麻醉体位，同时向患者介绍正确体位对手术、麻醉及术后并发症产生的重要性，像亲人一样爱护、安抚病人，尽力满足病人的要求。常以亲切、鼓励的话安慰病人，如"请放心，我在这儿"等。当手术将要结束，患者进入麻醉苏醒期时，护士先来到病人耳边，用手抚摸病人的面部，小声而亲切地呼唤患者的名字，轻声对患者说"××先生（女士、小朋友）您醒醒，手术已经做完了，您不痛吧？"促使患者早些苏醒过来。

2. 术中言谈举止要谨慎

手术中，由于麻醉方式不同，病人的心理反应也不同，在非全身麻醉的手术中，病人对医护人员的言谈很留心，对器械的撞击声和自我体验都非常敏感。所以参加手术的人员，除认真仔细地进行手术外，还要尽量做到举止安详，不要在非全身麻醉病人面前露出惊讶可惜、无可奈何等表情，以免病人受到不良的暗示，造成心理负担。手术中，医护人员应尽可能减少交谈，更不要讲容易引起病人误会的话，如"糟了"、"血不能止了"、"错了"等，因为非全身麻醉的病人，对医务人员的一举一动、一言一行都在非常认真地体会和考虑，如果术后发现一些不良情况时，病人常会把手术中听到的只言片语及当时的情景联系起来，误认为是产生问题的原因。例如，一位患乳腺癌的病人，术中听到医师讲"取不完了"，就怀疑是自己的肿瘤"取不完了"，术后就找医师问："肿瘤取不完会有什么后果？"医师顺口说："会转移恶化"病人听后即闷闷不乐。以后上级医师查房，病人又问同样的问题，经追问，病人说出术中听到的话，经过上级医师给予解释，病人才放心了。

（三）术后工作礼仪

手术完毕，并不是治疗的终结，许多病情变化都发生在术后。关心、重视术后病人的病情，及时发现问题，对保证病人生命安全是十分重要的。

1. 术后对病人的鼓励和安慰

术后病人身体虚弱，又因切口的疼痛，往往情绪烦躁，心境不佳，护士要体谅病人的心情，关心爱护病人，除了通过用药物和心理暗示法减轻病人的痛苦外，还应细心地照顾好病人，鼓励病人进行相应的活动，减少并发症的发生，促进切口愈合等，给予病人更多的礼遇。

例如手术结束后，护士将患者送人 ICU 病房，将患者安置在病床上后，认真同病房护士交接，并告知家属注意体位、保温、输液等。然后，以和蔼可亲的态度告诉病人手术一切顺利，术后效果良好，表扬他战胜恐惧、配合手术，使手术圆满成功。鼓励他继续发扬这种精神，配合病房护士做好战胜术后痛苦的护理工作，祝他早日康复。这样亲切、礼貌的态度对刚刚手术的病人是极大的安慰和鼓励。

2. 术后对病人的严密观察

（1）勤观察，常沟通。手术后，护士还要密切观察病人术后的情况，关心病人，经常耐心细致地与病人或家属交流、询问病情和术后情况，直到病情平稳。

（2）科学礼貌地解释术后的症状。手术后的病人常会伴随一些不适症状，对此要礼貌科学地给病人及其家属讲清道理，争取得到病人和家属地理解和配合，让病人认识到术后病情是逐渐好转的，以增强病人的信心。如术后的"随症反应"（把术中体会到、听到的情况与术后的不适联系起来看），医护人员要给予指导，帮助病人减少"角色行为"，告诉病人术后不适是暂时现象，伤口愈合后就会消失的，以减轻病人紧张的心理。

（3）正确指导术后病人的活动。术后病人适当的活动对病情康复是很重要的，护士应正确地指导手术后病人的活动。如鼓励肺部手术后的病人多咳嗽、咳痰，保持呼吸道通畅；腹部手术后病人要适当活动，避免肠黏连，以加速血液循环，促进康复；骨科手术后病人要保持功能位，加强功能锻炼；颈部手术后病人要防止大出血，影响呼吸等。这些工作不仅需要护理人员的口头嘱咐，还需要他们在具体操作上给予病人示范指导，协助病人活动，要求护士在开展工作时不仅要把礼仪关爱之情溢于言表，还应付诸行动，使病人得到切实的礼貌服务。

四、护理操作礼仪

现代社会在不断进步，人们的整体意识也在不断增强。病人在看病治疗时，对医疗安全、护理质量的要求都有了很大的提高，这对护理工作者提出了更为严格的要求。护理人员不小心违反操作规程，甚至服务态度稍有不周、礼貌环节照顾不到，就都有可能会造成病人及家属的不满和投诉，甚至动用法律维护自身权益，引起护患矛盾和纠纷。因此，严格要求护士按护理规程进行护理操作，给病人提供优质服务，处理好病人护理过程中的每个环节，不仅有利于病人，有利于医院整体服务质量的提高，也有利于护理工作者自身的安全和自我保护。

每一项护理操作的完成，都需要护患双方的配合与共同努力。建立良好的护患关系，能使病人在诊疗期间保持健康良好心态，也能使医护人员保持稳定的情绪，提高工作效益。因此在为病人进行护理操作过程中，友善、礼貌的态度，良好的护理礼仪，是提高护理质量，降低风险因素，建立良好护患关系的基础。

（一）操作前的礼仪

1. 得体的举止

在护理操作全过程中始终保持端庄的仪容仪态和得体的行为举止，是护士务必遵守的基本礼仪规范。在给病人进行护理操作前，应要求自己做到衣冠整齐、清洁无污，行走时要轻快敏捷、悄然肃静，推治疗车（或持治疗盘）的动作要规范美观。行至病房门口先轻声敲门，再轻推门进入，并随手轻轻将门带上，进入病房应微笑点头，亲切礼貌地与病人打招呼，向病人及家属问好，然后再开始操作前的各项工作。在操作前、操作过程中、操作完成后，自始至终都要保持良好的仪容仪态和得体的行为举止。

2. 礼貌的言谈

操作前解释是为了对患者的姓名、年龄、性别、使用药物的浓度、剂量、方法、时间进行查对，同时对本次操作的目的、病人需做的准备、操作方法、过程以及病人有可能出现的感觉进行简单地介绍，做到真正让病人理解操作的好处而真心配合。在交谈中，护士要善于倾听病人的叙述，耐心解释病人的提问，并以微笑、点头等非语言沟通表达对病人的关注、理解与尊重，使病人真正感受到护士的真诚和关心。操作前解释工作是否成功取决于护士言谈的礼貌程度，所以礼貌的言谈也就成为护理操作中必不可少的重要条件。

例如：对一个初入院的患者，第二天需要抽血化验，护士便应这样礼貌周到而又倍加关切地给患者进行操作前解释：

护士："大姐，你好！我是明天的早班护士，我叫肖××，你可叫我小肖，请问您就是住 18 床的李××女士吧？"

病人："小肖，你好！我是李××。"

护士："根据大姐你的病情需要，医生为你开了化验单，明天清早请你不要喝水、不要吃东西，六点半我来为你抽血。你有什么不方便的吗？"

病人："好的。要化验什么项目呀？要抽多少血？"

护士："化验项目有肝功能、血脂、血糖，抽 5 mL 血就够了。不要紧张，抽血对大姐你的健康不会有影响，但对诊断你的病情却很重要，敬请放心，我会很小心操作的。请一定配合我们，好吗？同时请你记住明早抽血前一定不要吃任何东西。"

病人："好的，我记住了。"

护士："那谢谢你了。大姐你先好好休息，明天我再来看你。如果临时有什么事可按床头的呼叫器，我们随时都会来为你服务的。再见！"

(二)操作中的礼仪

1.和蔼的态度

在操作过程中,对待病人的态度要和蔼亲切,言谈表情和体态语的表露都必须是发自内心地对病人由衷地关怀,而不是虚情假意地应付。操作治疗的同时,注意与病人的沟通,友善地解释操作的方法和意义,询问病人的感受,随时为病人解除困难和疑虑,或给予适当的安慰,消除病人对操作治疗的恐惧和神秘感,争取得到病人最大限度的合作。

2.娴熟的操作技术

过硬的基础知识、熟练的操作技术,是作为一个护士最基本的职业要求,也是对病人的尊重和礼貌。娴熟的操作技术、轻柔的动作、温和的态度,能使病人产生受到尊重和得到礼遇的满足。操作中,一边给病人进行操作护理,一边亲切地指导病人配合操作,并不时给予病人适当的鼓励,指导病人协助完成操作,这样既可减轻病人的痛苦,又可以减少护士操作的难度,提高工作的质量和效率。如果在护理操作中失败,护士要诚恳地向病人道歉,取得病人的谅解,决不推诿责任或强调客观。

例如对一位需要留置胃管病人可以这样进行操作和指导:

[**病例**] 赵某,男,51 岁,黏连性肠梗阻入院。遵照医嘱留置胃管持续胃肠减压注入生植物油 150 mL,夹闭 1 h,3 h 后肥皂水 600 mL 灌肠。每日 2 次。

护士:"赵大叔,您好!您一定肚子胀得难受吧,我现在给您做一项护理,这样您会感觉好一些的。"

病人:"什么护理?怎么做呢?"

护士:"就是留置胃管,进行胃肠减压,这是治疗肠梗阻的重要方法。我要给您经过鼻孔插一根胃管到胃内,再从胃管吸出胃肠道内的气体和液体,这样可以降低肠腔内压力,减轻腹压和减少肠腔内的细菌和毒素。当然,这需要您的配合。"

病人:"插鼻管啊,从鼻孔插管一定会很难受吧?"

护士:"有一点儿,但还不是像您想象的那么难受,只要我们配合得好就会很顺利的。您别紧张,我一定很轻柔、很仔细地操作,尽可能减轻您的不舒服感觉。刚开始会有点恶心,您别害怕,只要大口喘气做深呼吸,做吞咽动作,过一会儿就会好的。"

病人:"我的确还是很害怕,我尽量配合吧。"

护士:"那太谢谢您了!您放心,我会很小心操作的。您别动,我先用棉签帮您检查并清洁鼻孔,然后为您测量一下需要的胃管长度。"

"好,请您把头稍后仰,我需要将管子通过鼻腔插入,您像我这样轻轻哈气

（做示范动作，病人模仿配合），好，现在做吞咽动作……再咽一下，再做一次，……坚持一下，马上就好了……很好，深呼吸（用注射器抽吸，见胃液流出），您配合得很好，您看胃液已经抽出来，这说明我们成功了，不是很难受吧。真是谢谢您了！"

"好了，现在我先给您把胃管固定好。接上减压器抽吸胃液。（开始操作）别紧张，我会很小心的（仔细地进行抽吸）……您觉得难受是吗？继续深呼吸，您会感觉好些的。"

"您感觉轻松些了吗？肚子不那么胀得难受了吧？已经吸出 1000 mL 胃液了。"

"现在我还需要把这些植物油通过胃管注进胃内，您不会有什么特殊感觉的，只是有一些胀，但不严重。您会经受得住的。（一边用注射器注植物油，边安慰病人）您别担心，很多肠梗阻的病人通过这种治疗方法都治好了，您也会好起来的。"

"您很难受吗？（病人作恶心状）想吐吗？我再推慢一点，我帮您拿痰盂吧。"……

（轻柔熟练地完成操作。）

整个操作过程，既要技术娴熟，又要礼貌体贴地关心爱护病人，使病人感觉得到亲人般的呵护，既能减轻病人的心理压力，又能取得病人的配合，使护理操作能顺利地进行。

（三）操作后的礼仪

1. 诚恳地致谢

当病人配合护理人员开展完工作后，护士应当对病人的合作表示诚恳的谢意，应当把病人的配合理解为是对护理工作的支持，是对护理人员的理解和尊重，同时也让病人知道，他（她）的配合更有利于其健康的恢复，具有重要的意义。向病人致谢是护理人员良好的礼仪和高尚道德的具体体现。

2. 亲切地嘱咐和安慰

操作后不但应对病人致以诚挚的谢意，还要根据病情给予病人亲切的嘱咐和安慰。这不仅仅是出于礼貌的表现，也是护理操作的一项必要的程序。嘱咐是指操作后再次进行核对，询问病人感觉，观察了解预期效果，交代相关注意事项等，安慰则是对操作治疗给病人带来的不适和顾虑给予安慰等。

护士小心地扶起做完检查的孕妇、搀扶老年人下床到处置室检查、把病人的鞋子递送到病人的脚下，这些微小的动作，都是护理礼仪的表现。

[**病例**]　护士给一位因肺部感染的年轻高热病人进行酒精擦浴后，可以嘱咐与安慰如下：

护士："小袁，酒精擦浴做完了，我现在帮你穿衣服。你脚底的热水袋我取走了，头部的冰袋还得暂时放一放。请盖好被子，半小时后我会再来为你测体温的，请你先休息。"

小袁："我头部的冰袋还要放那么久吗？"

护士："是的，因为高热对大脑细胞有损伤破坏作用，适当的降温，可以保护大脑神经不受伤害。"

（护士一边给病人解释安慰，一边帮助病人摆好舒适体位，盖好被子、整理好床铺。）

半小时后，护士来到小袁的病床前，热心地问："小袁，你感觉怎样？"

小袁："我感觉好多了。"

护士再次给小袁测量体温后说："小袁，很好，现在你的体温是37.8℃，我可以替你取走头部冰袋了。请你多喝水，好好休息。还有什么不舒服就按呼唤器，我会立即过来的。"

（护士收拾好治疗盘，轻带门离去。在整个操作过程中对病人提出的疑问及时做出解答，同时也为病人做好相关知识的健康教育工作。）

正确规范的护理操作和文明礼貌的服务、恰当的操作解释，不但使病人明确每项治疗及护理措施的目的和意义，而且加深了护患间的沟通，改变了传统生物医学模式理论指导下的主动被动型护患关系，进一步建立了以生物—心理—社会医学模式理论为指导的指导合作型护患关系，为深层次、高质量的现代共同参与型护患关系打下了良好的基础。

五、常见护理操作礼仪范例

护理操作的礼仪要求不是千篇一律的，应当根据操作的具体要求和操作对象的不同性别、年龄、职业、个性等，分别给予区别应用，因时、因地、因人制宜，做到触类旁通，举一反三，而不是机械地生搬硬套。要学会让每一个需要健康帮助的人都能享受到"白衣天使"诚心诚意的帮助。

护理操作的礼仪规范，就是要掌握好操作前、操作中、操作后的每个注意事项。这种礼仪修养的培养，与护理操作技术一样，是需要勤奋的学习和丰富的实践经验的。下面列举的是护理操作的少数实例，希望通过这些例子，能给护理工作者们提供启示帮助。

（一）体温、脉搏、呼吸、血压的测量

【病例】　患者肖某，女，46岁，某公司职员，因发热原因待查入院，护士要为她测量体温、脉搏、呼吸、血压。

1. 操作前解释

护士："肖女士，上午好，我来为您测量一下体温、脉搏、呼吸、血压。您在半小时内喝过热水吗？"

病人："没有。喝热水是不是对体温有影响？"

护士："是的，这会使体温升高。好，我先给您测体温。"

病人："我自己来吧。"

2. 操作中指导

护士："还是我来帮您吧，请您将衣服解开，我给您用纱布擦干腋下。"

病人："为什么还要擦呢？"（病人疑惑）

护士（微笑回答）："因为天气热，腋下有汗，这样测的体温会不准确的。"

病人："噢，明白了。"

护士："请您将体温计夹紧，要求屈臂过胸 10 min，然后看结果。"（边说边帮病人摆正姿势）

病人："护士，我在家测体温可没这样正规，要 10 min，我没戴表。"

护士："我已经看表计时了，您放心，这是我的职责。"

病人："到医院来就得听大夫护士的。"

护士："请您安静片刻，暂不要说话，我来给您数脉搏、测呼吸。"（进行测量）

病人："我的脉搏怎么样？"

护士："您的脉搏正常，每分钟 70 次。呼吸也平和匀称，频率正常。"

病人："护士，你不是说还要测呼吸吗？怎么先测血压？"

护士："在数您脉搏时，我已经测过了。数呼吸时，我没告诉您，这样您的呼吸会更自然，计数更准确。现在给您量一下血压，请您脱下一侧袖子，并保持安静。"（护士测量血压）

病人："听说，量血压得先休息一会儿？"

护士："是的，您的血压有些偏高，高压 160 mmHg，低压 100 mmHg。您家人中还有人患高血压病的吗？"

病人："我父亲就是高血压，请问高血压是否遗传？"

护士："有这方面的因素。您这次住院彻底检查治疗一下，以后要注意吃得清淡一些，定时测量血压，如果确诊是高血压病就要遵照医嘱服用降压药，不要间断。"

病人："我明白了。"

护士："时间到了，请您把体温表给我。"

病人："好，给，我发烧吗？"

护士："有一点，37.5℃，天气热，再观察几次，多喝些水。"

3．操作后嘱咐

护士："您稍稍休息一下，一会儿我带您去做其他检查。"

病人："谢谢，你对我的关照，我不会忘记。"

护士："不客气，这是我应该做的。"

(二)静脉输液

【病例】 患者郑某，男，36 岁，司机，胃穿孔修补术后，给予输液治疗。

1．操作前解释

护士："郑师傅，今天感觉怎么样？看起来您的精神好多了。伤口疼得厉害吗？现在我来为您输液。因为您暂时还不能吃饭喝水，所以要输的液体很多，总量是 3000 mL，一共有 7 瓶。您要不要先小便一下？"(递给病人便壶)。

2．操作中指导

护士："请您把手伸出来。"(铺治疗巾、扎止血带、选择血管)

"您的血管很好，放心，我会为您一针扎上的，只是进针时有点疼，请您握住拳头。"(穿刺、固定、调节输液速度)。

3．操作后嘱咐

护士："好了，谢谢您的配合。我现在用胶布固定好，输液的时间比较长，您活动时要小心，否则针扎穿血管需要重新再扎一针，增加您的痛苦。"

"液体滴速我已经调节好了，每分钟 60 滴，请您不要自己随意调节。"

病人(看了看滴速)："60 滴？是不是太快了？"

护士："输液速度是根据病员的年龄、病情、药物性质而调节的，小儿、年老体弱、有心脏疾病的速度要慢一些，有些特殊的药物输液时速度也要慢些。您的体质很好，又没有心脏病，每分钟 60 滴是完全可以承受的，而且您输的液体很多，输得太慢会输不完，也影响您休息。"

病人："如果太快了有什么后果？"

护士："如果病人年龄偏大，或者有心脏病滴快了有可能加重心脏负担，造成肺水肿、心衰。请您放心，这个速度，您不会出现这些问题的。等一会儿输含钾药物时我会为您调慢一些的。因为含钾的药物会使人感觉比较疼痛。"

病人："我放心，只是问一问，谢谢你。"

护士："不客气，您还有什么问题吗？有事请您按床头的呼叫器。您休息吧，我们会经常巡视，并及时为您更换液体的。"

(三)晨、晚间护理

1．晨间护理

【病例】 某外科病房，清晨。

护士："大家早晨好！现在我们来为大家做晨间护理，帮助大家洗漱，整理病房。"

"小李（腹股沟斜疝结扎术后第二天的病人），您应该下床活动活动，这样可以促进肠蠕动，防止肠黏连，我来扶你起来。"

"王大娘（新入院病人），您老昨晚睡得好吗？您下床来走一走，现在我们帮您整理床位。"

"秦大嫂（急性胰腺炎已发病危通知的病人），您感觉好一些吗？您看起来精神很差，昨晚没有休息好吧？您要安心休息养病，不要胡思乱想、很快会康复的。这是您的漱口水，我来帮您漱口，漱完把水吐在这个弯盘里。再帮您擦擦脸（替病人洗脸），我把您的头发重新梳理一下吧。昨天您呕吐得很厉害，床单衣服都脏了，我们帮您更换，您配合一下好吗？大嫂，我扶您先向左侧翻身，我现在用红花油帮您按摩受压的骨突部位，您会感觉舒服些的，您不要动，很快就会好的……顺便帮您再更换一下床单。再来翻到右边（协助病人翻身），我再给您按摩另一侧，这样做可以促进血液循环，防止形成褥疮。床单已经换好了，这是干净的衣服，我帮您换上。您感觉舒服多了吧，您盖好被子，一定要安心养病，思想负担过重会影响您康复的。"

"晨间护理就给大家做完了，现在开窗通风 30 min，呼吸一下新鲜空气。请大家把衣服穿好了，盖好被子防止着凉。"

2. 晚间护理

【病例】　某医院内科病房，晚上 10 点。

护士："大家晚上好，现在是晚间 10 点钟，应该休息了，我来为大家做晚间护理。"

"小刘（大叶性肺炎病人），请把收音机的音量放低些好吗？我已经为您准备好热水，洗脸吧，你想康复得很快，就要注意早点休息。"

"赵大爷（上呼吸道感染病人），您今天用退热药退烧出了不少汗，我帮您擦擦身，换身干净衣服后您再休息吧，这样虽然麻烦点，但您会感觉舒服的，您老先侧身躺一下。"（熟练轻柔地帮助病人更换衣服。）"赵大爷，您昨晚没有休息好，今晚我帮您用热水好好泡泡脚，您再喝些热饮食，这样可以帮助您入睡。水温合适吗？今天天气很冷，您老再盖上一床毛毯吧，当心别再着凉了。"

（护士边说边放下窗帘，开地灯，关大灯，操作收拾完毕。）

"大家晚安。"

（四）口腔护理

【病例】　患者刘某，女，74 岁，家庭妇女，因急性肠梗阻急诊入院。目前禁饮食，持续胃肠减压，生活不能自理，每天口腔护理两次。`

1. 操作前解释

护士:"刘奶奶,您感觉好些了吗?肚子还疼吗?您的身体很虚弱,又插着胃管,确实需要我们每天帮您做口腔护理。"

病人:"口腔护理是什么?应当如何做啊?"

护士:"就是要帮您漱漱口,洗洗牙。这样可以清除口腔的病菌,预防口腔炎症。我一定动作轻稳仔细,您会感到清洁舒适的,请您放心。"

2. 操作中指导

护士:"刘奶奶,我把您的假牙取下来刷洗一下。这几天您不能吃东西,假牙我给您泡在冷开水杯里,开始吃东西时,我会为您戴上的。"

"请您张开嘴,我看一下好吗,请您再张大点……好,您配合得很好……感觉累吗?如不舒服就告诉我,……快好了。"(护士边操作边指导病人配合,并鼓励病人,同时要注意观察病人反应。)

3. 操作后嘱咐

护士:"刘奶奶,您感觉舒服些吗?您配合得很好,谢谢。下午我还会再来给您做一次。您还有什么事吗?"

病人:"姑娘,你真好,谢谢你了!"

护士:"这都是我应该做的,您放心好了,在这里我们就跟您的闺女一样,有事请您按这个呼唤器就行了,我也会经常过来看您的,您休息吧。"

(五)使用约束用具

【病例】 患者高某,司机,车祸致头部至腹部复合外伤,处于昏迷状态,采取保护措施,确保安全。

1. 操作前解释

"您是高师傅的家属吧?高师傅现在处于昏迷状态,意识不清楚,容易发生坠床、撞伤、抓伤的危险。为了避免意外的发生,我们已经安装了床档,但是现在还需要用约束带限制他肢体活动,防止腹腔引流管被拽出,希望您能理解。等高师傅清醒,我们会马上为他解下来的。"

2. 操作中指导

"(边操作边解释)现在我要把高师傅的手腕和膝部固定了,这是约束带,在固定的时候,我不会绑得太紧,不会影响正常的血液循环,但也不能太松,否则就没有意义了,起不到固定作用。"

3. 操作后嘱咐

"我们已经用约束带固定了高师傅的手和膝部,这是短时的保护性制动措施,约束带里衬着有棉垫,我们会定时放松,并进行局部按摩,促进血液循环,不会产生不良后果。高师傅的病情必须这样做,以确保他的安全。请您原谅。"

（六）皮肤准备

【病例】　患者吴某，男，52 岁，干部，慢性胆囊炎、胆石症，术前一日进行术区皮肤准备。

1. 操作前解释

"吴先生明天您要做手术，请您随我到处置室，为您做一下皮肤的准备。"

2. 操作中指导

"吴先生，请您躺下（一边扶助病人躺到病床上，一边进行解释），皮肤准备就是要清除皮肤上的微生物，减少感染的机会以免伤口因感染而难于愈合。现在我要用肥皂水清洗干净手术区的皮肤，再用剃刀剃除毛发。您不要紧张，不会有什么疼痛感的。"

"吴先生，您手术要取腹部正中切口，所以我要对肚脐内的污垢进行一下处理。"（边解释，边帮助病人擦拭、清洗。）

3. 操作后嘱咐

"吴先生，皮肤准备工作做好了，您可以起来了（一边扶助病人起身、穿衣），请您回病房再去洗一个澡，并更换衣服，修剪指甲，注意不要着凉，防止感冒，不要太用力搓洗皮肤，以免造成损伤影响手术，吴先生，您回病房去休息吧，谢谢您了，还有什么不明白的，再来找我。"

（七）皮肤过敏试验与肌肉注射

【病例】　患者魏某，男，63 岁，退休工人，慢性支气管炎急性发作伴肺气肿，青霉素 80 万单位，肌肉注射，一天两次，门诊治疗。

1. 皮试

操作前解释：

护士："大伯，您患了支气管炎伴肺气肿病，每天需要注射两次青霉素。今天是第一次，我要事先给您做皮试。如果皮试阳性，就不可以用青霉素，医生会给您更换其他抗炎药物。如果皮试阴性，就可给您注射青霉素了。"

"您以前用过青霉素吗？是否出现过过敏反应？"

"您以往对哪些药物物过敏呢？您的家人有没有药物过敏者？"

"好，现在我为您做皮试，请您不要紧张。"

操作中指导：

"请您把胳膊伸过来。（消毒皮肤后，再进针）有点痛，别害怕只有那么一下。（打起皮丘）好了，皮试已做完，感谢您的配合。"

操作后嘱咐：

"皮试后，请您不要马上离开，也不要去摸皮丘，15 min 后看结果，此刻您感到不舒服，请立即告诉我。"

"有 15 min 了，您感到什么不舒服？没有，好。（看皮试处）皮试阴性，可以应用青霉素肌注。我现在马上为您做好肌注准备，请您稍等片刻。"

2. 肌肉注射

操作前解释：

"大伯，您咳嗽这么重，需先躺下休息一下，待您咳完，感觉好一些后，我再给您打针。（等病人咳嗽结束）现在我可以给您打针了。"

操作中指导：

"请您侧卧，把裤带解开，伸直上面的腿，并把下面的腿稍微弯曲。对，就是这样。"

（常规消毒皮肤）"请您放松，别紧张。（进针、推药，边推边说，努力使病人的注意力分散）医生给您选用的青霉素，是治疗慢性支气管炎急性发作的首选药，历来疗效很好，相信您用药后很快会康复的。"

（感到病人注射处肌肉稍微紧张）"有点痛是吗？我再推慢些，请您坚持一下，很快就注射完了。"（拔针后立即按压病人的注射部位，以防出血，随后为病人穿好衣服。）

操作后嘱咐：

"大伯，好了，我扶您起来走走，您刚注射完，请您暂时别离开，休息一会儿再走，一旦感到不舒服，请您立即告诉我，并请您记住按时来打针。"

（八）发口服药

【病例】 患者田某，男，48 岁，机关干部，因慢性胃炎、原发性高血压病住院。

操作前解释：

"田先生，早上好！昨晚您睡得好吗？胃口感觉怎样？现在您该服药了，我给您倒杯水。您所口服的是胃动力药，这是一种增加胃蠕动功能和减轻胃胀的药物，口服后有助于您治疗慢性胃炎病，故要求饭前 30 min 服用。"

操作中指导：

病人服完药后问："仅口服一种药吗？听医生说，我还应该口服另外一种药。"

护士核对服药牌说："是的，这种药是治疗您高血压病的，每 8 h 口服 1 次。请放心，到时间我会送给你口服。"

操作后嘱咐：

"请您注意休息，半小时后再进早餐，应多进食易消化的清淡食物。"

第四节　护患礼仪

现代社会的不断发展和进步，使医疗护理模式的中心转向病人，医院的基本功能定位于及时满足病人治病康复的迫切需求，而这项功能的增强和医护服务质量的提高，取决于护患关系的和谐、融洽和健康，维持护患关系这种状况的催化剂和动力源正是广大护士对各种病人的护理礼仪进行规范实践的结果。

一、对患儿的护理礼仪

由于病痛的折磨以及各种治疗、检查、护理给患儿带来痛苦，使患儿对医院产生恐惧感。无论在门诊还是在住院期间，护士的任何言谈举止都将对患儿今后的为人处事产生很大的影响。因此，作为一名儿科护士，应针对儿童的生理及心理特点，注意自己的言行举止。

首先，护士要在患儿面前树立良好的自我形象，服装得体、清洁、美观，言谈亲切、和蔼，保持精神饱满，面带微笑，发音清晰，语音柔和，并多用文明语，如"请"、"谢谢"、"你好"、"对不起"、"别客气"、"没关系"等，少用命令式语句，如"不许"、"不行"、"不要"等。

其次，要尽快与患儿沟通。如："小朋友，咱俩互相认识一下好吗？我是××护士阿姨，你叫什么名字？""××小朋友，和阿姨交个朋友，我们拉拉手吧！欢迎你的到来！"护士与患儿一起看图片、玩玩具、讲故事、做游戏等活动，建立相互信任的护患关系，对稍大的患儿，护士用言语进行沟通，适当地解释住院和诊治的原因，争取患儿的信任和配合，帮助患儿学习功课，了解疾病知识，使患儿主动参与治疗护理工作。

再次，在给患儿治疗和护理时，必须讲究方法，多用赞美性语言鼓励患儿勇敢克服困难，战胜疾病。增强治病的自信心。如"你是×××小朋友吗？来！阿姨帮你抽血、做化验，好吗""真是个男子汉，好样的。每天按时吃药，病就好得快，就可以早些上学了"，"×××小朋友，阿姨要给你打针了，阿姨会轻轻地、慢慢地打。你很勇敢，表现不错，我一会儿就告诉别的小朋友向你学习"。

还有，儿科病区环境的布置要尽可能适合儿童的特点，如墙壁用卡通画进行装饰，病室可摆放一些儿童喜爱的玩具供患儿玩耍，在色彩上也应符合儿童的心理特点，以鲜艳的色调为主，既能美化环境，又可以增加轻松的气氛，减少患儿对医院的恐惧。

二、对孕产妇的护理礼仪

年轻产妇，大多数是初产妇，虽然她们在怀孕期间多少接受了一些相关知识，但毕竟缺乏系统的理论和实践经验，因此在待产、分娩过程中，往往担心是否能顺利分娩、是否疼痛难忍、孩子是否正常、是男孩还是女孩等。免不了产生紧张、恐惧之感。因此，护士在孕妇待产、分娩过程中，在语言、举止上都要表现出对孕产妇的极大关怀，保护其隐私。如护士做护理操作时，应注意遮掩乳房、腹部、阴部、臀部等，并请他人回避。对心情不佳的患者，护士应给予安慰和鼓励，保持病人情绪稳定，积极面对生活。经常观察产程的进展，随时通报情况，在孕产妇出现宫缩时，应尽可能陪同在身旁，指导其减轻疼痛的方法。不要在孕产妇出现剧烈疼痛时全然不顾产妇的感受，仍津津乐道与此无关的事情。不要在接生过程中发现一些不良征兆就随口说出，应及时给予恰当的处理后再告知患者。当胎儿顺利产出，擦净后应抱给产妇看，并表示祝贺："祝贺您做母亲了，是个男孩（女孩），宝宝很健康，您安心休息。"不要对未婚产妇及超生产妇表现出冷嘲热讽的态度，也不能用生硬以及轻视、不屑的肢体语言。

三、对老年病人的护理礼仪

在人类社会极大进步的今天，随着人们生活水平和医疗水平的提高，人的寿命不断延长，人口结构老龄化现象普遍，老年人占社会总人口的比例越来越大，因此，医院内的老年患者也越来越多。老年人由于曾对国家、社会、家庭做出过贡献，虽然年事已高，能安享晚年，但他们内心仍希望自己的地位和威望得到社会的承认，表现出自尊心特别强。因此，护士对门诊就诊及住院的老年患者要表现出特别尊重。

首先，要使用尊称，多用敬语和谦语。如对尚不了解其身份的老年患者，可以试探地询问："请问这位老先生（老师傅、老大爷、大伯）贵姓？""请问前辈您的尊姓大名？"当了解患者的基本情况后，分别给予适当的称呼。并在护理过程中多用商量的口吻交谈。如"您昨晚睡得好吗？""您看这样行吗？""您觉得哪儿不舒服？"

其次，与老年病人交谈要注意语气、语速和音量，交谈中应充分顾及老年病人的两个突出特点：心理特点是需要受尊重、被重视，如表现固执、自怜、坚持己见；生理特点是器官老化伴随功能低下，如表现思维慢、健忘、耳聋眼花，且受多种慢性疾病折磨，许多病人因此不愿主动与别人交流，给护理工作带来一定困难，护士要注意选择老人认同的话题和理解的事情进行沟通。护士在对老年病人问话、答话和解释问题时，应注意语气要耐心亲切、语速要放慢，吐字要清晰、音量要大些，同时配合肢体语言，使老年病人真正理解并感觉受到重视。

再次，要充分发挥身体语言的作用。老年人非常在意别人对自己的态度。因其听力逐渐下降，故在交往中身体语言极为重要。护士在为老年患者护理与交谈时，应以聆听为主，适当地表明自己的意见，辅以热情、耐心的表情以及轻柔的动作，协助其顺利完成各项诊疗、护理操作。听完后，用适当语言表达自己的同情和分享病人的快乐。要不厌其烦地多交代、多询问，在生活方面要给予周到细致的照顾。

四、对中年病人的护理礼仪

中年期是创造事业的鼎盛时期，同时又是压力最重的时期。人进入中年期以后，各个系统、组织和器官的生理功能开始走向衰退，但工作、生活的竞争与压力却不同步退化。中年人肩负社会与家庭的重任，承担社会要求的种种义务与责任，生活中又面临"上有老、下有小"的局面，还要面临错综复杂的人际关系，承受多重社会角色带来的各种超负荷的压力，中年人必须付出更多的时间、精力、智力来解决，从而导致身心疲劳。再加上一些烟、酒等不良成瘾行为对人的身心健康的危害，导致中年人发生多种严重的身心疾病。

在临床护理中，中年病人是所有病人中占人数较多的病人。他们的职业各异，生活处境不同，经济状况和受教育程度也参差不齐，其就医心理极富有个性。因此，在护理过程中，护理人员应在充分理解、尊重的基础上，通过语言、表情、态度、举止、行为，影响和改变患者的心理意识和行为举止，增加战胜疾病的信心，使患者处于最佳的身心状态，这些都属于护士礼仪服务的范畴。

（一）理解痛苦，真诚善待

中年人既是家庭的支柱，又是社会的中坚力量，患病后，心理活动尤为沉重和复杂。有些患者认为患病后给家庭和工作带来许多困难和损失，因而显得忧心忡忡；有些患者对多种检查顾虑疑惑，怀疑患了不治之症；有些患者担心患病后失去原来的职位和工作而不承认有病；有些患者为了减轻亲人的痛苦，常常隐瞒病情，回避现实。诸多原因，使中年患者顾虑重重。因此，只有真正地理解服务对象，才能在医疗护理工作中，不论患者职位高低、病情轻重、态度好坏、亲疏恩怨都会注重礼节，一视同仁，平等对待。耐心、细致、主动、热情地护理患者，诚意善待每个患者，才能真正建立起感情融洽、相互配合的护患关系。

（二）稳定情绪，平和心态

中年病人能保持良好的心境和稳定的情绪对于恢复健康有着重大的意义，是身体恢复的关键。因此，护士在护理工作中要学会使用不同的礼仪方法，安慰和体贴患者，使其情绪稳定、放松。这就需要护士加强巡视病房，注意观察患者的情绪变化，真正发现患者的困难和需求，积极主动地为患者解决护理问题，对焦虑、急躁的中年患者，护理人员应采取克制，容忍的态度和回避方法，理解和体谅，要心平气和、耐心细致地做好有关解释工作；对多疑的中年患者，医护人员在患者面前交谈，尽可能做到大方自然，以减少患者的猜疑；对有孤独感的患者，应主动接近他们，进行有技巧的谈话，给以耐心的安慰；对性格内向、少言寡语的患者，要用同情、热心的语言，使患者心情舒畅，感到温暖；对于病程漫长、病情较重的患者要给予鼓励，给予信心和勇气。要尽量让中年患者心情保持乐观、豁达，锻炼和培养自控能力，避免情绪激动。要让患者学会转移注意力，减轻自己的心理压力，保持一个稳定的情绪。

（三）沟通倾听，个性疏导

人到中年，经历颇多，思维也较复杂。中年病人入院治疗，顾虑思考比较多，护士要注意多与患者进行沟通交流，尽早了解患者的心理状态和需求，有针对性地进行安慰、开导等，使患者得到安全感。护士应集中注意力，从病人语言表达中，捕捉病人的生理、心理变化，注意对方说话的主题，耐心倾听。不轻易打断病人的话，不转变话题，不能有不耐烦、厌恶的情绪，要让病人感到被尊重和被重视。

护士要善于从中年患者的心理活动反应中预感到病情变化，及时采取措施，要向患者说明"既来之，则安之"的道理，以便进行积极的疏导。做到多和患者沟通，进行积极的心理治疗，引导他们讲心里话，倾吐积压已久的心事，把压抑的情绪适当表露出来；要帮助患者面对现实，振作精神，平衡心理，树立战胜疾病的信心，并积极配合治疗。

（四）共同参与，加强中年期健康教育

中年人随着生活经历的磨炼、性格特征已基本稳定，表现出理智、冷静和自控力强，对待社会事件有良好的心理平衡能力。在医疗护理过程中，虽然中年患者身患疾病，此时的角色发生变化，但他们能随环境变化自我调整，包括心态和生活目的。我们要把这种认识充分利用，把患者看成完整的人来尊重和对待，在护患关系中建立新型的共同参与模式，在这种关系下，患者不仅是主动的配合，而且还能参与自己的治疗和护理讨论，向护士提供自己对治疗护理的体验，帮助护士做出正确的判断。护理人员对患者各个方面有礼有节的关心和照顾，使患者不仅在医疗护理中感受到被尊重，而且患者的积极性也得到了充分调动，使患者处于愿意配合的最佳心理状态，从被动护理状态转为主动自理。

同时，针对中年人知识和经验丰富，分析能力、思维能力强的特点，在护理礼仪的细节方面，要注意加强中年期健康教育。护理人员在工作中要耐心的给患者讲解某些疾病治疗的意义，在生理心理上要注意的事项，学习面对现实，量力而行。对自己的体力和能力要有正确的认识和估计，要重新评估自己的价值，在社会中找到自己的适当位置，学会接受和适应现实，学会看透和看淡名利，把注意力转移到身心健康上来，提高自我保健意识及能力，以保持身心健康。所有这些，对于搞好护患关系，提高护理质量，增加患者的信心，非常有益。

五、对年轻异性病人的护理礼仪

目前医院在临床第一线从事护理工作的人员中，以年轻女性居多，她们与年轻的异性患者容易沟通，且愿意与他们多交往。但如果在护理活动中不注意掌握交往分寸，很容易招致意想不到的麻烦。因此，在给年轻异性患者护理时，注意做到以下几点：

（一）坚持正确的交往原则

自觉坚持"态度坦诚，不卑不亢，举止端庄，热情稳重，表情自然"的交往原则。果断、得体地拒绝一些年轻男性病人表示的亲近，不可谩骂、讥笑，甚至到处乱说，这会使病人难堪，甚至加重其病情。进行治疗护理时，与年轻异性病人交流的语气应平缓，避免过度热情，同时以礼相待，做好该做的事情。不要凌驾于他人之上，把握眼神、目光以及人际距离，交代注意事项时应用协商的语气，使其感到护士对他们的尊重。

（二）营造职业氛围

着装整齐、言谈得体、态度严肃是营造职业气氛的关键。在做擦浴、导尿、灌肠、备皮等暴露病人身体的护理操作时，应事先做好解释工作，使患者愿意诚心配合。护理操作时用屏风为病人进行遮挡，给其安全感。为异性病人做上述护理时应有第二人在场，应排除杂念，大方自然，以免护士和病人都感到尴尬、羞怯和窘迫。

（三）把握治疗性人际关系

病人在患病住院期间，与护士的关系是一种治疗性人际关系。所以，在年轻异性病人面前应避免交谈个人的事情，特别是感情方面的话题。切实把握这个尺度，担当好护士的责任。

（四）保持理智，控制情感

护士与病人的接触，有发展为爱情的可能。护士一旦发现这种萌芽一定要控制自己的感情，理智地加以终止。若病人一厢情愿，护士要主动回避，用适当的方式婉言谢绝，并果断打消病人的这种念头。

六、对外宾病人的护理礼仪

随着对外开放和交往的增加，来医院就医的外宾越来越多，在外国病人眼里，医务人员常被视为政府的化身、民族的象征，甚至是国家的代表。这就对涉外病房护士提出了更高的标准与要求，涉外病房的礼仪在整个诊疗护理过程中具有重要作用，对其只宜遵守，而不能去讲其他附加条件。诚恳、谦恭、和善、举止有度、不卑不亢、彬彬有礼可以赢得外宾的尊敬和信任。对他人的尊重显示了自己的大度、热情和自信，但尊重并不是屈膝卑躬，也不是妄自菲薄。国际交往的三 A 规律：一是接受对方；二是重视对方；三是赞美对方。这是我们务必遵守的原则。

1. 入院接待礼仪

当接到外籍病人住院的通知时，责任护士在病区门口迎候，这是不可忽略的礼节，这样易使病人及亲属在抵达病房之初即心情愉快。对来者送上一个他所熟悉的问候，会令外宾倍感亲切，使即将开始的医疗活动有一个好的开端，这不仅体现了对病人及其所在国文化的尊重，而且有助于建立起医院与病人间良好的信誉。

2. 房间布置安排

外宾住院后因离开熟悉的生活环境及熟悉的文化，或多或少产生心理失衡，为缓解病人的心理失衡，护理人员在病房的布置时应尽量家庭化，如摆放鲜花和常青植物，配备电视、冰箱、微波炉、保险柜，开设国际直拨电话，提供舒适的睡衣及沐浴设施等，以适应外宾的生活习惯和需要。

3. 非语言沟通技巧

护士与外籍病人沟通时为消除语言障碍，经常会用到肢体语言、触摸及空间效应这些非语言沟通技巧，如手势、姿势、身体运动、面部表情和眼睛运动等维持交流、指导病人学习某项操作很有帮助；握手、搀扶可使病人感到护士对他的关怀，但同时应注意考虑性别、年龄等因素，否则会有副作用；运用空间效应，能让病人有安全感，如护士在接触病人时以 50 cm 左右为宜，做解释工作，说话音低且不让别人听见时，以保持 50~80 cm 的距离较好。

4. 尊重隐私、热情有度

尊重隐私，被公认为一个人在待人接物方面有无个人教养的基本标志。护士在护理外籍病人时，要做到"七不问"，即不问其年龄、婚姻、收入、住址、经历、信仰、工作，充分尊重病人的个人隐私。如：护士进病房应先敲门，经允许后再进入；若无人应声，可再次敲门。若你一敲门马上推门而入，遇上对方在处理不方便的事情，会使对方顿感尴尬。

护士对待外籍病人应热情，但必须把握好度。外国人不习惯于与交往对象走动过勤、过多，因此在病房管理上要为外籍病人提供个人的空间。只要对方的所作所为没危及人身安全，不触犯法律，没有违背伦理道德，没有侮辱我方的国格人格，一般均可听其自便。

5. 交流沟通，称呼、态度、内容适当

护理人员与外籍病人交流时，不提与谈话内容无关的问题，不要轻易打断，不要左顾右盼、心不在焉，不要与妇女开玩笑，更不要无休止地攀谈，以免引起对方和他人的反感。护士应目光注视对方，以示专心，要使用礼貌语言，如"你好"，"早上好"，"晚安"，"再见"，"请"，"对不起"，"打搅了"，"感觉如何?"，"很高兴为你服务"，话题还可涉及天气、体育、旅游等内容。

遇见熟人或初次见面的有关人员，愉快地打个招呼，是生活中常用的一种礼仪。不与熟人打招呼，或者不回答向你打招呼的人，都是失礼的行为。最简单的是说一声"早上好"或"下午好"或"晚上好"。对不熟悉的人也可以这样打招呼。在好友之间，最常用的招呼方式，就是喊一句"Hello"或"Hi"。

6. 遵守外事纪律、自重自尊

涉外病房护士必须自尊自爱，有责任、有义务自觉维护自己的国格、人格，才能受到外宾真正的尊重。要仪表整洁、举止检点，廉洁奉公，恪尽职守，同时，护士在工作之外的时间，不得与病人外出，也不得向外宾索要礼物或兑换外币。

7. 对待外国小病友，尊重西方礼节

在许多西方国家，大人的意识中是与小孩有平等人格的。在涉外护理中，为外国小病人做操作或表示亲近时，应适当向她说明并征得她的同意，有事商量着办。比如说："露西，你该吃药了，现在就吃好吗?"对她表示亲近之前也要得到她本人同意。比如说："露西你真可爱，我可以抱抱你吗?"护士可以蹲下来，眼睛看着她和她交谈，这会让小病友感到护士对她的重视和愿意与她交流的态度。如小孩很小，则要得到其监护人的同意。不能像在中国，人们看到可爱的小孩经常会摸摸小脸蛋，抱过来逗一逗，这种表示对小孩喜爱的举动，在西方观念中，也许被认为是侵权而遭到拒绝。

例如：上海某涉外医院的一个下午，从大厅经过的实习护士看见一个七八岁的男孩背上背着一个鼓鼓的旅行包、身上还挂着不少孩子用的东西，脸上出着汗，正费力地拖着一个大行李箱往电梯间行进，该护士毫不犹豫地上前帮忙，帮小孩将大行李箱送往电梯，可那位小孩没有友好地表示谢意，孩子的母亲出电梯来接孩子，刚巧过来碰见了，虽然礼貌地说着"谢谢"，可脸上却露出不悦之色。值班护士发现后马上过去用英语与之交流，经过交换意见，争取到理解和谅解。这就是西方理念与中国文化的不同。

8. 涉外交往禁忌

礼俗与禁忌始终是联系在一起的。国外忌讳之物不胜枚举，涉外护理交往中注意不触犯对方禁忌，才能获得相互间的尊重与依赖。

"13"这个数字被西方人视为不祥的象征，据说它源于宗教典故：出卖耶稣的犹太是耶稣的第十三个弟子，于是人们对"13"心生厌恶。又由于耶稣受难在星期五，因此西方人在既是13号又是星期五的那一天一般不举行活动。甚至门牌号、旅馆房号、层号、宴会桌号都要避开"13"。但不是所有西方人都排斥"13"，13号这一天，飞机照样飞，火车照常开，英国前首相撒切尔夫人就为儿子选择13号举行婚礼。

送花在国外非常普遍。由于习俗不同，某些花的含义在不同的国家也有区别。如荷花在中国有"花中君子"之称，而在日本却被认为是不祥之物，仅用于祭奠；郁金香在土耳其被看作是爱情的象征，但德国人却认为它是没有感情的花。菊花是日本皇室的专用花卉，而在比利时、意大利和法国人眼中，菊花却与死亡相联，只能在墓地或灵前使用。在法国不要送康乃馨，因为它表示不幸；在与外国友人交往时，按惯例不能将菊花、杜鹃花、山竹花和黄色的花献给客人。

世界各地的风俗习惯和礼仪各不相同，还需要在颜色、饮食、言行、举止、宗教信仰等其他方面根据国际通行方式去把握处理，若不注意，很容易伤害交往友人的感情。在涉外护理交往和工作中，一定要注意平时多学习了解，多观察，多查阅相关资料，或学习效仿有经验的人，以免不慎造成失礼行为。

思考与练习

1. 什么是礼仪？它具有哪些特点？
2. 礼仪的作用和原则分别是什么？

3.介绍他人时，怎样确定其先后顺序？

4.什么是护理礼仪？

5.门诊护士接诊时应注意哪些方面的礼仪？

6.病人住院中护士应注意哪些礼仪事项？

7.如何关心、安慰术后的病人？

8.简述护理操作的礼仪要求。

第五章 护理语言美

单调枯燥的语言，不能给人留下深刻印象，甚至使人感到沉闷、昏昏欲睡、厌倦。因此，护理人员在工作中使用生动、形象、风趣幽默的语言，不但能有效地传递信息，而且能改善病人的情绪、活跃病房气氛。

第一节 言谈的艺术

一、言谈的基本礼仪

基于言谈的上述特征的基础上，社交礼仪在语言、主题和方式等三个方面，对言谈有一系列详尽的规范。

（一）言谈中的语言

语言是组织交谈的载体，交谈者对它理当高度重视、精心斟酌。在语言方面的总的要求是文明、礼貌、准确。

1.语言要文明、礼貌

作为有文化、有知识、有教养的现代人，在言谈中，一定要使用文明优雅的语言。诸如粗话、脏话、怪话、气话等语言，绝对不宜在言谈中使用。同时，在言谈中应多使用礼貌用语，这也是博得他人好感与体谅的最为简单易行的做法。所谓礼貌用语，简称礼貌语，是指约定俗成的表示谦虚恭敬的专门用语。

例如，初次见面，要说"久仰"；许久不见，要说"久违"；客人到来，要说"光临"；等待客人，要说"恭候"；探望别人，要说"拜访"；起身作别，要说"告辞"；中途先走，要说"失陪"；请人勿送，要说"留步"；请人批评，要说"指教"；请人指点，要说"赐教"；请人帮助，要说"劳驾"；托人办事，要说"拜托"；麻烦别人，要说"打扰"；求人谅解，要说"包涵"等。

　　招呼人要用招呼语。招呼人的时候所用的称呼往往是彼此关系的直接体现，别人能从称呼语中掂量出你对他的态度、感情和尊重程度。如果称呼语使用不当，弄不好就会碰钉子，据说尊贵的维多利亚女王就曾经吃过一回闭门羹。有一天女王工作完毕已经是深夜，回到寝宫，却见房门紧闭，女王叩门。

　　门内传出她丈夫的问话声："谁呀？"

　　女王不假思索地脱口而出："我是女王。"

　　然而门仍然闭着，女王再叩门。

　　"谁呀？"

　　女王犹豫了下，回答说："维多利亚。"

　　门还是没有开，女王再次叩门。

　　"谁呀？"

　　这一回，女王温柔地回答说："你的妻子。"

　　门终于开了。

　　三次不同的称谓反映了三种不同的人际关系。第一种回答反映了国王与臣民的关系；第二种回答虽然看起来平起平坐，然而没有第三种回答那样准确地反映夫妇关系。因此也惟有第三种称呼才能成功地叩开房门。

2.语言要准确

　　在言谈中，语言必须准确，否则不利于言谈双方彼此间的沟通。要保证语言的准确，必须要注意：

　　(1)发音准确。在交谈之中，要求发音标准，不能读错音、念错字，让人见笑或误会。发音要清晰，要让人听得一清二楚，而不是口齿不清、含含糊糊。同时，音量要适中，音量过大令人震耳欲聋，过小则让人听起来费力。

　　(2)语速适度。语速，即讲话的速度。在讲话时，对其应加以控制，使之保持匀速，快慢适中。在交谈中，语速过快、过慢或者忽快、忽慢都会影响效果。

　　(3)口气谦和。在言谈中，说话的口气一定要平等待人，亲切谦和，不要端架子、摆派头、以大欺小、官气十足、倚老卖老、盛气凌人，随便教训、指责他人。

　　(4)内容简明。在交谈时，应力求言简意赅，简单明白，节省时间，少讲废话。不要没话找话，短话长说，废话连篇，让人听起来不明不白。繁言不要、要言不繁，是交谈中不应忘记的重要一点。

(5)少用土语。交谈对象若非家人、乡亲，则最好在交谈之中不要采用对方有可能听不懂的方言、土语，否则会给对方造成不尊重之感。在多方交谈中，即使有一个人听不懂，也不要采用方言、土语交谈，以免使其产生被排挤、冷落之感。

(6)慎用外语。在普通性质的交谈中，应当讲中文，讲普通话。若无外宾在场，则最好慎用外语。与国人交谈时使用外语，不能证明自己水平高，反而有卖弄之嫌。

另外，在言谈中除了注意有声语言的使用礼仪之外，还要关注言谈中所涉及到的"无声语言"这一语言形式。无声语言是借助非有声语言来传递信息、表达感情、参与交际活动的一种不出声的伴随语言。言谈中的无声语言以身体语言为主，也称为体语。据国外的心理学家测定，人们在表达思想感情时，55%的成分需要借助体语。由此可见，体语在人际交往中的重要作用。言谈中最为常见的体语有表情语、目光语、界域语、首语及手势语等。这些体语在使用过程中一定要遵循相应的原则，这些原则在前面的章节中亦已有相应的介绍和解释，在此不作赘述。

(二)言谈中的主题

言谈中的主题，也叫话题，指的是交谈的中心内容。一般而言，言谈的主题多少可以不定，但在某一特定时刻宜少不宜多，因为只有话题少而集中，才有助于交谈的顺利进行。语题过多、过散，将会使交谈者无所适从。

在交谈中，以下五类主题都是适宜选择。

1. 既定的主题

既定的主题，即交谈双方已约定，或者其中某一方先期准备好的主题。例如，求人帮助、征求意见、传递信息、讨论问题、研究工作一类的交谈，往往都属于主题既定的交谈。选择这类主题，最好双方商定，至少也要得到对方的认可，它适用于正式交谈。

2. 高雅的主题

高雅的主题，即内容文明、优雅、格调高尚、脱俗的话题。例如，文学、艺术、哲学、历史、地理、建筑等，都属于高雅的主题。它适用于各类交谈，但要求面对知音，忌讳不懂装懂或班门弄斧。

3. 轻松的主题

轻松的主题，即谈论起来令人轻松愉快、身心放松、饶有情趣、不觉劳累厌烦的话题，例如文艺演出、流行时装、美容美发、体育比赛、电影电视、休闲娱乐、旅游观光、名胜古迹、风土人情、名人轶事、烹饪小吃、天气状况等。它适用于非正式交谈,允许各抒己见、任意发挥。

4.时尚的主题

时尚的主题,即以此时、此刻、此地正在流行的事物作为谈论的中心。它适合于各种交谈,但变化较快,在把握主题方面有一定难度。

5.擅长的主题

擅长的主题,指的是交谈双方,尤其是以交谈对象为中心。例如,与医生交谈,宜谈健身祛病;与学者交谈,宜谈治学之道;与作家交谈,宜谈文学创作等。它适用于各种交谈,但忌讳以己之长对人之短,否则"话不投机半句多"。因为交谈是意在交流的谈话,故不可只有一家之言,而难以形成交流。

在交谈过程中还应注意以下应忌谈的主题。

(1)个人隐私。个人隐私,即个人不希望他人了解之事。在交谈中,若双方是初交,则有关对方年龄、收入、婚恋、家庭、健康、经历等一类涉及个人隐私的主题,切勿加以谈论。

(2)捉弄对方。在交谈中,切不可对交谈对象尖酸刻薄,油腔滑调,乱开玩笑,口出无忌,要么挖苦对方所短,要么调侃取笑对方,成心要让对方出丑,或是下不了台。俗话说:"伤人之言,重于刀枪剑戟。"以此类捉弄人的主题为中心展开交谈,定将损害双方关系。

(3)非议旁人。有人常常习惯在交谈之中传播闲言碎语,制造是非,无中生有,造谣生事,非议其他不在场的人士。其实,人们都知道"来说是非者,必是是非人"。非议旁人,不证明自己待人诚恳,反倒证明自己少调失教,是搬弄是非之人。

(4)倾向错误。在谈话之中,倾向错误的主题,例如违背社会伦理道德、生活堕落、思想反动、政治错误、违法乱纪之类的主题,亦应避免。

(5)令人反感。有时,在交谈中因为不慎,会谈及一些令交谈对象感到伤感、不快的话题,以及令对方不感兴趣的话题,这就是所谓令人反感的主题。碰上这种情况不幸出现,应立即转移话题,必要时要向对方道歉,千万不要没有眼色,将错就错,一意孤行。这类话题常见的有凶杀、惨案、灾祸、疾病、死亡、挫折、失败等。

(三)交谈的方式

在进行交谈的过程中,还有必要注意言谈的方式。在这里,是有一些技巧可以运用的。

1.双向共感

交谈,究其实质乃是一种合作。因此在交谈中,切不可一味宣泄个人的情感，而不去考虑交谈对象的反应。社交礼仪规定，在交谈过程中应遵循双向共感规则。这一规则具有两重含义：①双向。它要求人们在交谈中，要注意双向交流，并且在可能的前提下，要尽量使交谈围绕交谈对象进行，无论如何都不要妄自尊大，忽略对方的存在。②共感。它要求在交谈中谈论的中心内容，应使彼此各方共同感兴趣，并能够愉快地接受，积极地参与，不能只顾自己，而不看对方的反应。遵守这条规则，是使交谈取得成功的关键。

2. 神态专注

在交谈中，各方都希望自己的见解为对方所接受，所以从某种意义上讲，"说"的一方不难，难就难在"听"的一方。古人曾就此有感而发："愚者善说，智者善听。""听"的一方在交谈中若能够表现得神态专注，就是对"说"的一方的最大尊重，要做到这一点，应重视如下三点：

(1)表情要认真。在倾听时，要目视对方，全神贯注，聚精会神，不要用心不专，"身在曹营心在汉"，显得明显地走神。

(2)动作要配合。当对方观点高人一筹，为自己所接受，或与自己不谋而合时，应以微笑、点头等动作表示支持、肯定，或暗示自己与之"心有灵犀一点通"。

(3)语言在合作。在对方"说"的过程中，不妨以"嗯"声或"是"字，表示自己在认真倾听。在对方需要理解、支持时，应以"对"、"没错"、"真是这么一回事"、"我有同感"，加以呼应。必要时，还应在自己讲话时，适当引述对方刚刚所发表的见解，或者直接向对方请教高见。这些，都是以语言同对方进行合作。

3. 措辞委婉

在交谈中，不应直接陈述令对方不快、反感之事，更不能因此伤害其自尊心。必要时，在说法上应当力求含蓄、婉转、动听，并留有余地、善解人意，这就是所需措辞委婉。

在交谈中，运用委婉语可采用以下方式：①善用婉转的语气：例如晨间护理的时候发现患者在床旁桌上堆放的东西过多，护士如果说"对不起，您能帮助我们把桌面腾出一些地方吗?"显然比直接说"把桌上堆的东西收起来!"要婉转、客气，使人感到说话语气温婉、易于接受。②间接提示：如当他人有求又不便直截了当地拒绝时，可以说："很抱歉，这件事目前恐怕很难办到。"③转移话题：如朋友问"星期天我们去公园划船好吗?"你若想婉拒可以这样说，"我们一起去图书馆温习功课吧。"委婉还有其他的一些表达方式，但无论用何种方法，都应当通过一定的措辞把话说得较为得体、文雅，礼貌周全，使对方感受到尊重，接受了不同意见，又不尴尬难堪。

4.礼让对方

在交谈之中，务必要争取以对方为中心，处处礼让对方，尊重对方，尤其是要避免出现以下几种失礼于人的情况。

（1）不要始终独白。既然交谈讲究双向沟通，那么在交谈中就要目中有人，礼让他人，要多给对方发言的机会，让大家都有交流的可能。不要一人独白，侃侃而谈，"独霸天下"，只管自己尽兴，而始终不给他人张嘴的机会。

（2）不要导致冷场。不允许在交谈中走向另一个反而，即从头到尾保持沉默，不置一词，从而使交谈变相冷场，破坏现场的气氛。不论交谈的主题与自己是否有关，自己是否有兴趣，都应热情投入，积极合作。万一交谈中因他人之故冷场"暂停"，切勿"闭嘴"不理，而应努力"救场"。可转移旧话题，引出新话题，使交谈"畅行无阻"。

（3）不要随意插嘴。出于对他人的尊重，在他人讲话时，尽量不要在中途予以打断，突如其来、不经允许地上去插上一嘴。这种做法不仅干扰了对方的思绪，破坏了交谈的效果，而且会给人以自以为是、喧宾夺主之感。确需发表个人意见或进行补充时，应待对方把话讲完，或是在对方首肯后再讲。不过，插话次数不宜多，时间不宜长，对陌生人的交谈则绝对不允许打断或插话。

（4）不要与人抬杠。抬杠，它是指喜爱与人争辩，喜爱固执己见，喜爱强词夺理。在一般性的交谈中，应允许各抒己见，言论自由，不作结论，重点要集思广益，活跃气氛，取长补短。若以"杠头"自诩，自以为一贯正确，无理辩三分，得理不让人，非要争个面红耳赤，你死我活，大伤和气，则是有悖交谈主旨的。

（5）不要否定他人。在交谈之中，要善于聆听他人的意见，若对方所述无伤大雅，无关大是大非，一般不宜当面否定，让对方下不了台。社交礼仪有一条重要的原则，叫做"不得纠正"。它的含义是：对交往对象的所作所为，应当求大同、存小异，若其无关宏旨，不触犯法律，不违反伦理道德，没有辱国格人格，不涉及生命安全，一般没有必要判断其是非曲直，更没有必要当面对其加以否定。在交谈中不去任意否定对方的见解，就是该原则的具体运用。

5.适可而止

与其他形式的社交活动一样，交谈也必定受制于时间。虽然说亲朋好友之间的交往往往"酒逢知己千杯少"，但是实际上它仍需要见好就收，适可而止。

令交谈适可而止，主要有四点好处：①它还可以为大家节省时间，省得耽误正事。②它可以使每名参加者都有机会发言，以示平等。③它可以使大家的发言提炼其精华，少讲废话。④它还可以使大家对交谈意犹未尽，保持美好的印象。凡此种种，说明交谈适可而止不仅必要，而且必须这样付诸行动。

普通场合的小规模交谈，以半小时内结束为宜，最长不要超过 1 h。交谈的时间一久，交谈所包含的信息与情趣难免会被"稀释"。在交谈中一个人的每次发言，最好不要长于 3 min，至多不要长于 5 min。

二、言谈的特点及过程

言谈应具有目的性、互动性、程序性等特点，和我们的生活息息相关。

(一)言谈的特点

1. 目的性

启动交谈的动机多半是一方或双方为着解决某个问题而展开的，因此，参加者会有意识地把谈话内容锁定在一个或多个特定的话题。比如说对护理对象进行健康知识教育的交谈，会把话题固定在与健康有关的内容上；在进行心理咨询的谈话中，会围绕着困扰来询者的心理问题展开谈话。

2. 互动性

所谓互动，是指双方相互影响、相互回应的过程。交谈双方在谈话的过程中，彼此遵循人际沟通信息传递的规律，使信息互相顺畅传递，从而实现谈话的同步性、反馈性。在谈话中，交谈主体间交互地询问与答复，使谈话不断地朝着纵深发展，为最终解决问题达成共识或谅解。

3. 程序性

程序性是指交谈中，始终围绕一定的目的，遵循一定的原则，进行一系列活动的过程。一般情况下，交谈的过程可以分为开始、进入主题、结束三个阶段。交谈能否顺利展开、能否发展、能否深入、能否真正起到沟通的目的，在某种意义上说，取决于问题的提出和回答的程序，也取决于提出问题和回应的技巧。可以说，提问和回答问题是交谈程序性的主线索。

(二)过程及规律

1. 交谈的启动

交谈的启动很重要，就好似修建一座大桥的"引桥"，没有启动，就没有发展。但是启动交谈比较困难，"万事开头难"，很多交谈的失败，就是在启动阶段制造了交谈"噪音"，阻碍了交谈的顺利进行。

顺利启动交谈一般遵循以下原则：首先要树立信心，"世上无难事，只怕有心人"，要克服胆怯、害羞的心理，勇于开口说话；其次，创建良好的谈话氛围，要用语言和非语言的行为来表达真诚和尊重的态度，为谈话营造沟通的基础氛围；第三，要寻找双方共同感兴趣的话题来启动交谈，寻找共同点，调动彼此谈话的积极性；第四，要克服对话题的偏见，例如很不寻常的事才值得一谈，或者高雅有学问的才值得谈，或日常生活事情不值得谈，事实上，日常生活的话题是启动谈话的最好途径。

2. 交谈的进行

话题启动后，需要进一步地发展谈话，为达到目的而沟通，发展谈话一般注意以下方面：

（1）自然转入话题。如果采用突然转入话题，就像急刹车，易产生很大的"反作用力"而使交谈陷入僵局。因此，要自然转入话题，可以采用的方式有因势利导、应用开放性提问的方法等。因势利导就是可以从一些与主题有关的生活小事谈起，然后逐渐把交谈引入正题。开放性提问就是询问对方可以叙述的问题，让对方有很多的发展空间，而不是仅仅回答"是"与"否"。例如："你的学校生活怎样？"、"你对××同学有何看法？"、"你对交'网友'有何看法？"等。

（2）正确使用词句。交谈是用口头语言进行的信息交流，如果谈吐不清或语言晦涩，"声音流"就会从耳边滑过去，达不到理想的信息传播效果。

（3）注意谈话策略。在交谈的过程中，正确适应语境，娴熟把握前言后语中所表达的含义，适当注意谈话策略，能收到意想不到的效果。常用的技巧有：语脉接引、顺承转接、避实就虚、谐趣岔答。集体交谈要注意每一个人的情况，不能只顾与某一个人谈话，而冷落其他人；也不能只顾与部分人谈话而冷落某一个人。

相传楚庄王钟爱的一匹马死了，他很伤心，下令按大夫的礼节为死马举行葬礼，大臣们屡劝无效，楚庄王一意孤行并下令：再谏者处死。宫中有个叫优孟的艺人，闻此消息后，立即飞跑入宫，仰天大哭。楚庄王非常惊讶，问："你为何如此伤心？"优孟说："大王最心爱的马死了，只按大夫之礼服丧，未免太寒酸了，我看应该以君王之礼来安葬。"楚庄王一听，非常称心，便说："你看怎么葬好呢？"优孟说："我请求雕玉作棺刻梓为椁，让齐国、赵国陪祭的官员在送殡队伍前面，让韩国、魏国陪葬的官员担任后卫。建祠堂，用太庙来祭祀。这样，各诸侯就能知道大王是如何贱人而贵马了。"楚庄王听到此才如梦惊醒，说"寡人之错，竟至如此地步吗？"于是便改用六畜之礼葬马。

语脉接引即依据前言后语所显示的意思，接过来顺着往下说，在相辅相成的配合中形成趋于一致的认识。以下的一段话，老师就是承接学生说话的意思展开谈话的：

学生：老师，我感冒了，嗓子疼。

老师：你知道你怎么感冒的吗？昨天打球，你又随便脱衣服了，着凉啦！

学生：老师，我以后不随便脱衣服了。

顺承转接即先顺应对方的语意，作一番调适，然后灵活地转入自己见解的表达。例如：

学生：我觉得自己太平庸，什么都不行。

老师：这么讲，也许可以理解为谦虚；可我又觉得谦虚不同于自卑。如果膝盖不弯，挺直了站，咱们同别人一样高，你说是不是？

避实就虚即避开话"锋"，用假设、比喻、对照、归谬等方法间接地作适应性表达。例如，古代一些大臣在规劝君王时，常采用避实就虚法。或设问比喻，用笑话旁敲侧击；或指桑骂槐，言在此而意在彼。让君王从中得到启发，改正错误。

谐趣岔答即将对方用语的模糊之处，用双关、借代、反语等方法"岔"到有趣的方面。此法可以收到幽默的效果。例如：

英国剧作家萧伯纳很瘦。在一次宴会上，一个大腹便便的资本家想取笑他，说："萧伯纳先生，我一看到你就知道世界上正在闹饥荒。"（暗指经常挨饿，讥讽）萧伯纳立即反驳："先生，我一看到你，就知道了闹饥荒的原因。"（暗指剥削别人，反驳）

这里，两个人都巧妙地利用了对方的身体情况，把自己要表达的意思隐藏在话语底层，达到了说话的用意，又幽默含蓄，不失高雅。

始终保持倾听：倾听是交谈能否顺利进行的重要因素，是一种态度，是一种艺术，也是交谈的一个重要技巧。

3. 交谈的结束

交谈结束的方式是影响整个交谈成功与否的重要因素。恰到好处的结束，可使双方达到更进一步的沟通。结束交谈一般有以下方式：

水到渠成：当交谈已达到预期目的时，就要渐渐将谈话引入收尾，切忌东拉西扯，偏离主题。

重复主题：在谈话结束时，为了强调谈话的内容，使双方就谈话的主题达成明确一致的共识，可以把重要内容重复一下，但要言简意赅。

勿忘询问：在谈话结束时，不要忘记询问对方还有什么事没有，或者下一步的安排，明确时间、地点等问题。例如："您还有别的事吗？"、"明天上午 9 点在图书馆见，是吗？"这样既可以防止谈话内容遗漏，又显得友好亲切。

三、言谈表达的技巧

日常生活中，人们最多地通过"听、说、读、写、看"五个方面进行信息交流，做到会听、会说、会读、会写、会看将极大地提高言谈表达的技巧。

（一）学会听话——"会听"

会听是指学会倾听。倾听是一项技巧，是一种修养，甚至是一门艺术。学会倾听是提高沟通能力的一种追求。现实生活中，人们往往不是说得少，而是说得太多了；不是听得多，而是听得太少了。

1. 克服偏见

沟通中"会听"是指明白说话人真正的意思和意图。首先就要克服上述反感的偏见。人际沟通中最大的障碍就是不会听，有时根本就是没有听，或者不愿听，或者假装在听，或者只听一半，就回答了，不愿继续听下去。要提高沟通能力必须重视听，真正学会听话，能够听出"言外之意、话外之音"。

2. 学会注意

学会注意表现在分析可能消除生理上、心理上注意的障碍；准备好去倾听；先听完对方说话；随时调整自己的注意力，避免走神。

3. 积极倾听

积极倾听表现在对听到的信息赋予意义并加以解释；区分信息中的目的、主要概念、细节，充分了解信息；专注于语言和非语言线索；提醒自己对信息的期待和了解；在心中默默复述以增进理解。

4. 批判性倾听

批判性倾听表现在分析所了解的信息，判断接收信息的真实性与可信性；思考支持推论的叙述是否有意义；思考支持性叙述和推论之间的适当性；思考是否有其他信息在减弱推论的适当性。

例如，当你的朋友对你诉说他工作上的不如意时，你觉得他自己该负一些责任，你应该告诉他："你如果多投入一些时间于工作上，会对工作有所帮助"，则显示你运用了批判性倾听。

5. 努力记忆

记住别人谈话内容所提供的信息，例如把听到的信息在心里重新叙述一遍；或运用口诀记下所听到的信息；或以纸笔记下所听到信息的重点。

（二）学会说话——"会说"

说话能力是指运用口头语言表达思想感情的能力。它是一种综合性的能力，不仅包括说话的技能、技巧，还包括说话人的思维水平、知识水平和个性心理特征等方面的内容。

1. 学会说话的三项基本功

（1）学会组织内部语言。人们在说话时，都是先想后说，边想边说。想——就是组织内部语言，思考"为什么说？"，"对谁说？"，"说什么？"，以及说话的意向与要点。"想"得好，是"说"得好的前提。

(2)学会快速组织词句。组织词句是把内部言语经过扩展进行组合,用一定的词语句式表述出来的过程。

(3)学会应用语音表情达意。语句通过人的发音器官,变成外部语言(有声语言),对方才能听到,交际才能进行。

2.养成良好的说话习惯

习惯是后天形成的,它是意识控制降低到最低限度的一种自动化的行为方式。良好的说话习惯,可以在反复多次的训练中,使好的方式、方法得到强化、巩固,从而形成习惯。在说话训练中,应该着重培养下面几种说话习惯:

(1)养成先想再说的习惯,在说话之前,要先想想,自己为什么要说?说的重点是哪些,怎么样去说,先说什么,后说什么,哪些详说,哪些一带而过,哪些让对方去想等。

(2)养成敏于表达的习惯。只有多说话,寻找一切机会练习说话,才能练就口才,学会说得体的话,所以养成遇事说一遍的习惯是很有益的。

(3)养成说文明语言的习惯"言为心声"。陆机在《文赋》中说:"思风发于胸臆,言泉流于唇齿。"就是指有什么样的思想境界,就会说什么样的语言。

(三)学会阅读——"会读"

阅读是你必须做的事,而不一定是你爱做的事。

1.确定读书的动机

要提升读书效果,首先必须拥有强烈的读书动机。读书不属于遗传基因能够决定的特征——基因能决定头发或眼睛、瞳孔的颜色,却没有办法决定你是否会读书。会读书多半取决于后天的学习,而后天学习的技巧是可以培养、提升而能够长进的。

2.提高阅读速度的技巧

提高阅读速度的技巧如下:

(1)集中你的注意力。

(2)排除外界的干扰。

(3)创造一个整洁舒适的读书环境。

(4)不要为了个别词语或句子的意思而半途中断阅读,但是对于那些会影响理解整篇文章大意的关键词,就要(用字典)查明其意义。

(5)应尽量理解阅读材料的整体涵义而不要刻意弄明白每一个细节。

(6)如果你发现自己在阅读过程中嘴里念念有词,那么,你可以把一支钢笔或其他(无毒的,非糖制的)物体含在嘴里练习阅读。如果在阅读过程中该物体掉了出来,你就必须继续练习。

3. 提高理解能力的技巧

提高理解能力的技巧如下：

（1）养成循序渐进学习的习惯，在已有知识基础上增加获得新的知识。

（2）回顾阅读中已标出的语言点，检验自己是否抓住了阅读材料的重点。

（3）假如行不通，放弃你的结论，回头重新阅读，试着找出另一个结论。

（4）总结你所读的内容，并用自己的话把它记在笔记本上。

4. 寻找主题的技巧

（1）顺序法。依据时间、事件发生过程等要素顺序清理主题。

（2）对比法。通过对比前后的知识点发现主题。

（3）问题法。利用问题来分析文章，看看从文章里是否可找出下列任何一个问题的答案。

①"何人"（WHO）。如果文章着重于谈论某个特定的人物或某一些人，那么，寻找那个人或那些人是"谁"。

②"何时"（WHEN）。整段文章如果是在谈"时间"，那么，寻找"当……时候"或"在什么时候"。

③"何处"（WHERE）。要是整段文章谈的是特定的地方或地点，那么，寻找"地点"。

④"为何"（WHY）。文章内容如果是在陈述一些信念或事件的来龙去脉，它经常也同时提供了"为何"如此的答案。那么，寻找"为什么"发生的原因。

⑤"怎样"（HOW）。一段文章如果谈的是某些事情的运作方式或完成的过程，那么，寻找是"怎样"完成的。

5. 做笔记的技巧

不管读的是什么，要掌握其主旨并谨记在心，最后的步骤就是做笔记。你可以运用传统的方法——拟定大纲、重点提示、制表、画关系图等方式做笔记。无论你采用哪一种方法牢记阅读重点，都一定要把注意力放在关键语句，而不是琐碎的内容上。

（四）学会书写——"会写"

1. 书写的含义与要素

（1）书写的含义。传统书写是指用笔在载体（通常在纸上）上留下字迹的过程。随着社会的发展，书写也有新的含义：凡是借助一定的工具在载体上留下字迹或符号的过程，即为书写。

（2）书写的要素。①工具。毛笔、钢笔、圆珠笔、铅笔是传统工具，现在有各种打字机、计算机、电子记事本等。②载体。纸张、黑板、电子屏幕、硬盘、软盘等。③内容。文字、字母、线条、符号、图表等。④意思。书写的内容组合有特定的意思，传递一定的信息。

2.书写的意义

在日常工作、生活、学习中，书写是必不可少的技能，特别是在正式的工作、学习中，我们必须会写。例如学生必须通过的各种考试，要应用书写；在工作中的总结、会议记录，以及医疗活动中的病历、医嘱、各种报告等均要通过书写完成；在生活中的写信、签字、填写各种表格等，都要应用书写。

3.书写的要求

书写质量有两个基本要求：

（1）文字符号要写得好。俗话说"字如其人"，从字体可以看出一个人的基本素养，所以一定要重视书写质量。写好文字符号的前提是在写得正确的基础上，做到清楚、均衡、整齐、熟练、规范。

（2）语句内容要写得好。"文如其人"，指用词造句，段落结构，中心思想表现一个人的文化素养，表现一个人的性格、风格，不能没有重心、重点，让别人看了不知所云。

（五）学会观察——"会看"

1.在沟通中的观察与注意

观察力是人们进行观察活动的能力。在观察过程中有意进行分析、判断，发挥想像与联想，进行有目的的观察，对比观察、对细节观察等，对培养和提高沟通能力很有帮助。例如在对话、采访、谈心、辩论、质询、会议发言等沟通活动中，有意对别人进行直接观察和间接观察，以便准确判断对方的身份和特点，做有针对性的谈话，以及在讲说过程中对听者察言观色，从听者的神态、动作里，了解自己说话的效果，或调节自己的语速，或改变原来的话题，以提高讲说的效果。

2.澄清观察印象的方法

（1）知觉检验。用口语来澄清你对别人非语言表达的了解。该技巧的基本方法为：①注意别人非语言行为（如皱眉头、站立不安、左顾右看或表情愉悦、点头认同、眼光直视、精神集中等）；②在心里针对对方非语言行为的意义加以解释（如皱眉头可能代表不同意你的意见）；③用口语表达以澄清你的知觉（问他是不是不同意你的看法）。

（2）眼光接触。当和别人谈话的时候，应该相互注视以加强互动的感觉。当与别人谈话时，如果你的眼睛不注视着对方的眼睛，则会让对方觉得你缺乏互动的诚意，似乎在逃避什么。当你与人谈话时，应该有意地注视对方，体会非语言与语言内容的关系；如果眼光溜走，试着带回来。

（3）衣着。依据不同场合的衣着，判断别人和表达自己的形象。注意衣着在于：①考虑出席的场合系正式、普通或非正式场合；②考虑在出席场合扮演的角色；③必要时亦可征询亲朋好友的意见。

一个伟大的女性

她从很小的时候就集聋、哑、盲于一身，但她却奇迹般地学会了英语、法语、拉丁语和希腊语，她的著作被译成 50 余种文字，风靡了五大洲的各个角落；她没有做过任何惊天地的大事业，但却受到全世界亿万人民的敬仰和爱戴，她不但给聋哑盲人以鼓舞，而且给正常人以力量。她，就是享誉全球的美国盲人作家海伦·凯勒（图 5-1）。

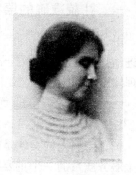

图 5-1　海伦·凯勒
（Helen Keller）

海伦·凯勒，1880 年诞生于美国亚拉巴马州的一个小镇——特斯开姆比亚。生下来 19 个月后的一次高烧，使小海伦双目失明，紧接着失去了听力，3 岁时，海伦连话都不会说了。

1890 年春天，海伦听说一个挪威聋哑盲姑娘学会了说话，胸中燃起了希望，她在家庭教师安妮的手上写道："我要说话。"后来，海伦通过用手摸别人嘴唇的方法解决了"听"的问题。她把示指放在说话人的嘴唇上，中指放在鼻子上，大拇指放在喉咙上，就可以清楚地"听"到对方的声音。

她在学校的学习和家里不拘形式的学习完全不同，但海伦对每门课程都非常认真，作业做不完，决不罢休，这种不知疲倦、勤勤恳恳的作风一直坚持到她的晚年。她用她的手在忙着"听讲"。回到宿舍后再匆匆地把脑子里记下的东西写下来。她的家人从德国等地买了一些盲文书籍，海伦贪婪地读着，直到手上磨起了血泡。

大学毕业后，特别是 20 世纪 30 年代海伦不断访问欧洲和亚洲各国，她非常关心聋哑盲人的状况，为他们呼吁，为他们募捐，直到 1968 年 6 月逝世，终年 87 岁。

第二节　护士的语言技巧

护士与患者沟通时，语言既要传达思想情感，又要符合审美要求。具有美的语言可增强其感染力。避免使用华而不实的语言，华而不实的语言易使人产生虚伪的感觉。

一、礼貌准确的语言表达

由于语言可通过神经反射作用使人的心理和生理产生变化，良好的语言能促进治疗，相反，刺激性的语言能导致疾病，或使原有的疾病恶化。因此，在护理实践过程中，一定要注意语言的礼貌准确、合乎规范。

（一）护理用语的规范性

1. 灵活运用文明用语

护士与病人的交谈是医疗服务过程的重要组成部分，其效果也是反映医疗卫生服务质量的一个重要标志，每位护士都应加强职业道德修养，坚持在工作中恰当地使用"您好"、"请"、"谢谢"、"对不起"、"再见"等五句十字文明用语。

（1）"您好，您有什么事吗？"

（2）"您好，您能告诉我您的名字吗？"

（3）"对不起，我不会念您的名字，请您告诉我好吗？"

（4）"您好，您哪儿不舒服？"

（5）"您应该看内科。"

（6）"请问您吃过什么药吗？"

（7）"请问您不舒服有多长时间了？"

（8）"请您坐下，稍等一会，医生马上就来。"

（9）"请不必顾虑，尽量放松，保持镇静。"

（10）"您最好住进医院来，您需要做全面检查。"

（11）"请别担心，您很快就会好起来的。"

（12）"您别着急，痊愈需要一个过程。"

（13）"请您稍等一会，检查结果需要 20 min 才能出来。"

（14）"您如果觉得难受，请随时到医院来，千万别耽搁了。"

（15）"您明白了吗？您看哪些方面还需要解释呢？"

（16）"请您记住，明早抽血检查前不要吃东西。"

（17）"请脱鞋，躺下。"

（18）"请您解开上衣的扣子和松开腰带。"

（19）"请您解开裤子，我来为您扎针。"

（20）"请放松，屈膝。"

（21）"您好，我给您量量血压，请把袖子卷起。"

（22）"您好，我给您测体温，请让我帮您把体温表夹在腋下。"

（23）"您好，我是您的责任护士，让我自我介绍一下。"

（24）"请把您过去的病史告诉我好吗？"

（25）"您好，您就是李先生吗？"

（26）"您好，您今天感觉怎么样？"

（27）"张大娘，昨晚睡得好吗？"

（28）"我来为您整理一下床铺好吗？"

（29）"我把窗户打开透透气，您介意吗？"

（30）"对不起，请您听大夫的话，暂时不要活动好吗？"

（31）"请您一定要记得吃药，到时间我还会提醒您。"

（32）"我需要从您的手臂上抽点血，请脱掉上衣卷起袖子。"

（33）"我需要在您的耳朵上取点血，请摘下耳环好吗？"

（34）"请别着急，我会先给您做个皮试看是否过敏。"

（35）"您对哪些食物过敏？比如鱼、虾等。"

（36）"请尽量多吃一些，这样有助您早日康复。"

（37）"这是您的药，请拿好了。请按说明服用。"

（38）"请记住，不要在饭前服用此药。"

（39）"请记住服药，每天三次，饭后服用。"

（40）"对不起，请别拥挤。"

（41）"对不起，这个问题我也不明白，我帮您问问大夫好吗？"

（42）"对不起，请您让一让，让我的治疗车过去，好吗？"

（43）"对不起，我正在给另一病人治疗，请您稍候，我马上就来。"

（44）"对不起，我们这里的条件较差，但我们会尽力为您提供最好的服务。"

（45）"祝您早日恢复健康！"

（46）"祝贺您康复出院！日后还请您多保重。"

2. 杜绝使用忌语

护士要提高护理质量，不但要改善服务态度，而且还要让自己明白在护患交际中应该说什么，怎样说，什么不该说，不该说什么。作为有文化、有知识、有教养的现代人，在交谈中，一定要使用文明优雅的语言，杜绝使用下列语言。

（1）粗话。有人为了显示自己为人粗犷，满口粗话。把爹妈叫"老头儿"、"老太太"，把女孩子叫"小妞"，把名人叫"大腕"，把吃饭叫"撮一顿"。显然讲这种粗话，是很失身份的。

（2）脏话。口带脏字，讲起话来骂骂咧咧，出口成"脏"。讲脏话的人，不但不文明，而且自我贬低，十分低级无聊。

（3）黑话。黑话是指流行于黑社会的行话。讲黑话的人，往往自以为见过世面，可以吓唬人，实际上却显得匪气十足，令人反感厌恶，难以与他人进行真正的沟通和交流。

（4）荤话。即说话者时刻把艳事、绯闻、色情、男女关系之事挂在口头，说话"带色"、"贩黄"。爱说荤话者，除证明自己品位不高外，还是对交谈对象的不尊重。

（5）怪话。有些人说起话来怪里怪气，或讥讽嘲弄，或怨人尤天，或黑白颠倒，或耸人听闻，成心要以自己的谈吐之"怪"而令人刮目相看，一鸣惊人。通常爱讲怪话的人，难以令人产生好感。

（6）气话。说话时闹意气，泄私愤，图报复，大发牢骚，指桑骂槐。在交谈中说气话，不仅无助于沟通，而且还容易伤害和得罪对方。

以上不文明语言在工作中都应禁止使用。护士的一言一行、一举一动，体现了自身的修养和对病人的态度。因此，护士必须注意自己的语言，绝不能以粗暴无理、冷漠无情、傲慢伤人的语言对待病人。热爱护理事业，忠于职守，充满爱心，是护士进行语言修养的基础。因此，护士必须首先加强自身的语言修养，视病人如亲人，尽心尽力为他们服务。

（二）符合礼仪要求的日常护理用语

1. 招呼用语

招呼用语应做到热情自然、和蔼亲切、有分寸感。首先称呼要得体，可视年龄、性别、姓氏、职业等选择不同的称呼，如"先生"、"小姐"、"老师"、"老王"、"小朋友"等，不可用床号称呼病人。其次根据情况选择使用"请"、"您好"、"谢谢"、"对不起"、"再见"等礼貌用语。

2. 介绍用语

新病人入院时，面对陌生的环境，会产生孤独感和不安全感，护士作为接待病人入病房的第一位医务人员，要礼貌地进行自我介绍，如"您好，我是您的负责护士，我姓王，您就叫我小王好了，有事请随时找我。"此外护士还应为病人介绍病区环境、制度及同病室病友，使病人尽快消除陌生感。如"我给您介绍一下医院的情况吧！……""请允许我为您介绍……"

3.电话用语

电话已成为现代人重要的、不可缺少的联通交际工具之一，在使用电话时务必自觉维护自己的"电话形象"。给对方打电话时应做到选择时间要适宜，接通电话后首先要自报家门，并有称呼，如"您好！我是×××，请您找×××医生接电话好吗？谢谢!"同时，应避免通话时间过长，使对方产生"疲劳感"。接对方打来的电话应做到及时接听，应对谦和，自报受话部门，如"您好，这里是XX病房，请讲。"代接电话需准确记录，及时传达，以免误事。

4.安慰用语

护士常会遇到病人处于痛苦的状况，适时、恰当的安慰能有效地帮助病人。安慰用语可针对不同的病人选择不同的方法，除言语做到声音温和、表达真诚、合情合理之外，还可以采用倾听和沉默的技巧，向病人表达理解与同情，并鼓励病人倾诉。如当病人过度悲伤时，护士可以对患者说："如果你不想说话，你可以不说，我在这里陪你一会儿。"

5.迎送用语

新病人入院，护士要充分认识到这是建立良好护患关系的开始，应立即起身面带笑容迎接病人，同时应用欢迎语，如"欢迎您到我病区住院。"主动接过病人携带的物品，礼貌地了解病人的姓名，护送病人到床边，热情向病人作各项介绍。病人出院时，护士应送到病房门口，用送别的语言与病人告别，如"多保重，请记住按时复查"、"请走好，回去注意休息"等，使病人在接受护理的全过程中都能体会到护士周到细致的服务。

（三）护理操作中的解释用语

护士为病人进行任何护理技术操作，如注射、输液、灌肠、导尿时，都应委婉而清楚地向病人解释。因为病人有权知道护士将他们进行的是什么护理操作，为什么要采取该项操作，操作中是否会有不适，他们该如何配合。护士有责任向病人进行有关方面的指导，并通过有效的讲解使病人能够理解，感到放心，愿意合作。

1.操作前解释

①解释本次操作的目的，征得病人同意。②交代病人应做的准备工作。③简要讲解方法和在操作过程中病人可能产生的感觉。④态度诚恳地做出尽量减轻病人不适的承诺。

2.操作中解释

①在不同的操作环节具体指导病人配合方法，如深呼吸、请放松等。②使用安慰性语言，转移其注意力。③使用鼓励性语言，增强其信心。

3. 操作后解释

①亲切询问病人是否达到预期效果。②交代必要的注意事项。③感谢病人的配合。

护理操作语言美鉴赏：

患者王老先生昨天刚做过腹部手术，早晨护士小李来为他做口腔护理。

小李：王老，您好！昨晚睡得怎么样？

患者：(表情痛苦)睡得不好，人很难受，伤口很疼。

小李：(同情地)哦，您受苦了！手术后一两天内是最难受的，等伤口愈合了就会好受些了。现在您还不能起床刷牙，我给您做一下口腔护理，帮您洗洗牙，漱漱口，您会觉得舒服些的。

患者：(点头)好的！

小李：(边做口腔护理边与患者沟通)您嘴唇很干燥，我先给您湿润一下(操作)。感觉好吗？

患者：好的。

小李：请您漱漱口(将带吸管的水杯递到患者口边，患者漱口)。好！现在请张开嘴，让我检查一下您的口腔黏膜(借助压舌板检查患者口腔)。好！一切正常。现在我给您洗前面的牙齿。如果有什么不舒服，请马上告诉我。

患者：好的。

小李：(为患者洗牙)好，前面的牙已经洗好了，您感到累吗？您先休息一下，然后我再给您洗里面的牙。

患者：好的。

小李：(略等片刻)好，现在我给您洗里面的牙，请张开嘴(边操作边观察患者的反应)。很好，请再坚持一下，马上就好了(完成操作)。谢谢您的配合，现在您觉得口腔舒服些了吗？

患者：(点头)谢谢！

小李：您的伤口还疼得厉害吗？

患者：已经比昨天好多了，但仍然很痛。

小李：哦，明天会更好些的。现在我给您打止痛针。

患者：好的！

小李：(给患者打针)好了，您现在可以休息了，我待会儿再来看您！

患者：真是谢谢你了！

二、谈话内容的恰当选择

在对患者进行整体护理的过程中，整体护理强调以服务对象为中心，在护士心目中的患者，不仅仅是有病的躯体，而是有血、有肉、有情感、有思想的人。因此，护理人员在与服务对象进行交谈的过程中，要善于选择恰当的谈话内容，了解其病痛和身心需求，满足患者的需要，从而真正为患者提供全面、优质的整体护理服务。

由于护患交谈具有明确的专业目的性，即为服务对象解决健康问题，促进患者的治疗和康复，减轻他们的痛苦，预防疾病等，因此，护患之间的交谈又称为"护理专业性交谈"。护理专业性交谈的内容可以是非常广泛的，涉及生理、心理和社会政治、经济、文化等方方面面，但这些内容与健康、疾病有关，即具有一定的专业目的性。

从交谈的目的看，护理专业性交谈可以大致分为互通信息交谈和治疗性交谈两种类型，不同类型的谈话内容其侧重点也稍有不同。

（一）互通信息交谈

护患间互通信息交谈的主要目的是获取或提供信息。主要包括入院交谈、患者评估交谈、出院指导及健康教育交谈等。入院交谈通常是用来获得有关入院患者的一般情况、住院的主要原因、对于护理的要求、日常生活方式和自理能力等方面的信息；同时也向患者提供必要的信息，例如入院指导、自我介绍、医院环境和规章制度介绍等。患者评估交谈是护理人员收集患者健康信息的过程，包括患者的既往健康问题和目前健康状况，遗传史、家族史及患者精神、心理状况等。这些信息可以为确定护理诊断、制定护理计划提供依据。出院指导及健康教育交谈则是以护士向患者提供信息为主的交谈。

（二）治疗性交谈

治疗性交谈有两种基本形式，即指导性交谈和非指导性交谈。

1. 指导性交谈

指导性交谈是指由指导者（护士）向被指导者（患者）指出问题发生的原因、实质、针对被指导者存在的问题，提出解决问题的方法等，让被指导者执行。

2. 非指导性交谈

非指导交谈是一种商讨性的交谈。其基本观点是承认患者有认识和解决自己健康问题的潜能，鼓励患者积极参与治疗和护理过程，主动改变对自身健康不利的行为和生活方式。

按照指导性交谈和非指导性交谈的不同特点，护理人员根据不同场合和需要，机动地选择交谈方式。在某些情况下，护理人员需要对患者进行明确的指导时，如指导服药方法、新生儿家庭护理等，宜选用指导性交谈；而心理护理交谈，特别是涉及个人隐私的交谈，则选用非指导性交谈比较合适。在实际交谈过程中，互通信息交谈与治疗性交谈并不是互不相关、截然分开的，而是互相渗透、密不可分的。在护患交谈的过程中，选择好恰当的话题，将有助于护患之间的进一步沟通。

在前文中已经介绍了交谈中宜选的话题，但是由于护理工作的特点和性质等原因，在选择话题时还应有所侧重。如在护患交谈过程中多以与患者疾病相关的话题为主，这也是患者最关心的话题。以这样的话题展开交流往往能使患者感到这个谈话对他很重要，患者很想从中了解更多关于其健康的知识，会提出很多自己想了解的问题，交谈的态度也就比较积极，于是便很自然地能与护理人员进行交谈了。此时，护士更应不失时机地抓住这样的话题和机会，与患者交流和沟通感情，要尽可能地向患者介绍相关的健康知识，既达到健康教育的目的，又使患者感觉到护理人员的关心重视，从而达到融洽护患关系的目的。另外，在护患交谈中还可以选择患者感兴趣的、能使患者感到轻松愉快的话题。如和爱好体育运动的患者交谈，可以和他适当地聊一些有关体育运动以及运动与疾病有关的话题；对情绪低落、悲观失望的患者，可以给患者讲一些幽默、诙谐的故事帮助患者调节情绪，或者给患者举一些其他患有同种疾病的患者是如何应对疾病、目前又是如何健康、愉快生活的例子。通过这些话题，可以调整患者的情绪，拉近护患之间的距离，以便更好地进行护患之间的沟通。

三、护患交谈中的技巧

在护士与患者之间进行交谈沟通的过程中，护士要有意识地应用一些有效的沟通技巧，这样，才能使护患双方得到一个较好的沟通效果。

（一）以真诚、尊重的态度与患者进行沟通

俗语说，"精诚所至，金石为开"，与人交往，首重真诚。真诚使得对方感到你沟通的诚意。心理学家罗杰斯（C. R. Rogers, 1902—1987）认为，最有效的人际沟通，乃是奠基于真诚。真诚的感情基础是爱心，是与人为善。没有爱心和与人为善之意，便不会有真诚。不能简单地把真诚与"心直口快"、"实话实说"等同起来。有的人不管对方感觉如何，很随意地表现自己的冲动和过激的情绪，自以为"怎么想就怎么说"才是真诚的，甚至无意之中把自己的想法和感情强加于人。这时尽管他说的是真话，但也并不等于是真诚，因为他这样做可能已经使对方感到不快，甚至受到伤害。真正的真诚，必须从爱心出发，替对方着想，因此能尽最大努力避免伤害对方。护士有时必须向患者隐瞒真实病情，但她们的心是真诚的，她们对患者充满爱心，一切为了患者的安全和健康。真诚是护患之间建立良好信任关系的基础，也是进行有效交流沟通的基础。

所谓尊重，就是承认沟通双方有自由表达心中意念的权利。不管对方的地位、身份、以何种方式进行沟通交流，他的想法和感觉都是值得尊重的。在护患交往过程中，尊重患者是建立护患双方信任关系的基本要素。因此，真诚、亲切、尊重地对待患者，不虚伪、不冷若冰霜，诚恳地解答病人的疑虑和困惑，均可有利于护患之间的有效沟通以及良好护患关系的建立。

（二）交谈过程中使用倾听的技巧

倾听在人际沟通中占的比例很大，如果把听、说、读、写按百分比计算的话，听占的比例约为53%，说占16%，读占17%，写占14%。倾听并不仅仅是把别人所说的话听到而已，同时还应考虑其声调、频率、措辞、面部表情、身体姿势等非语言行为。因此说，倾听是一种颇为高深的艺术。1921年列宁曾会见美国商人阿曼德·哈默，几十年过后，哈默对那次会见记忆犹新，他说："在一个多小时的谈话中，我完全被列宁的魅力所折服，他聚精会神地倾听他人的叙述尤为惊人。他在与你交谈时，能使你完全感到，自己是他生活中最重要的人……多少年来，每当我追溯这次令人难以忘怀的接见时，我总是尽力重新整理这段最吸引人的往事。"列宁之所以使哈默熟记那次会见，并非列宁运用了高超的举世公认的演讲才能和能言善辩的口才，而是聚精会神地倾听，在倾听中保持着强烈的交流愿望和积极的参与精神，从而表现出全神贯注的态度。从这个例子可以看出，一定的倾听技巧可以促进有效的沟通和交流。护士在与患者进行交谈时首先要学会倾听。当护士全神贯注地倾听对方的诉说时，实际上便向对方传递了这样的信息：我很关注您所讲的内容，请畅所欲言吧！患者会非常愿意继续说下去，护士可以从中获得很多有价值的信息，从而更好地护理患者。相反，如果一位患者向护士诉说了很多自己对于疾病的担心，对于治疗方法的恐惧等，而当患者停止诉说时，这位护士又问："你对你的病有什么顾虑吗？"患者马上便会意识到，护士没有注意听他所说的话，此时，患者会立即失去继续交谈的兴趣和信心，护患之间的沟通会被阻断。要成为一个好的倾听者，在倾听过程中一定要注意以下几点：

1. 全神贯注

在对方谈话时，倾听者应该集中精力去听，不做无关的动作，不让任何事情打断你的注意力。即使在不太安静的谈话条件下，也要使对方觉得你和他是唯一的在场者，而且使他感到你十分重视和他人的谈话。下面是一些可以表现出全神贯注的技巧：

（1）采取一个放松的、舒适的姿势坐着，双脚自然摆好，不要跷二郎腿。身体面向对方，上身稍微向前倾，彼此不要距离太远，以表示对谈话很感兴趣，准备长时间听对方谈话。

（2）目光应集中在谈话者面部，眼神可以不时地凝视对方的眼睛，表情专注而不严肃。同时配以点头和"嗯"、"啊"等类语言，使对方感到你在认真倾听。

（3）在倾听过程中切忌东张西望，或低头摆弄手中的笔或戒指，或者不停地变换体位，抖动双腿，这些都会表现出听者的不耐烦心情和心不在焉。在这种情况下，谈话者会中止讲话，并感到听者很不礼貌，不尊重他人。

2. 不打断讲话

面谈时，除了全神贯注外，不要随便打断对方的讲话也是很重要的。如果经常打断对方的讲话，会让对方有种不受尊重的感觉，可能会使对方不再做进一步的交流。如需打断讲话，应对对方给予抱歉，并说明打断讲话的原因，如"对不起，我能打断一下吗？您刚才说到您不舒服，您能否再具体描述一下怎么不舒服了吗？"

3. 及时反馈

在交谈过程中如果你只是被动地听，难免让人觉得你对双方的谈话不感兴趣，对彼此的交流不够积极。及时反馈并提出一些相关问题，可反映出你的一些关心。如在患者述说病程经历的过程中，护士适时地进行提问，如"您还做了哪些检查了吗？"、"您都吃了什么药？效果如何？"，都会使患者感到你在认真地听他的介绍，对他的病史很感兴趣，他也会愿意将更多的信息呈现在护士面前。但也要注意切勿不断地提出问题，"凡事过犹如不及"，问太多问题会让对方感到被"责问"，将不利于沟通的进行。

（三）在交谈中不断核实信息

核实就是证实自己的感觉，是一种获得或给予反馈的方法，以避免双方产生曲解，使沟通向有效的方向进行。特别是在护患沟通过程中，它有助于护士对患者信息的准确掌握。常用的核实方法有以下几种：

1. 重述或自述沟通内容

将沟通对方所说的话重新复述一遍或用自己的话将其意见表达出来，可以让对方判断你对他所说的话理解得是否准确，可以鼓励对方进一步阐明自己的观点，如"您刚才说……，是吗？"。

2. 澄清

将一些模棱两可、含糊不清、不够完整的谈话引向明确，同时也可以试图得到更多的信息。如"您的意思是……"、"我不完全理解你的话，您能否告诉我……"等。

3. 归纳总结

用简单、概括的方式将对方的叙述重复一遍以核实自己的感觉。同时归纳总结也可将对方谈话聚焦在较关键的问题上，以进一步获取所需的信息。如在下面的情景中，护士总结到："刚才我们已经对您回家之后应该注意什么问题、自己照顾自己的方法进行了讲解，我感觉到您都已经听懂了，并且已经做好准备。但是我想再次提醒您，您出院回家后还需进一步休息，一时不能上班。"患者："是的，我已经做好准备了，并且知道如何自己照顾自己了。出院之后，我会好好休息一下的。"

在核实的过程中，注意一定要给对方留有一定的停顿时间，以便让对方进行纠正、修改、补充和明确一些问题。

（四）适时地使用沉默

语言的技巧可以促进沟通，但语言不是唯一可以帮助人们沟通的方法，以和蔼的态度表示沉默将给人十分舒适的感觉。沉默给人以思考和调适的机会。有些人不善于运用沉默，当沉默出现时感到不舒适，而且会把这种不舒适的感觉传递给对方，或急于打破沉默，这将会使他丧失一些很重要的沟通机会。该沉默的时候能沉默，正所谓的"沉默是金"，该说话的时候却沉默不语，那就是"失礼"了。如在护患交流过程中适当地保持沉默，可以给患者时间以考虑他的想法和回顾他所需要的信息或资料，使患者感到护士在真正用心地倾听他的讲述。同时也可以给护士时间去观察患者的非语言行为，并组织进一步的提问和记录资料。当面对哭泣的患者时，护士保持沉默是很重要的，如果护士过早地打破这种沉默的气氛，可能会影响患者内心强烈情绪的表达。护士也应该允许患者保持沉默。沉默的过程中也可以传达交流双方的理解和支持。如在下面这个情景中，面对一位即将辞别人世的患者，护士一直保持着与患者的眼神交流，眼中还充斥着同情和悲伤，此时即使是这种沉默的状况也使患者感到护士对他的理解，分担着他的悲伤情绪，护患沟通进入到了一个较高的层次。

（五）有技巧地提问

在沟通过程中有技巧地提出问题，不仅可以引导谈话的进行，还可以使沟通双方获得更多的信息。护士除了在提问题时应考虑患者的兴趣、爱好及双方交流的目的之外，还应考虑应选择何种类型的问题进行提问。问题的常见类型有两种，即开放式问题和闭合式问题。闭合式问题将答案给予限定，问话者希望得到肯定或否定的答案，如"你今年多大年龄了？"，"你抽烟吗？每天抽几根烟？"，这类问题的答案均简单明确，只有一个，不会有双重答案，在日常交谈或公务交谈开始时使用，可以打开僵局。而开放式问题相对于闭合式问题来讲则其回答非常灵活，没有限制，如"你知道吸烟对身体有哪些害处吗？"。在护患交往过程中，应根据当时沟通发生的情景，可以多使用闭合式问题进行提问，以获取必要的信息；而在时间较为充裕，患者病情较轻时，可以多使用一些开放式问题，特别是对刚入院的患者进行评估时，开放式问题的使用可以帮助护士获取更多的资料，如"您怎么不舒服了？"要比"您是头晕、恶心吗？"获得的信息丰富。

思考与练习

　　2床的小刘需要进行臀部肌肉注射，护士端着治疗盘来到病房，说："2床，来，躺下。"病人边躺边问："干什么呀？护士。""屁股上打一针，动作快点，侧过去。"然后选择部位消毒，病人感到很紧张，护士大声说道："哎呀，怕什么，打一针而已，又不要你的命，快点快点。"

　　请分析以上案例中护士的语言运用得正确吗？如果你是护士，你会怎么跟病人沟通？

　　1. 什么是语言？语言美的表现有哪些？

　　2. 护士与患者沟通交谈时应注意哪些原则？

　　3. 说一说在日常学习生活中怎样训练自己的"听、说、读、写、看"的能力？

第六章 护理环境美

学习目标

1. 知识目标：了解护理审美环境的重要意义，理解护理环境美产生的护理效果价值、护理发展价值与社会效益价值。

2. 能力目标：具有营造满足病人需求的医学审美环境的能力。

3. 情感目标：充分认识护理审美环境的重要意义，培养注重营造医学审美环境的意识。

环境是人类赖以生存和发展的各种自然条件与社会因素的总和。护理理论学家罗伊(Roy)把环境定义为"围绕和影响个人或集体行为发展的所有因素的总和"，护理的环境不仅包括自然环境和人文社会环境，也包括与护理专业有关的治疗性环境。环境、人、健康和护理被公认为是影响护理实践的四个基本概念，作为人的一切生命活动都离不开的环境，环境与人相互作用、相互依存，一方面，人类通过自身的应对机制适应与改变环境；另一方面，环境的优劣也不断影响着人的健康。

环境美是人们赖以生存和发展的周围空间条件的美，是人对环境的审美功能做出的一种主观评价。广义的环境美包括山川草木、气候风物等自然环境的美和社会风俗习惯、社会制度以及人与人的关系等社会环境的美。狭义的环境美即人们生活、学习、工作的具体环境场所的美。环境美的形成和发展，一方面以物质文明为基础，一方面以精神文明为灵魂。环境美不仅可以满足人的审美需要，使人得到愉悦的精神享受，还可以作为审美教育的一个重要手段，促进人的"行为美"和"心灵美"。

护理审美环境是指有助于增进人的美感、以维护个体或群体身心健美与健康为目的，优美、舒适、安全的护理环境，包括生理性审美环境、心理性审美环境与社会性审美环境。在当今医学模式已由生物医学模式转变为生物—心理—社会医学模式的前提下，护理审美环境应对病人的身心状态有积极的影响，并具有治疗作用，能满足病人的生理、心理及社会性需要。

第一节 护理审美环境的重要意义

医院，是一个与生命密切相关的场所——生命的开始与延续，但对病人而言，医院既是治疗疾病走向康复的希望的摇篮，又与疾病的痛苦息息相关。南丁格尔曾指出，"症状和痛苦一般认为是不可避免的，并且发生疾病常常不是疾病本身，而是其他的症状——全部或部分需要空气、光线、温暖、安静、清洁、合适的饮食等"，可见医院环境对病人影响重大。除了生理方面的影响，从美学角度看，良好的医院环境，对病人的心理影响也很大，高大而和谐的建筑物，淡雅、整洁的诊室和病房，井井有条的医疗秩序等，都可以使病人获得安全、舒适、温馨的感觉，增强其治疗疾病的信心。因此，良好的护理审美环境有着减轻病人痛苦，满足病人的安全与舒适需要，从而有利于治疗疾病、促进健康的重要意义。

一、护理效果价值

对病人而言，医院往往与病痛相关，从而带来一种天生的恐惧感，如何使医院这一与生命密切相关的地方变成真正关爱生命、促进健康的场所，护理人员作为守护人类健康的"白衣天使"，对营造与维持良好的护理环境重任在身，而良好的护理审美环境应体现安全、整洁与舒适的效果，体现有利于病人疾病康复与身心健康的氛围。

（一）安全

安全是住院病人最根本的需求，要保障病人生命与心理的安全，既需要良好的医疗环境与医护技术保证，也需要良好的医疗人际关系与和谐的心理环境来促进。

医疗与护理安全

安全是指不受威胁，没有危险、危害、损失。护理安全是病人在接受护理的全过程中，不发生法律和法定的规章制度允许范围以外的心理、机体结构或功能上的损害、障碍、缺陷或死亡。

2009 年 12 月，泰和县某医院一婴儿早产，产后一小时，医生见生命体征稳定，无需在保温箱护理，便嘱家属买电水暖袋，充分加热后，护士将电暖袋放好在婴儿的床褥中。但因护士疏忽，将两个电暖袋分别直接放在婴儿赤裸的双脚和侧腰部位，后家属发现婴儿双足黑肿，并有水泡，转至新生儿科治疗，诊断为：①双下肢烫伤（深Ⅱ）；②新生儿败血症；③导致生活能力低下，其伤势经鉴定为七级伤残。

医疗事故大多源于"一念之差"——缺乏责任心；或"一技之差"——技术水平低下。卫生部曾指出导致医疗安全事件发生的原因有医疗水平问题，有医疗服务问题，但更多的是医疗安全管理和责任心问题。部分医院过分注重扩大规模、购置大型仪器设备等，在医院管理制度建设、安全保障措施上投入精力不够，导致医疗质量与安全管理流于形式。同时，在一些医院，有些医务人员仅仅注重技术服务，忽视人文关怀，在基础护理、病人基本病情观察处置等方面存在不少问题，责任心不强、反应迟缓、水平有限、监管不力等都是影响医疗安全的重要因素。

综上所述，为病人提供安全的生理与心理性医疗环境，医院管理与医务人员任重道远。

1. 生理性安全

维护病人的安全是每一个护理人员的职责，只有在安全的环境，病人才有可能身心放松，舒心地接受治疗与护理，促进早日康复。病人的生理安全要求达到以下效果：

（1）避免机械性损伤。跌倒、坠床是最常见的威胁安全的现象，护士应充分评估病人的情况与潜在的环境危险因素，以便采取相应的防护措施。如保持病室地面干燥、整洁，洗手间等易湿滑的房间铺设防滑地板；通道、楼梯等进出口处避免堆放杂物，防止发生撞伤、跌倒；物品摆放应整齐、稳妥，便于病人拿取；对意识不清、躁动不安、偏瘫病人及婴幼儿使用床挡、约束带等保护器具进行保护，以防坠床。

（2）避免温度性损伤。医院内易燃、易爆物品较多，如乙醇、氧气、乙醚等，应加强安全管理，定期对病人进行安全知识宣教，防范事故的发生；病房内应配置灭火器，对易燃易爆物品应妥善保管，并设有防火措施，护理人员应熟练掌握各类灭火器的使用方法；对医院内各种电器设备应经常检查，及时维修，以防发生由于电所致的温度性损伤；护理人员在应用冷、热治疗时，鼓励病人及时反映不适，以免冻伤或烫伤。

（3）避免生物性损害。包括微生物及昆虫等损害，微生物可导致交叉感染，使疾病反复传播，护理工作人员在操作过程中应严格执行无菌技术及消毒隔离制度，预防感染；同时，应注意病房环境卫生，消灭蚊、蝇、蟑螂等害虫，避免通过叮咬传播疾病，危害健康。

2.心理性安全

满足病人心理安全的需要，主要是避免医源性损害及满足病人的各种心理需要。

（1）避免医源性损害。医源性损害是指由于护理工作人员语言、行为或操作上的不慎、不当或诊治失误造成病人心理或生理上的损害。因此，要注意加强护士的思想教育，培养良好的职业道德，提高职业素养与专业能力，同时严格执行医院各项规章制度及护理操作规程，保障病人的安全。

（2）满足病人的心理需要。首先，每个病人都有被关心与被尊重的需要，护理工作人员应对病人一视同仁地关心与爱护，尊重病人的不同性格与生活习惯，并为其提供适当的支持。其次，病人对病情有知情的需要，在充分了解其病情及治疗措施、护理方案的基础上，才能减轻对疾病的焦虑与恐惧，增加心理安全感，因此，护理工作人员应加强与病人的沟通，使病人充分了解情况，并促进病人参与治疗与护理的积极性。此外，护患之间亲密的人际距离也能减轻病人不良情绪，增加心理安全感。在现代医院的设计中，密闭式的护士办公室已逐渐被开放式的护士工作站取代，因为后者开明之中更具亲近感，更有利于护理人员和病人之间的交流与互动，图6-1是一个病房中开放式的护理工作站，所有病床在护士工作站前呈扇形环绕，在缩短每个病人与护理人员之间的空间距离时，也缩短了人际距离，这样既有利于护理人员观察病情与进行护理操作，也有利于增加病人的心理安全感。

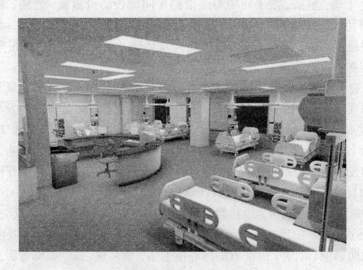

图6-1　更具安全感的开放式护士工作站

（二）整洁与舒适

1. 整洁

对于医院，要求地面干燥、清洁无污迹，垃圾分类放置、及时清理，墙壁无张贴物、墙边及角落无污渍，地面、物品及空气要定期消毒与检测。对于病房，要求床上、床下、窗台等无杂物，病房间及公共通道无杂物，空间便于人员活动，适合治疗及抢救需要，家属和陪护人员管理有序。此外，护士站、治疗室、换药室、更衣室物品放置按标准要求放置，定期检查与消毒；储藏室清洁、整齐，各种器械、医疗用品分类摆放，整齐有序；洗漱间及厕所勤于清理，清洁无异味、无杂物，地面清洁无污垢。在整个医院环境中，要特别注意的是病人身体直接接触的物件的整洁，如墙壁、地面、窗台、桌椅以及枕套、床单、被套和便器等，要做到勤检查、勤整理、勤清洗、勤更换，以维持环境的整洁。

2. 舒适

据调查，舒适是病人最希望能通过护理满足的基本需要之一，因此，对舒适的追求应成为医院环境设置的重要原则。舒适具体表现在病房物理环境中，温度、湿度、光线、声响、色彩、气味及布局结构的适宜以及人际环境中的和谐、温暖、信任与归属感。病房中阳光充足、空气清新、适宜的温湿度、明亮的色彩、赏心悦目的装饰，不仅有利于患者的修养与康复，而且对于提高医护人员的工作热情与工作效率也有着积极的意义；而护患关系的和谐更是减轻病人焦虑、达到心理舒适的必要条件。

二、护理发展价值

1975 年国际护士会的政策声明中，小结了护理专业与环境的关系，保护和改善人类环境，成为人类为生存和健康而奋斗的一个主要目标。护理工作人员在医疗环境中应起的作用有：帮助发现环境对病人的不良影响及积极的影响；采取预防措施应对环境因素对健康造成的威胁；处理各种环境卫生问题；参加研究与提供措施，改善护理环境。

医院开展医疗服务的目的是服务于人群，服务于社会，因此，医学审美环境的营造要考虑到不同人群的不同需要，及特殊科室的特殊需要，这就为护理专业在医学审美环境的营造中提供新的研究方向与发展空间，从而体现了护理发展价值。

（一）ICU 的医学审美环境

重症监护病房（Intensive Care Unit, ICU）是一种现代化的先进医疗护理组织形式，主要作用是对危重病人集中救治，在人力、物力和技术上给予最佳保障，以期得到良好的救治效果。ICU 对于在死亡线上挣扎的危重病人来说，无疑是战胜死神的极好战场，因此，护理工作人员创造安全、舒适的环境，对保障和促进病人的康复意义重大。

1. 营造充满生活气息的 ICU 环境

ICU 对大多部病人而言意味着严重的疾病、死亡的阴影、冰冷的器械、沉重与恐怖的气氛，生理与心理感觉极不舒适，因此，使 ICU 病房充满生活气息，更能解除病人的心理压力，有利于在温馨、美好的环境中早日康复。理想的 ICU 病房应宽敞明亮，有利于减轻压抑感；湿度、温度、光线均可调控，可为病人提供舒适的物理环境；病房安静，隔音效果好，机械声、报警声、谈话声尽量降低，有利于病人的静养；墙壁可刷成粉蓝色，以镇定病人焦躁不安的情绪；另外，可适当摆放艺术画、花草增加美感与温馨感。

2. 建立良好的病人支持系统

ICU 的病人大都病情危重，需要医护人员及家属共同努力并给予有效的情感支持。护士应多观察、多关心病人，为病人提供细致入微的生活护理，并根据情况给予适宜的心理护理；医院应合理设立探视制度，便于家属、亲友和病人之间保持相对密切的联系，从而给病人心理安慰及情感支持，必要时在病室附近设家属休息室，以利于病人能及时与家属取得联系。

3. 重视 ICU 环境与医疗用品的消毒

ICU 病人因病情危重，免疫力低下，对环境危害因素抵抗力下降。因此，要加强空气与物品的消毒，以保证医疗环境的清洁无害。空气消毒条件好的医院可应用层流设备，一般医院可以应用空气净化机、紫外线循环风等；物品可以用消毒液擦拭、浸泡消毒等。同时，要加强管理，严格限制人员进入，以免空气中细菌数量增加。

（二）手术室的医学审美环境

手术室是病人接受手术治疗的场所，关系到医院的诊疗水平和医疗质量，是评价医疗质量和社会效益的灵敏指标，护理工作人员应从以下方面努力营造手术室的审美环境。

1. 安静、愉悦的手术环境

一个优雅、明亮富有生机的手术环境，既有利于医护人员激发主观能动性，发挥更好的工作效能，也有利于病人消除紧张、恐惧的情绪，增添手术成功的信心。手术室可利用色彩的心理因素，在手术床、手术用被等上面套上浅蓝色的布罩，手术间窗帘用淡雅的花色，以增加温馨感，带来平静、安宁的心情；手术室可以播放悦耳的轻音乐，以减轻病人的焦虑与紧张；同时，尽量减少噪音，如降低监测仪的声音、建立闭路电视以减少参观人员等。

2. 营造亲切、温暖的手术氛围

手术室医务人员的形象、言谈、举止对手术病人的心理都可以产生直接或间接的影响，因此，护理工作人员只有做到良好的礼仪规范与行为举止才能唤起病人的美感，令其暂时淡忘对手术的恐惧心理。在术前、术中、术后应注意病人的年龄、教育背景等，了解其心理状态与需要，及时沟通，随时解决病人的各种问题，让病人在陌生的环境中感觉亲切温暖。同时，还可设置病人家属休息室，让其家属在休息室通过闭路电视了解手术进展情况，减轻紧张与担忧。

3. 建立清洁安全的手术场所

清洁与安全是手术室环境美至关重要的因素，手术室环境的清洁安全有着预防感染、提高手术成功率、减轻术后并发症的重要意义。因此，护理工作人员要：①保证手术室的环境清洁，控制手术间合适的温、湿度，每天定时对空气、地面、墙壁及其他所有物体表面进行消毒，合理安排接台手术，进入手术室的人员严格遵守更衣、洗手等制度；②注意手术间的合理布局与使用，手术间的物品规范放置，定位定量，手术室在使用时保持关闭状态，避免频繁打开，控制手术间人员的流动，手术室医用废弃物品科学分类、无害处理；③加强医务人员的无菌观念，不断完善质量管理与监控体系。

（三）儿科的医学审美环境

儿童的特点是天真、活泼、好动，生活自理能力差，需要家长的陪护，儿童心理学研究表明，儿童普遍喜欢充满激情与欢乐的鲜明色调，国内外许多儿童医院在走廊、病室内都挂有色彩艳丽的卡通形象的画片，病房内选用儿童喜欢的明黄、果绿、天蓝等明度较高的色调（见图 6-2），并且在医院内部开设了儿

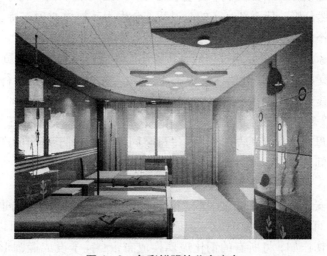

图 6-2　色彩鲜明的儿童病房

童游戏室，布置了各种儿童熟悉的玩具、游戏设施，大大缓解了医院陌生的环境带来的紧张心理，此外，儿童住院区护士站的环境设计也应突出儿童的特点，色彩鲜明，形式活泼可爱。

儿科审美环境的营造主要有以下内容：病房内布置充满童趣，如墙壁色彩丰富，走廊贴、绘卡通图案；病房设有娱乐活动室，放置已消毒、易清洁的玩具，有条件者可放置电视机；地面采用木板或塑料等防滑材料，病床不宜过高，周围有安全栏以满足安全需要；室内阳光充足，温、湿度适宜，无锐利器械等危险物品；厕所的便池应适合儿童的特点，幼儿专用厕所可不设门，儿童浴池宜浅，稍宽。此外，医护人员的工作服也可由单调的白色变为粉红、浅蓝等彩色，患儿的口服药物也可以用不同颜色的服药碗，如早晨用黄色，中午用绿色，晚上用红色，使患儿有种新鲜感，增加对服药的依从性。

（四）产科的医学审美环境

为适应医学模式的转变，以及社会发展中人们对生育及医疗保健需求的变化，现代产科护理模式也逐渐扩大到提供整体护理与开展"以家庭为中心"的产科护理。欧美一些国家早在 20 世纪 80 年代就开始推广普及"家庭式产科服务"，他们认为分娩不是病患，而是家庭生活中的一部分，产妇需要的是家庭的温暖和亲人的关怀、爱护，不能将它过分地医疗化。因此，产科护理环境的设置应该在满足产妇生理需要的同时，注重心理需要与人文关怀，从而既能满足产妇分娩的医疗需求，又能让产妇享受家的温馨。

1. 强调家庭成员积极参与

鼓励孕妇的亲人，如配偶、公婆、父母，甚至朋友积极参与孕妇的生育过程，包括自然分娩，甚至剖宫产的全过程，全程为其提供心理支持。

2. 设立个性化的分娩环境

为加强家庭成员对分娩过程的直接参与，降低产妇与家庭成员的焦虑和恐惧，减轻家庭成员间的"分离性焦虑"，需营造与家庭环境相仿的待产、分娩单位，以满足其个性化需求。

3. 强调"母婴同室"

产后父母与新生儿的早期接触与"母婴同室"，有利于产妇的产后康复，及增进母婴之间的感情，促进婴儿的生长发育。

4. 体现人文精神

以母婴安全为核心，注重细节，推出人文关怀服务。如卫生间里的淋浴器下面设一张可翻动的小凳子，旁边安装扶手，以便虚弱的产妇可以坐着洗澡；为了防止碰伤产妇，将所有的钢化玻璃换成布帘；镜子设成椭圆形，边角可用桃红色的瓷砖包起来，以防止有产后忧郁症的产妇做出过激行为；盥洗间提供全能化的自动调温和喷水坐厕，便于清洗产妇自然分娩后的伤口。

5.病区的色彩

摒弃传统的白色，采用粉色系列，护理人员服饰也最好以粉色或小碎花为主，为病人创造温馨的视觉效应，消除待产孕妇的紧张心理，并增加病区的喜庆气氛，带给产妇及家属心理上的美感。

（五）急诊科的医学审美环境

急诊科接治的多是突发性急、重症病人，一切医疗护理过程均以"急"为中心，所以急诊科的护理审美环境要以应急出发，保证流程最优，满足急诊服务"快"、"急"的特点，力求便捷、实用。

1.位置

急诊科通常位于医院的一侧或前部，直接临街，门前应宽敞，交通保持顺畅，以便于救护车的顺利通行；与其他科室入口不重叠，急救车可直接到达急诊科入口。急诊科标识必须醒目、突出，便于就诊患者寻找，白天应有指路标志，夜间有指路灯标明急诊科位置，便于患者迅速到达；与手术室、重症医学科室等相连接的院内紧急救治绿色通道标识也应当清楚、一目了然。

2.空间与布局

急诊科的门应足够大，门内大厅宽敞，以利担架、车辆的进出及便于较多的病人和家属作短暂候诊时停留；走廊须足够宽，一般以两边有候诊人员的情况下担架能顺利通过为宜；急诊科医疗急救应与院前急救有效衔接，并与紧急诊疗相关科室的服务保持连续与畅通，保障患者获得连贯医疗的可及性；此外，急诊科应临近CT室、B超室等大型影像检查等急诊医疗依赖较强的部门。

急诊科室内采光宜明亮，空气流通，温、湿度适宜，有中心吸氧和吸引管道系统，各种监护设备和急救设备齐全；预检分诊台设在大厅的醒目位置，分级、分区接诊有利于简化急诊抢救流程、完善急诊管理制度，进一步提高了急危重症的抢救成功率。

3.人文关怀

急诊科接诊区设有独立的急诊化验室、急诊收款处、急诊药房，除儿科、产科外，其他临床科室在急诊科内均设有诊室，有值班医师应诊，以便病人节约时间，获得更有效的救治；在医院挂号、化验、药房、收费等窗口应当有抢救患者优先的措施。医务工作者应沉着冷静、以高度的责任心有条不紊地工作，以增加病人的安全感，并适时对病人进行心理护理，给予家属恰当的安慰。

三、社会效益价值

医院环境建设应注重环境对患者心理、生理、行为和情感的影响，注重与总体规划、设计、改扩有机结合，实施统筹规划、分期实施；在注重环境基础设施的同时，也应注重医院自身文化、历史，使医院建设环境和文化环境相结合，物理性环境与社会性环境相结合，体现"以病人为中心"、"以人为本"的人性化环境，充分发挥社会效益价值。

（一）医院整体美

医院的设计一般建筑用地占 15%～20%，通道用地占 20%，绿化用地占 60%～65%，建筑物布局应以门诊大楼、病房大楼为主体来安排，组合紧凑，尽量缩短各科室之间的距离，各部分的位置符合医疗程序和医院内部工作流程的要求，成为使用方便、高效能的建筑群，以利于发挥其社会效益。

1. 医学美与建筑美相结合的效果

医院建筑基于满足病人及社会的需要而设计与布局，目前，大多数的医院集疾病预防与治疗、康复与保健、教学、科研为一体，能充分考虑各方面人群的需要。因此医院建筑物除应具有一般建筑物的美学要求外，还应注意符合医疗和护理工作的特殊需要，具备医学美。在外观形式上，医院建筑要与人为的自然环境形成和谐的整体，建成艺术、实用和审美统一的花园式外环境（见图6-3），以利于病人怀着疾病的痛苦，对病情的担忧与恐惧来到景色宜人、优美整洁的医院时，能感受到美的熏陶，有助于放松心情，减轻痛苦与恐惧。在地址的选择上，医院一般既要考虑交通的通畅与便利，有利于病人生病后能及时就医，又要考虑空气清新与噪音小等因素，以增

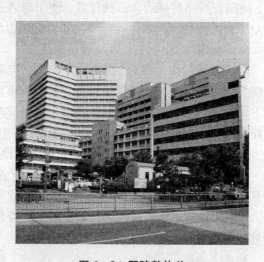

图6-3　医院整体美

加病人的舒适性。在整体上，医院建筑既要有明确的功能分区，又要使其相互联系，构成一个有机的整体。同时，还要求进行合理的人流、物流设计，实现清洁区与污染区分区与分流，防止交叉感染，并确保流线简捷与方便，满足医疗功能的需求。医院建筑在功能分配上要能满足疾病诊治程序的要求，病人在诊治过程中，能简明、迅速地完成所需要的医疗过程，从而提高诊疗效率和医院满足病人急切就医的心理需求。

2. 自然美与人文美相结合的效果

医院应兼具自然美,医院周围空地应考虑植树、种花,宜选用四季常青的树种与四季各异的鲜花,如常青树、桂花、月季等,这对改善医院的医学审美环境是必要的。空地大的,还可以铺设草坪、安置座椅,便于住院病人散步和休息。医院环境的绿化,使医院情境优雅,能增添情趣,从而对病人产生情绪上的感染力,并进一步调节病人的精神生活,使病人在医院的生活环境中仍能领略到大自然的蓬勃生机,增添战胜病魔的信心。医院既是特殊的治疗性环境,却也同样是社会性的环境。因此,医院环境应具备社会的人文关怀。医院的建筑设计在布局规划上满足医疗康复的同时,要兼顾病人及家属在医院期间的正常生活需求,提供全面周到的便民服务设施。如设置礼品店有利于亲友们的访视,设立病友活动中心增加病人间相互交流与沟通,有利于病人获得更多的社会支持;对有需要的病人可提供家庭病房,病房内有电视、网络等设施,使病人能接受有益的资讯并保持与外界的联系,为重返社会创造有利条件;同时也具备休闲、娱乐的作用,有利于调节情绪。

(二)病房布局美

病人在住院接受治疗期间,绝大部分时间是在病房内度过的。当病人从自己熟悉的家庭与工作环境来到医院这个陌生与单调的环境,再加上疾病的折磨,容易产生焦虑、孤独等各种不良情绪。而病房布局美可以营造出温馨、美观与舒适,从而改善病人的不良情绪,有利于病人适应医院环境,积极参与治疗,促进早日康复(见图6－4)。

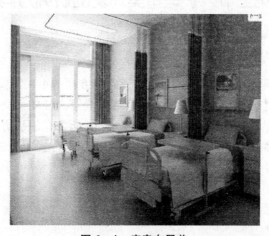

图6－4 病房布局美

护理环境中各类物件的陈设和空间布置，是护理环境美化的重要手段。若布置科学、合理与协调，就能显示出护理环境的空间组合美和整体美从而达到使护理服务对象感到愉悦的效果。在病房的布局中，要以方便病人为宗旨，并在此基础上美化环境，因此，护理工作者必须根据实际情况，在简洁明快的基础上，因地制宜地运用均衡、对称、统一、和谐、协调等美学要求进行陈列与布局，给护理服务对象以安全、稳重、协调、舒适的美的享受。

首先，要注意环境卫生，特别是走廊、门窗和病室内应保持清洁，病室内的物品摆放应协调、整齐、美观；在病房和室内摆放的鲜花盆景应注意不要有残花败叶，以免给病人不良的暗示，哮喘或对花粉容易过敏的病人室内不宜摆放鲜花，以免诱发或加重疾病。其次，病人的床单位应保持整洁舒适，病房的布局应合理，家具的摆放要注意高低、主次、虚实、疏密及对应协调。物体布局与排列的节奏感可以使人产生快乐和美感，因为它与人体的生理节奏会产生"共鸣"；相反，如果物品的放置杂乱无章，色彩凌乱，缺乏"主旋律"或没有变化，就会使病人感到心情压抑和不安。

护士站和治疗室等工作环境，除了要注意上述问题之外，还要考虑到方便工作。如药品的摆放要注意将内服和外用、贵重药和一般用药等分类放置，这样不但显得整洁美观，而且可以减少发生差错的机会；另外，无菌物品、清洁物品和污染物品要分开放置，无菌物品按消毒日期的先后顺序摆放，避免混淆与过期失效，这也是提高护理工作效能的方法。

第二节　护理审美环境的研究方向

一、生理性医学审美环境

生理性护理审美环境着重满足人的"感官"方面的审美需要，在感官的宜人性得以满足时，才有对健康宜人性及生存与发展宜人性的更高追求。生理性医学审美环境是病人对医学审美环境的基本需要，病人在生理舒适的条件下才会感到心理愉悦，而生理性护理环境的优化度与生理舒适密切相关。在生理性审美环境的欣赏中，人们往往通过听觉、视觉、触觉、嗅觉等感受到美好的世界。生理性审美环境包括以下方面内容：

（一）光环境与色彩

1. 光环境

光环境是由光（照度和布置）与色（光的饱和度、色调以及显色性）在内部空间中建立的与空间环境有关的生理和心理环境。医院的采光分为自然采光和人工采光两种，二者应在医院环境中综合应用以起到最佳效果（图6-5）。

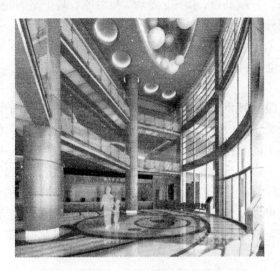

图6-5　自然与人工光结合的光环境

（1）自然光。自然光作为一种自然现象，利用光影的效果给人以强烈的视觉变化。柔和的自然光给人恬静、舒适、明朗的感觉。由于色温高、色谱全，人类对自然光有着天生的喜好，因此在医院光环境设计中尽可能、最大限度地用自然光来满足病人心理及生理需求，也起到节能的效果。另外，适当的日光照射可以改善皮肤和组织的营养状况，及促进维生素D的形成，有利于钙的吸收；日光中的紫外线有较强的杀菌作用，可以预防疾病，增强机体抵抗力。因此，病房要经常开窗，以获取适当的阳光照射，但不要直射病人头部，以免发生目眩与不适。夏季和午休时应用窗帘把光线遮暗，使耀眼的光线变得柔和，从而有利于病人休息。对狂犬病、破伤风等畏光的病人，禁忌强光照射，要注意用窗帘遮挡光线，避免刺激，保持室内的暗环境，有利于病人情绪的安定。

（2）人工光。从人的心理习惯来说，自然采光是首选的采光方式，但是由于医院的特殊性，人工采光同样重要。病房内必须要有人工光线，以保证夜间照明与特殊诊疗及护理操作的需要；另外由于医疗工艺的要求和有些医技科室的需求（如建筑物深部的护理单元中的无自然光房间、手术室等），除了设计凹入的庭院或中庭进行自然光的补充外，人工照明也已成为医院的照明设计中不可或缺的一部分。

人工照明区别于自然照明主要是它可以随着人的意志变化而变化，通过照度值高低、色温冷暖的调节来创造或改变空间环境。因此，医务人员要根据病人的病情需要对光线进行调节，及要注意灯具色温和装配方式的选择，以达到最佳的使用效果。一般而言，楼梯、走廊、抢救室、监护室的光线要强，普通病房除一般的照明外，还应有地灯与床头灯装置，晚上熄灯后，打开地灯，既不打扰病人休息，又可以保证夜间巡视工作的顺利进行；对病人独立的护理操作可开床头灯，以免影响其他病人的休息。

2. 色彩

色彩是人对眼睛视网膜接收到的光做出反应，并在大脑中产生的某种感觉。色彩给人带来生理效应与心理效应，其中心理效应来自于色彩的物理光刺激对人的生理发生的直接影响。美国色彩专家吉伯尔（W. Gerber）认为色彩是一种复杂的艺术手段，不同的色彩带来不同的感情反应，恰当、科学地应用色彩，才会产生较高的审美价值和有益身心健康的特殊效果。护理环境中，合理的色彩应用不仅可以使人赏心悦目、心情愉快，更重要的是能够影响医护人员和病人的心理状态，甚至对疾病的治疗有辅助作用（图6-6）。

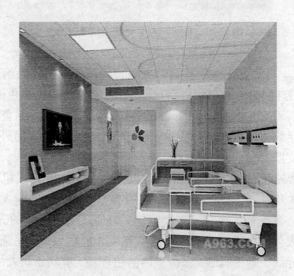

图6-6 病房色彩

色彩的秘密

1. 色彩使时间变快或者变慢。色彩可以使人的时间感发生混淆，这是它的众多魔力之一。心理学实验发现人看着红色，会感觉时间比实际时间长，而看着蓝色则感觉时间比实际时间短。很多快餐店的装潢以桔黄色或红色为主，这两种颜色虽然有使人心情愉悦、增进食欲的作用，但也会使人感觉时间漫长，如果在这样的环境中等待，会越来越烦躁；而医院大厅一般为淡蓝色或其他冷色调，让人感觉舒缓镇静、减少等待中的焦虑不安。

2. 前进色与后退色。红色、橙色和黄色等颜色看起来向上凸出使物体的视觉效果变大，为前进色；蓝色和蓝紫色等颜色看起来向下凹陷使物体的视觉效果变小，为后退色，在医院合理搭配前进色与后退色则可以减轻给人的心理压迫感。

3. 色彩的重量。有人通过实验对颜色与重量感进行了研究，结果表明黑色的箱子与白色的箱子相比，前者看上去要重1.8倍。此外，即使是相同的颜色，明度低的颜色比明度高的颜色感觉要重。

在第二次世界大战后，美国的色彩专家率先将"色彩调节"技术应用于医院的手术室中，将白墙刷成绿色，不但稳定医生的情绪，还能消除医务人员久视血红色引起的视觉疲劳，这一改进大大提高了医务人员的工作效率。

在进入病房之前，病人来自五彩缤纷的、多色彩的生活环境，因此，多色彩的病房环境有助于病人消除对单一的"白色"病房所产生的陌生、紧张等不良心理。因为色彩的变化不仅影响人的视觉和感觉，还会使人的呼吸、血压、脑波活动发生异常，从而影响人的健康，所以病房色彩总的原则是在保证使用功能的同时，选用对病人康复有利和使人心情愉快的色调。色彩的辅助医疗作用如下表6-1。

表6-1　色彩的辅助医疗作用

色彩名称	色彩的辅助医疗作用
红色	能促进血液流通、加快呼吸，对麻痹、忧郁病患者有缓解作用
粉红色	给人以安抚和宽慰、激发活力、唤起希望
橙黄色	促进血液循环、改善消化系统，对咽喉和脾脏等疾病有疗效
黄色	能适度刺激神经系统、改善大脑功能，对神经系统有疗效
绿色	安抚情绪、松弛神经，对高血压、烧伤、感冒的患者适宜
蓝色	缓解肌肉紧张、降低血压，对肺炎、神经错乱的患者有效果
紫色	缓解疼痛，对失眠、神经紊乱可起一定的调适作用

随着人们审美情趣的不断提高和对色彩心理学认识的逐步加深，医院已广

泛地应用色彩属性有针对性地对内部颜色进行调节,如产科采用粉红色系,急诊室采用淡蓝色系,儿科墙壁喷绘色彩鲜艳的卡通图案等,同时,护理的服装色彩也由单调的白色转变为多种颜色。

但护理环境色彩营造应注意以下问题:①护理单元除有医疗功能的专用空间外,一般大面积的色彩宜淡雅,宜用高明度、低饱和度的调和色,不宜选择偏冷与过暗的色系,以免增加病人的紧张与压抑感;建筑群的色彩应协调以形成统一的基调,呈现和谐的美感。②小面积的标志物、指向图标等应色彩亮丽,对比鲜明;各类标志应按领域对色彩、字体、图案等综合设计,既要协调、统一,又要易于识别。③病人住院周期短的科室,北向或北方寒冷地区的医院多用暖色调;住院周期长的科室,南方炎热地区或南、东、西向的房间,宜用冷色调。④为使色调协调统一,在同一领域内的墙面、地面、顶棚、墙裙、踢脚等位置的做法、用料和色彩应尽量一致,不同领域可稍有变化。⑤注意光色变化、视觉残像对医疗工作带来的负面影响,一般诊断治疗用房不用彩色玻璃窗和深色面砖,以免反射光改变病人皮肤和体内组织器官的颜色,干扰医生的正确判断。

(二)空间与装饰

1. 空间

每个人都需要一个适合其成长、发展及活动的空间,儿童需要游戏活动的空间,因为游戏是儿童发展阶段的重要任务;成人需要休息与会客的空间,以维持较好的身体与心理状态,同时,也需要一个独处的空间。因此,在为病人安排空间时,必须考虑到这些因素,在医院条件许可的情况下,尽量满足病人的需要,让他们对周围环境拥有一定的掌控力。医院应设置单人间、双人间及多人间可供病人选择;为方便操作和护理,以及保证病人之间有适当的空间,病床之间的距离不得少于1 m;病床与病床之间,可设置床帘遮挡,使病人休息时有一定的个人空间;医疗与护理操作时,应根据需要在床旁摆放屏风,以免病人隐私部位暴露及产生紧张、尴尬心理。

2. 装饰

环境的装饰直接作用于人的感官,也影响人的心理变化,医院环境在装饰上应注重利用色彩的对比、同化、冷暖等设计效果,达到调节病人、家属和医护人员心理情绪的目的。医院装饰的整体风格应清新、典雅、舒适,门诊、急诊、病房、医护办公室及医技部门等各个功能不同的区域除了在建筑结构上各有特点外,在装饰风格方面也应各有特色。如门诊与候诊室应宽敞明亮,墙壁以浅色调为主,以免加重病人等待就医时的焦虑情绪;儿科病房的装饰风格适合儿童的心理,要求色彩鲜明、形式活泼,墙壁可刷成明亮的黄色,并贴上可爱的卡通画；医护办公室装饰应简明、典雅，浅绿色的墙壁感觉充满生机，带来安宁及健康的情绪，不仅缓解病人的紧张不安，也有益于减轻医护人员的心理压力。此外，在办公室内摆设绿色的盆景或鲜花，能增加温馨感，有助于缩短病人与医护工作者之间的心理距离，促进良好的人际关系。

（三）热环境

适宜的温度与湿度，能增加病人的舒适性，有利于病人休息、治疗与护理工作的进行；而通风换气，也可以改变室内的温度和湿度，刺激皮肤的血液循环，促进汗液蒸发及热的散失，增加病人的舒适感。

1. 温度

温度过高时，神经系统易受抑制，呼吸与消化功能受干扰，不利于人体散热，也影响体力恢复，病人容易困倦烦躁；室温过低时，机体肌肉紧张，畏缩不安，寒气袭人易导致病人在接受诊疗护理时受凉；在适宜的室温中，病人可以减少消耗、利于散热，并感到精力充沛、舒适、安宁。病室适宜的温度一般冬季为 18～22℃，夏季 19～24℃；儿科及老年人病室温度以 22～24℃为宜。病室应备有室温计，以便随时评估室内温度而加以调节，满足病人身体舒适的需要。护理人员应根据季节变化与病情需要调节室温，如夏天用风扇，冬天用暖气，条件好的医院可以设置中央空调控温，此外，还应注意根据气温变化适当增减病人的盖被及衣服，为病人提供一个合适的温度环境。

2. 湿度

湿度会影响皮肤蒸发散热的速度，而造成人对环境舒适感的差异。人体对湿度的需要随温度不同而不同，温度越高，对湿度的需要越小。病房的相对湿度以 50%～60% 为宜，当湿度过高，有利于细菌繁殖，且机体散热慢，病人感到潮湿、气闷不适；湿度过低，则空气干燥，人体水分蒸发快，热能散发易致呼吸道黏膜干燥，口干、咽痛、烦渴，影响气管切开或呼吸道感染者的康复。因此，病室应备有湿度计，护士根据季节和条件调节室内湿度，使病人感到心境愉悦，安泰处之。

3. 通风

病房是病人聚集、居住的地方，一些病人长期卧床，24 小时吃、住、便都在病房内，加之各种疾病散发的气味不同，如肝性脑病病人呼出的氨臭味、尿毒症病人呼出酮臭味等，使病房的空气污浊不堪。污浊的空气中氧气不足，使人的正常生理及心理情况受到干扰，常产生倦怠、头晕、烦躁不安等症状，不利于病人的康复。通风可以降低室内空气污染，在短时间内使室内空气变得清新自然，一般通风 30 min 就可以达到室内空气置换的效果。因此，护理人员应定期对室内进行通风换气，增加空气中的氧含量，降低二氧化碳与微生物的浓度，使病人精神振奋、心情愉悦。

（四）声音

人类生活在一个有声的世界，森林中的鸟语虫鸣，草原上的风声呼啸，海洋里的波涛惊岸，城市里的车声人语，生活中悦耳动听的音乐等，声音是噪声还是乐音，因人、因时而异。噪声指凡是不悦耳、不好听的声音，或足以引起人们心理上或生理上不愉快的声音。在医院，乐音或噪声能影响病人的情绪及其对客观事物的评价和态度。病房过分寂静，容易加重病人的孤寂与恐惧感；过分喧闹也影响休息、睡眠与情绪。适度、悦耳的乐音，可以调节病人与环境的关系，研究表明，人的脑电波运动、肠胃蠕动、心脏搏动都有一定的节奏，当音乐的节奏与人的生理节奏合拍时，就会产生生理快感。悦耳动听的音乐作为一种良性刺激，能激发人体肌肉能量，提高神经系统兴奋性，促进血液循环和人体各系统的功能，有益于促进病人的健康。因此，国外的医院病房普遍设有低音量的背景音乐。但当病人需要睡眠休息时，乐音超过一定的音量也就转化为噪声。

噪声作用于神经系统，会引起神经衰弱、失眠、多梦；作用于心血管，会使心跳加快、心律不齐、血压波动；作用于消化系统和内分泌系统，会导致肠胃功能紊乱，引起头晕、恶心、呕吐等不良反应而加重病情。因病人在疾病状态下，耐受性往往比普通人更低，所以病房对噪声控制的要求比较严格，建议病房内部噪声理想值控制在 40dB 以下。为了保证病人能安然入睡，病房应远离噪声源，对空调风口、电梯设备等噪声源应进行消声处理。此外，还可以应用以下方法调控护理环境中的噪声：如控制病房内部播放系统的音量和时间，以免干扰病人休息；让打鼾、梦呓、重病人住单床间，以减轻相互干扰；加强对声源的管理与控制，对空调机房、精神病房、儿科治疗室、产房、婴儿室等加强声音隔离和屏蔽措施；采取防噪设施减轻外部环境噪声的干扰，限制车辆在住院区的通行范围与时间；注意门窗构造选型，减轻振动和碰撞，加强其气密隔声性能，必要时用双层玻璃；桌椅等家具接地部位应加皮垫，进入病房的推车、餐车应为软胶轮，门轴、推车与轮椅的轮轴定期涂抹润滑油以减少摩擦音；加强医务人员、陪护人员的管理培训，禁止在病区说笑打闹，提倡"四轻"，即走路轻盈、说话轻声、操作轻巧与开关门轻。

（五）嗅觉与味觉

1.嗅觉

医院混杂了消毒剂的药味，卫生间、床用便器、脓血的臭味，高热病人的汗味，烧伤病人的焦痂味等多种不良气味，使病人常难以适应，可引起厌烦、恶心、呕吐等反应，从而影响食欲和睡眠并产生厌恶、恼怒情绪。改善嗅觉环境的首要问题是消除不良气味。①合理安排病室的床位数量，除少数大病室，其他病室床位以2~3人为宜，以控制不良气味的影响范围，适当增设单床间供病重、不能下床者使用。②病室内设独立卫生间代替公用卫生间。所有卫生间和污物间、洗涤间、配餐间都应有良好的排气通风装置，并定期检修，使之维持正常工作状态。③病室的废弃排泄物应及时处理、清洗，加强通风换气，改善空气质量，要定期空气消毒，必要时使用空气净化设备，也可酌情喷洒香味淡雅的空气清新剂。④尽可能使用天然建筑材料制品，自然采光通风，使医院建筑本身成为无害的"绿色建筑"，慎用刺激性强的消毒灭菌药品，此外，医院的空调系统也是改善嗅觉环境的重要环节，条件好的医院可以使用中央空调。⑤护士站、医生办公室、病区走廊可适当摆放花草，如能通过医院的生态绿化环境达到净化、美化嗅觉环境的目的则更具可持续发展的意义。⑥自然风是病房楼特别是高层病房楼所提倡的，它能通过空气的自然流动来排除室内污浊的空气，增加人的舒适感，并减少机械通风和空调需求，因此，医务人员应加强宣教，鼓励病人及家属每天开窗通风换气。

2. 味觉

食物不仅是维持生命的能源，也是产生快感的物质。食物对于各种病人所产生的感觉差异较大，因生病时，病人往往感觉胃口很差，不思饮食，就更需要医护人员进行饮示指导，及促进病人味觉的美好感受，增加营养摄入，以利于机体增加免疫力，尽快康复。现代医学提倡"以人为本"的整体护理，首先就要把目光放在满足病人的基本需求上，饮食就是基础护理中一项重要的内容。在病人就餐前，护理人员应注意提供清洁、舒适的用餐环境，如撤除便器、暂停非紧急的治疗与护理措施，协助病人采取舒适的体位进食等。在病人就餐时，护士要巡视病人，及时了解病人对饮食状况的满意程度及病人进食的情况，对病人的要求要与营养科等相关科室进行沟通，尽力解决一些病人的特殊需求，以及在满足营养的前提下，注重食物的色、香、味，以增加用餐的美感。护理人员要根据病情对病人进行饮示指导，如遵医嘱确定饮食种类，避免食物过量、过冷、宜少食多餐等。病人因激动、生气、忧郁、悲伤等不良情绪的干扰而食欲不佳时，护士要对病人进行有针对性的心理疏导，使其能够在心情愉快的情绪下进食，从而能够很好地消化吸收，达到促进康复的目的。另外，可在病人进食时放一些轻音乐，让优美动听的音乐作用于大脑，通过神经和体液的调节，使人体分泌一些有益健康的激素，如酶和乙酰胆碱等，从而增强胃肠道蠕动、促进唾液等消化液的分泌和加强新陈代谢。

二、心理性医学审美环境

心理性审美环境主要是指情感上的愉悦性，"春有百花秋望月，夏有凉风冬听雪"就表达了心理的宜人性。在当代，医学模式已转变为生理—心理—社会一体化的整体医学模式，人们关注生理健康的同时，对心理健康也日益关注。患者来医院就诊时易被疾病所困扰，在治疗过程产生对疼痛的恐惧，及担忧疾病预后不良、害怕健康受损影响生活等，交织在一起造成了病人沉重的心理负担。在护理美学的指导下运用美学手段，为病人创造一个整洁、美观、安静、舒适、安全的环境，对促进病人的康复具有重要意义；同时对保护医护人员保持自身的身心健康和提高工作效率也有重要的作用。

心理性医学审美环境应包括三个方面：一是护理服务对象自身的心理环境；二是护理服务对象的周围心理环境；三是护理工作人员的自身心理环境。

（一）护理服务对象自身与周围的心理环境

不同的护理服务对象有不同的人格，年龄、性格和社会地位不同的病人对医疗、护理服务的要求与反应也有所差异。儿童护理对象由于其人格发育尚不健全，对应激反应的能力差，从而需要更多的爱心、支持与关照；老年护理对象，由于适应能力、灵活性、恢复平衡的能力随年龄增加而逐步减退，应激能力也较差，因此，也需要更多的关心与照顾。由于先天遗传和后天环境因素的相互作用，病人人格整合的完整程度和对外界的适应能力有很大的差异，对疾病的应激反应和运用自身防卫机制有着很大的个体差异，因此，在创造护理心理环境美时，护理工作人员应引起高度重视和采取不同的应对方式。

除了上述的一些心理的特异性，病人的心理环境也存在着普遍性。病人入院后，离开了他熟悉的家庭与工作环境、放弃平时的生活习惯与社会交往，进入到一个陌生的病房环境，受到疾病的折磨，甚至面临死亡的威胁，常常发生焦虑不安以至恐惧的心理。因此，营造心理医学审美环境，要在医治疾病的同时，必须尽可能满足病人普遍性的心理需要，即安全感、归属感、信息需要与被尊重的需要。

1. 安全感

这是住院患者最根本的需求，既需要良好的医护技术保证，同时也需要良好的医疗人际关系与和谐的心理环境来促进。如抢救室或重症监护室设置离医生办公室及护士站最近的病房，护士站改为开放式，缩短了护理工作人员与病人及家属之间的距离，让病人充分感觉到医疗服务的触手可及；每个床位及洗手间都有呼叫铃，日常治疗与紧急情况下，病人都能随时与医务人员取得联系；每个床位都有床档、床帘，为患者提供合适的个人空间，及避免隐私暴露的不安，昏迷病人应加保护器具以免坠床或撞伤；病区内输氧、吸痰、除颤等抢救设施及抢救药物齐全，可减少病人对安全的顾虑；晚上病房及走廊补充适宜的人工光源，以免病人在黑暗中摔伤；洗手间地板做防滑与无障碍设计（图6-7）。

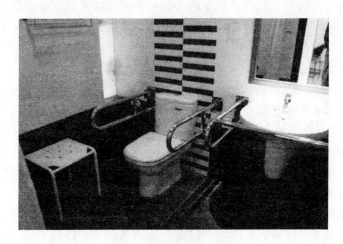

图6-7　无障碍洗手间

2.归属感

患者入院后，离开熟悉的家人和朋友，感受最深的就是归属感的丧失，归属感的缺乏容易诱发抑郁心理，影响病人的情绪并损害健康。一般认为，相同病种者住在一起，更利于相互交流与探讨疾病相关知识，产生同伴作用；也有很多患者认为同龄人住一个病房，沟通起来更有共同语言，自身的内心感受也更易得到认同。归属感能够增加病人与病人之间、病人与医生之间的情感联结，凝聚对医院的共识，进而引发人们对医院环境的亲切和依恋感，有利于病人提高对医院的信任度，缓解心理压力。因此，护理人员在病人入院时进行热情、详细地入院介绍，加强其对病房环境、同室病友及医务人员的了解，对提高病人的归属感，促进心身健康大有益处。

3.信息需要

病人对信息的需要包括有关医院生活制度、检查和治疗的安排、相关疾病的健康知识及康复知识等。当病人感到对自身及周围的情况有充分了解时，能提高他们的自信，在医疗过程中就能更好地与医生合作；同时，电视、报刊、网络等外部资讯媒介的提供有助于使病人减少孤独与隔离感。病人活动室是促进病人活动与社会交往的空间，可提供阅读、文娱、用餐、运动等服务设施。病人在此既可获取外界信息、交流康复经验和进行社交活动，也可以适当锻炼、促进康复；此外，还可以转移病人对疾病的注意力，缓解其孤独感和焦虑感。因此，医院应重视活动室的建设，病人活动室的内部空间设计应丰富多彩、功能全面，能够吸引患者出来活动；此外，在多样性以外，也要注意普遍性，能满足大部分病人的需要。病人活动室内部的各种设施应注意无障碍设计，室内配色、材料要与病房有所区别以吸引病人注意力，此外，室内空气与设施要定期消毒避免交叉感染。

4.被尊重

每一个病人，不管病情严重与否、行动能力如何、有无语言交流的能力，都希望得到医生和护士的尊重，都希望医护人员认同他是有血有肉的、有尊严的、独立的个体，而不是一个"床号"或一个没有思考与决策能力、被动听命于医护人员的人。患者在生理上有体衰力弱的特点，这使他们的户外活动受到限制，能到户外活动的患者由于行动不便也多坐轮椅外出，但他们都有需要被尊重和独立自主的心理特性，医院中无障碍电梯、无障碍卫生间等的设计，使患者可以不靠他人而通过自己的生理努力达到心理需求。对于意识不清、昏迷或精神障碍的病人，医护人员也应一视同仁地尊重病人，以病人为中心，维护病人合法的权益，充分体现了人性化，让患者切身体会到被尊重与关怀的力量，增加战胜疾病的信心。

（二）护理工作人员自身的心理环境

护理人员良好的心理素质是形成理想的护士自身心理环境的关键，也是形成整体良好的心理医学审美环境的关键。先进的护理技术与完备的医疗配套服务设施是护理人员赖以活动的基础，它与创造良好的护理环境关系密切，除此以外，护理人员的心理品质是影响护理人员自身的心理环境的重要因素。护理人员的心理品质是指护理人员在从事护理实践过程中的心理能力的综合及其稳定的心理特征，它包括护理人员的感知能力、注意力、记忆力、想象思维能力、创新能力、语言能力、人际沟通能力、专业特殊能力以及意志、情感、性格、气质、兴趣等。护理人员良好的心理品质是护理工作的物质与精神基础，是创造心理医学审美环境的关键，护理人员主要从以下方面塑造自身心理，建立良好的医学审美环境：

1.高尚的道德感和真挚的同情感

护理人员职业道德的核心是"利他"和"助人"。道德高尚有同情心的护理人员，会设身处地为病人着想，充分理解病人的痛苦、焦虑与孤独，尊重病人、爱护病人，从心理支持并提供良好的医疗服务，真正做到"以病人为中心"，忧病人之忧，乐病人之乐。

2. 敏锐的观察力与准确的记忆力

病人的病情是不断变化的，这就需要护理人员以敏锐的观察力密切观察病人的病情变化，从生命体征、神志变化等方面推测疾病过程，协助医生诊断病情，评估疾病的风险与病人的需要，及评价治疗和护理效果。

同时，护理人员应具备准确的记忆力，病房病人众多，病情与诊疗方案、护理计划不断更新，需要发挥记忆的准确性以掌握病人的相关信息，安全、正确地执行医嘱，减少医疗差错或事故的发生。

3. 思维的主动性与注意力的灵活性

国外的护理专家认为，现代护理的独立功能占70%左右，而依赖功能只有30%左右。因护理工作对象是性格与病情各异的病人，病情又时刻处于动态的变化之中，护理人员应发挥思维的主动性与独立性，不能一味被动地、盲目地执行医嘱，而应根据病人的实际情况独立分析，与医生探讨，拟定全面的治疗与护理计划。

临床护士的工作往往头绪繁杂，这首先要求充分发挥"注意"的灵活性，关注病房内病人的危急情况、突发情况，及时、有效地加以处理；其次要发挥"注意"的稳定性与广度，在护理操作时，注意力要稳定，以做到聚精会神、沉着稳重；在巡视时，注意力要宽广，将整个病房尽收眼底，对病人的情况了然于胸。

4. 稳定的情绪与良好的性格

护理人员的情绪变化，尤其是面部表情对病人及其家属都有直接的感染作用，护理人员微笑的表情、积极的情绪、和蔼可亲的举止，不仅能够调节病房与治疗环境的气氛，而且能唤起病人信心，增强安全感。因此，护理人员应加强对情绪、情感的调控能力，做到微笑待人、急事不慌、悲喜有节，对病人形成积极的影响。

性格是一个人对人、对事、对自己比较稳定的态度体系以及与之相适应的习惯化的行为方式。护理人员应当具备的性格特征主要有：对病人诚恳、正直、热情、有礼、乐于助人等；对工作满腔热情、认真负责、机智冷静、慎独、严谨等；对自己应当是稳重大方、自爱、自尊、自强等。

5. 美好的语言与娴熟的技术

语言是思想的物质外壳，要想做到语言美，首先要心灵美；同时，语言的表达是一个技巧，是一项艺术，需要在工作与生活中认真学习、加强锻炼。首先，谈话要态度自然、真诚、有礼貌，禁以床号代替病人姓名，对病人不用命令式语气；其次，与病人交谈时，语言要通俗易懂，少用病人不明白的医学术语，以达到交流的目的。

对护理操作要求是：一要稳，即动作轻柔、协调、灵巧、稳妥、有条有理，这不仅能使病人获得安全感，而且带来了美的享受；二要准，即严格遵守护理规程，操作准确无误、恰到好处；三要快，即动作熟练、手疾眼快、干净利落，用较少的时间有效地完成操作任务；四要好，即质量高、效果好、病人满意、自己也满意。

6. 良好的人际交往

在社会上，人与人之间的交往，是礼尚往来的相互给予；在医院，医务人员和病人的交往，只有无私的奉献而别无他求。护理人员在整个医疗工作中处于人际交往的中心地位，扮演着特殊角色，护理人员既是病人利益的维护者、信息提供者、服务者，也是病人与其他医务人员关系的协调者、促进者。因为护理人员与病人及其家属接触的时间最多，与其他医务人员在工作上又必须密切合作，这些复杂的内在联系，突出了护理人员人际关系的重要性。护理人员与病人人际关系好，有利于增加病人的信赖与安全感，有助于医疗护理计划的顺利执行(图6-8)；护理人员与病人家属人际关系好，就能更深入地了解和掌握病人的情况，并可激发家属医护措施中的积极性，及增强对病人的情感支持。护理人员与其他医务人员人际关系好，有助于在医疗护理过程中有效沟通、配合默契，从而不断地提高医疗护理服务质量。

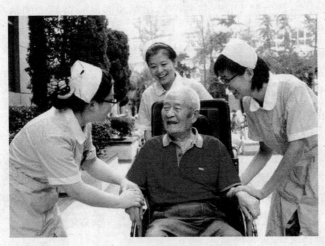

图6-8　良好的护患关系

三、社会性医学审美环境

社会性医学审美环境着重满足人高层次的审美需要——自我实现的需要。病人在入院之前都有自身的社会价值，但伤病使他们不能像健康人一样参加社会活动和从事创造活动，病人来医院的目的是得到有效的医疗与护理，摆脱疾病，恢复身心健康，以便更好地实现自己的社会功能，因此，社会性医学审美环境的建设主要从以下三方面进行：

（一）建设医院文化

广义的医院文化泛指医院主体和客体在长期的医学实践中创造的特定的物质财富和精神财富的总和，包括医院硬文化和医院软文化两大方面。狭义的医院文化是指医院在长期医疗活动中逐渐形成的以人为核心的文化理论、价值观念、生活方式和行为准则等，即医院软文化。医院文化要提倡挽救生命、造福大众的高尚性；探究和崇尚科学的智慧性；甘冒风险、不顾危险的奉献性；永远与生命和鲜血同在的热情性；协同会诊的团结性；医院文化建设主体的社会性。通过医院文化建设，可以提升医院的形象与品牌，提高医院的社会效益，增强医院的内在凝聚力，培养优良的医德医风及医技。医院文化的建设在制度上，要完善培训机制，重视教育投入，不断提升医院的文化层次；在观念上，要倡导终身学习、不进则退的思想理念；在行动上，要创造条件营造良好的环境，把医院文化建设当作一种责任和生存能力来弘扬；在形式上，要抓住重点，采取多种方式，以点带面对职工进行教育。

（二）创造和谐的人际关系

人际关系是人的基本社会需求，有帮助人们自我了解、自我实现的功能。医疗活动涉及的人际关系较为复杂，有医—患关系、护—患关系、医—护关系、护—护关系及医院和其他组织之间的关系等，医院管理者要倡导和谐的人际环境，营造出文明友爱、团结互助、诚实互信、相互包容的人际交往氛围，使医生与护士之间能够密切合作，护士和护士之间能够相互支持，护士和病人之间能相互尊重，病人与病人之间能够相互帮助，上下级之间能够相互促进，让这种互动的软环境体现出和谐的美感。

（三）增强病人自身的存在价值感与信心

1. 满足病人人际交往的社会需求

患者入院后都希望保持原有的社会交往，与周围的人建立友好的人际关系，交流医院生活及养病经验，以及得到医务人员、家庭与社会的支持和帮助。医院应提供一定的集体活动空间，如活动室、咖啡厅等，并加强医院文化建设，建立融洽、和谐的人际交往氛围；同时，鼓励家属、朋友与病人的交流，以及社会志愿者的慰问与照顾，尤其对老人与儿童，有效的心理与情感支持意义重大。

2. 满足病人重返社会的心理需求

很多病人在生病前肩负着重要的家庭与社会责任，有着自己的人生理想与目标，一旦这种追求因病受阻，情绪上会受到打击。为此，医院应重视病人的社会功能，为病人重返社会提供有利条件。如为成人设置图书资料室、网络，儿童病室设置课桌、黑板等，让患者能得到有用的资讯，并满足自我实现的需要，从而能更积极、更有信心地面对疾病及未来的生活，有利于病人康复后重返社会。

思考与练习

1. 在未来的临床工作中，护理审美环境还可以有哪些新的发展与应用范畴？

2. 某病人，女性，40岁，急性阑尾炎发作，从急诊入院、手术治疗到术后返病房休养，护理工作人员应从哪些方面着手为其营造一个良好的护理环境？

3. 生理性医学审美环境包括哪些内容，如何营造？

4. 为创造良好的心理性医学审美环境，护理工作人员应如何塑造自身心理环境？

第七章　护理审美教育中的艺术欣赏

学习目标

1. 知识目标：了解艺术的分类及艺术欣赏的一般方法，理解绘画、书法、音乐、舞蹈、文学的特点与欣赏方法。

2. 能力目标：对绘画、书法、音乐、舞蹈、文学等艺术有一定的欣赏能力。

3. 情感目标：认识艺术美的魅力及它与护理审美教育的意义，培养良好的职业素质修养。

生活处处皆艺术，美的艺术能陶冶人的性情，培养完美的人格。作为护理人员，艺术欣赏能力的提高，不仅能提高自己的艺术修养，增加自身魅力，还有利于护士与病人及其家属的沟通和相处。

第一节　艺术欣赏概述

一、艺术及其分类

（一）艺术的定义

艺术，是一种具有审美价值的形式或结构，或者说，是一种有意义的、高等级的形式和结构。其根本在于不断创造新兴之美，借此宣泄内心的欲望与情绪，属浓缩化和夸张化的生活。文字、绘画、雕塑、建筑、音乐、舞蹈、戏剧、电影等任何可以表达美的行为或事物，皆属于艺术。

（二）艺术的分类

艺术的种类繁多，根据不同的分类标准，可将艺术分为以下一些类型：

以艺术形象的审美方式为依据，可将艺术分为听觉艺术（如音乐）、视觉艺术（如建筑、雕塑、绘画、书法）和视听艺术（如戏剧、影视）。

以艺术形象存在方式为依据，可以将艺术区分为时间艺术（如音乐、文学）、空间艺术（如建筑、雕塑、绘画）和时空艺术（如戏剧、影视、舞蹈）。

以艺术作品的内容特征为依据，可以将艺术分为表现艺术（如音乐、舞蹈、建筑）和再现艺术（如绘画、雕塑、戏剧）。

以艺术作品的物化形式为依据，可以将艺术作品分为动态艺术（如音乐、舞蹈、戏剧、影视）和静态艺术（如绘画、书法、雕塑、建筑、工艺美术）。

上述分类方法，都是从艺术不同的侧面，突出反映其最本质的特征方面进行的归纳。显而易见，各有其合理的一面，也明显存在着各自的局限，相互间有交叉，有重叠。但不管怎样，总是粗线条地勾勒出了艺术的区间，它还是可以帮助我们理解和认识艺术的普遍规律，帮助我们认识和把握各艺术门类间的相互联系和融通，对于理解艺术的多样性和统一性也大有裨益。

二、艺术与非艺术

艺术与非艺术的分野，既在于功利性的有无，也在于独异性的有无。纯粹出于功利性的东西是不可能成为艺术的。拳击与舞蹈，也许都具有某种程度的表演性质，但拳击很难被视为艺术，因为它出于纯粹的功利性，而且永远是采取一种现实的输赢模式和单一对攻套路；相反，舞蹈却没法不被视为艺术，即使是表现武打主题的舞蹈，因为舞蹈是一种独特的、具有高度审美性的形式和结构。拳击表现的是真实的、具有杀伤力的拳路和步伐，舞蹈表现的是一种"虚幻的力"（苏姗·朗格语）；拳击的主要目的是为了显示力量，舞蹈的主要目的却是为了显示或表现人体的美、姿态的美和理念的美；拳击是一种没有任何深度意义的现实行为，舞蹈却是一种具有模仿性和叙述性，并且具有深层意义的艺术。

艺术与非艺术的分野，还可以从想象力之有无中见出。罗杰·弗赖伊在《论审美》中指出："艺术作品同每个人或多或少都会经历的那种从属性的想象生活密切相关。""艺术就是这种想象生活的一种表现和一种刺激。由于没有响应行为，这种想象生活便脱离了现实生活。在现实生活中，这种响应生活指的就是道德责任。在艺术中我们没有这样的道德义务——艺术展现的是一种摆脱各种羁绊和必须的自由生活。"现实中两个人的斗殴之所以不是艺术，是因为它来自一种非想象的、真实的激情或憎恨，而戏剧中的斗殴却在想象和虚拟的情境中被审美化了。

创作活动中自由意志的有无，也是区分艺术与非艺术的一个重要的函项。声称"艺术是一种自由的游戏"的康德指出：艺术也和手工艺区别在于——前者看着好像只是游戏，它对自身是愉快的；后者可能是困苦而不愉快的，只是由于被结果（例如工资）吸引着，因而是能够被逼迫的。

在一些特殊的艺术形式中，艺术会以其独异性表现出一种极其明确的不可重复性和无可替代性，比如一幅油画或者一部戏剧一旦问世，就会成为同辈人或后辈人不可企及的范本，没有人能够超越它，即使模仿了也不会成功。艺术永远是具有强烈的排他性的，重复别人或自己，就意味着自身的死亡；被别人重复，同样意味着重复者的失败。从这里，我们可以清楚地看出艺术与技术的分野：技术是可重复的，也是可替代的，而艺术则不行。

从创造的终极目的看，艺术与非艺术的区别也很容易见出。艺术是为了审美娱乐，换句话说，是为了确证和完善生命。即使是一些实用性很强的艺术，比如工艺美术和建筑，也在很大程度上表现出明显的审美性和浓厚的娱乐趣味；一切非艺术产品的制造，却大多出自现实利益的考虑，目的是尽可能满足人类对于物质功能方面的无止境的需求，是对日常生活基本需求的最大满足和对人的日常生理需求的最大满足。总而言之，大多非艺术产品的生产，主要是面向人类的形而下的需求；艺术则主要面向人类形而上的需求。因此，从确证、充实、完善和神化生命的角度说，艺术可以说是锦上添花，而非艺术的创造则属于雪中送炭。艺术是生活的修辞，而非艺术只是生活本身。

三、艺术欣赏及其一般方法

(一)艺术欣赏的定义

艺术欣赏是指欣赏者介入艺术作品的内在世界，理解作品的意境，领悟作品的思想内涵，从中受到感染而激起情感反映，通过对作品的理解与认识，或与作者产生思想层面上的交流，依靠自己的审美意识和审美判断，在欣赏作品的过程中获得审美感受。

(二)艺术欣赏的一般方法

艺术美的欣赏是一个逐步推移、渐次深化的接受过程。对于欣赏艺术作品来说，欣赏者的审美能力越高，从艺术作品中所感受到的美就越多。因此，欣赏艺术作品时应具备必要的相关知识，如音乐的乐理、绘画的构图与技法等，此外还需要注意作品的时代背景及作者的思想倾向，这就要求每位欣赏者应加强知识储备和文化修养，不断充实和丰富生活阅历。通常，在欣赏艺术作品的过程中，一般包括观、品、悟三个层次。

1. "观"

是欣赏者透过艺术作品的形式，在直观层面上初步感受和了解其作品的一般意义，形成不完整或粗浅的印象。例如，人们欣赏一幅画时，首先感知到的是画的基本形态，画面上的人或物或景，以及色彩、构图材质等基本信息和大致的意义。但是直观的了解艺术品显然是不够的，人们不应将自己的认知水平停留在"看热闹"的层面，因此，须深入到作品中去，这就进入到了品的层面。

2.“品”

是欣赏者根据各自的审美文化、心理意识及生活经验细细品味，感受思索，反复解读，萌发想象，充实、丰富和发展意象，使意象更具欣赏者的个性。例如，从画的人、物、景中体察到了什么，从人物的表情看到了内心世界，从景中读到了内在的意喻，引发了哪些联想等。“品”使欣赏者进一步把握作品的深层意义。当然要品评艺术作品，除须具备丰富的艺术鉴赏经验外，还需了解作者及创作背景，只有入之愈深，其进愈难，才能其见愈奇。

3.“悟”

是欣赏者对艺术作品的意象深入至佳境后升华为对意境的感悟。欣赏者审美状态的获得是对创造者的呼应与共鸣，并产生了再创造，欣赏者通过观、品的心理活动渐进而达到的升华。事实表明，高明的作者懂得怎样给欣赏者留下足够的心理空间，为欣赏者的再创造留有余地。而聪明的欣赏者也不会去苦苦猜测作者的意图和用心，则要让自己的感受和体验相对自由地发展，这样欣赏者就完全可能从作品中发现与作者不同的东西，对作品产生出令作者始料不及的心理诠释。而创造者的创作终于通过艺术作品得到回应，进而显示了艺术美的价值及意义。在艺术欣赏中，由于欣赏者的文化素养和经验水平的差异，以及当时的艺术品质量与品位的不同，所以，不一定人人都能达到“悟”的境界。

以下从法国画家米勒的油画作品《拾穗者》（图 7 - 1）来看艺术美欣赏中观、品、悟的层次。

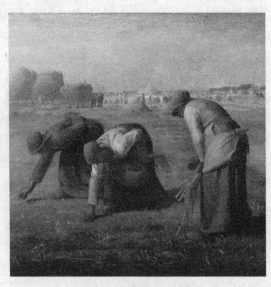

图 7 - 1　米勒　拾穗者

　　米勒是 19 世纪法国现实主义的代表画家。他出身于农民家庭，善于表现农村生活场面，讴歌农民的平凡与伟大。

　　《拾穗者》画面首先映入眼帘的是三个穿粗布衫裙的农妇费力地弯着腰，在收割过的田野里寻找遗落的麦穗。画家在这里没有做任何美化，欣赏者甚至看不清农妇垂向地面的脸。这些是欣赏者通过"观"对作品的初步认识。但当进一步深入作品的意象后，"品"的意义就体现出来了，米勒用一幅描写农村夏收劳动时的一个极其平凡的场面来讴歌劳动者，拾麦穗这一动作和场景表达了劳动的神圣，表达了劳动者尊重劳动、珍惜粮食的精神。此外，还可让欣赏者品到画面的构图及艺术效果，画面的远处隐隐可见错落不整的几个大麦堆，与再远一些地方的平房形成了高与矮的模糊层次；近处画中的三位主人翁在体态和动作上也有明显和细微的层次感。而"悟"在这幅作品中却有不同的理解和境界。《拾穗者》展出后，引起法国各界的舆论和广泛注意。对大众而言，作品使公众首次惊奇地发现平凡劳动的伟大。但对那些上层人士而言，却"悟"出了一些别的含义。如有些评论说："画家在这里是蕴有政治意图的，画上的农民有抗议声。"又说："这三个突出在阴霾的天空前拾穗者后面，有民众暴动的刀枪……"而米勒的艺术辩护人朱理·卡斯塔奈里却这样描述这幅画："现代艺术家相信在一个光天化日下的乞丐的确比坐在宝座上的国王还要美……当远处主人满载麦子的大车在重压下呻吟时，我看到三个弯腰的农妇正在收获过的田里捡拾落穗。这幅油画，使一些人产生可怕的忧虑。它不像库尔凡的某些画那样，成为激昂的政治演说或者社会论文，它是一件艺术品，非常之美而单纯，独立于议论之外。它的主题非常动人、精确，表现出了那真实而伟大的自然篇章。"由此可见，唯有朱理·卡斯塔奈里用艺术欣赏的眼光将米勒的作品上升到"悟"的境界。《拾穗者》这幅油画在当时所产生的艺术效果和社会反映，远不是作者所能意料到的。这幅画现藏于巴黎罗浮宫博物馆。

　　所以说，观、品、悟三个层次在艺术作品欣赏过程中都存在，而观与品更为普遍，若要上升到悟的阶段，须具备一定的鉴赏能力与专业水准。不过，歌德认为："一般地说，我们不应把画家的笔墨或诗人的语言看得太死、太狭窄。一件艺术品是自由大胆的精神创造出来的，我们也应用自由大胆的精神去观照和欣赏。"我们从歌德的这段话可领略到艺术欣赏的一般原则和审美欣赏与艺术创造及审美创造的联系与意义。

第二节　绘画欣赏

一、绘画及其种类

（一）概念及审美特征

绘画是运用笔、刀等工具及颜料为媒介，通过线条、色彩、构图、明暗、透视等绘画技法在二度空间的平面上创造的艺术形象。

寓神于形，以神写形是绘画的艺术之长，它旨意在灌注某种生气或意境于其中，以表达思想境界和精神追求。绘画的审美特征来源于绘画的基础知识与规律。其中最基本的是线条、色彩和构图。线条是构成绘画最主要的手段和技法。画家用线条创造出造型和可视语言来表达创作情感，如线条的软硬兼柔、轻重缓急、光滑带涩等，可反映画家的笔墨风范之品格；而线条的长短、粗细、曲直、疏密、快慢等节奏的变化，可表现出作品丰富的感情层次。色彩对于绘画在表现对象的形貌特征方面具有独特而逼真的表现力。艺术家一方面运用色彩的组合抒发思想感情，如色彩的厚重、轻薄、明快、阴暗、柔和等就是最明显的体现；另一方面还可通过色彩的意喻产生联想，如黄色示意着温馨与喜悦，蓝色展现平静与安宁，绿色呈现新鲜和生机，而耀眼的红色意味着危险等。不过色彩的情调也得视人、时代、地区而异，如中国画家善用红色表现喜庆、欢乐和富贵等情感，而不是危险。构图是对画面空间的组织与安排，如横向线式构成、斜线式构成、金字塔式构成以及黄金分割式构成都表达着不同的创意情感，如果在构思时将它们再进行交错、对比等处理，就能唤起人的庄严、崇高、悲壮、挺拔、温柔、舒展、优美等情趣。

以形写神在中国古典美学和书法、绘画作品中表现得尤为突出，传统中国画求其一种"神韵"，称之为"写意"，并且常常画中有诗，诗画结合，以表达作者崇高的志趣和人格。故欣赏中国画时应注重这一特点。

（二）绘画的种类

绘画的种类和形式十分丰富，通常分为东方绘画和西方绘画。按题材可分为人物画、山水画、风景画、静物画、速写画、年画等；依使用材料及工具的不同，分为水墨画、水粉画、铅笔画、水彩画、油画、版画、宣传画、壁画等。中国的传统绘画又分为山水、人物、花草、鱼虫和走兽等。

二、中西绘画的主要差别

中西方绘画在长期发展过程中，由于工具材料的不同和受政治、宗教、哲学以及审美趣味等因素的影响，使传统的中国画和传统的西洋画有各自特点，形成两大体系。其主要区别如下：

1. 主要造型手段的区别

中国画以线描作为造型的主要手段，扬弃对象的光影明暗，注重形象的神韵。西方油画以明暗、色彩为主要造型手段，重视形体光影描绘，注重表现立体空间感的真实效果。

中国画用色讲究概括性和装饰性。中国水墨画，以墨色的浓淡变化，描绘对象的色彩关系。西洋画重视客观对象色彩的精确再现，以色彩的丰富变化为特点。

2. 空间处理方法的区别

中国画不是定点写生，而是将不同时间、不同角度观察对象获得的形象特点，有机地组合于一起，着重表现审美感受的真实。中国画往往不画满背景，利用空白造成虚实相生的艺术效果，如图 7 - 2 恽寿平的山水花鸟图。西方油画是定点写生，按透视法描绘特定视域内的景物，全方位地描绘所见对象的形体、色彩、光线等，以求得真实地再现客观对象。

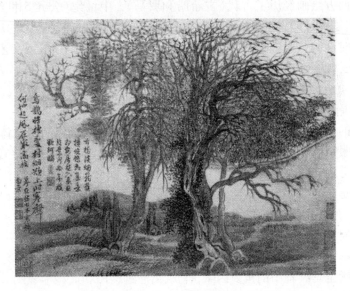

图 7 - 2　山水花鸟图

随着东西方文化艺术的交流，中西方近现代绘画均已发生了明显变化，形成了互相吸收，这在中外现代绘画作品中都有反映。

三、绘画欣赏的要素

绘画的视觉空间特征决定了绘画欣赏的方式是看，因而提高绘画欣赏力的唯一方法也是看。绘画语言中的形、光、色、结构等要素都是具有审美感染力的表象符号，不同艺术家运用它们的方式不同，就产生出具有个性的艺术作品。因此，对于欣赏者而言，面对风格各异的作品，欲获得欣赏的愉悦，达到欣赏的层次，需要掌握一定的知识与方法。概括而言，有下列几个方面：

（一）对绘画作品要以理解的态度加以品评

不论哪种流派、风格，不论是你第一眼喜欢或不喜欢的，在欣赏之前要首先确立自己的理解的态度。所谓理解，即设法了解作品产生的原因和背景，作者想要说的内容，以及作品结构、形式的特征等，只有对这些真正理解了，和作者的作品在感情上交流了，欣赏者才可能做出比较实事求是的判断和批评。欣赏和批评切忌有先入为主的成见。

（二）了解绘画发展脉络，把握代表作品特征

概而言之，绘画世界是一个立体的现象。从纵向上看，是绘画的演变与发展。比如西方绘画经历了古代（古希腊和罗马）、中世纪（公元 5 世纪到 14 世纪）、文艺复兴时期（15、16 世纪）、17、18 世纪和近、现代等大的历史阶段。各个历史时期的艺术理想和艺术表现风格都不相同。我们一般把文艺复兴时期到 19 世纪初的西方绘画称为古典绘画，即造型基本上是写实的，作品很完整，其美学倾向是典雅与和谐。但在整个古典绘画中，又有风格的演变。

（三）培养艺术形式感觉

欣赏的实质不是表现的观看，而是感觉。面对画作，作品的整体面貌在瞬间便直逼眼帘。作品的艺术特征触动、撩拨、撞击、刺激着人的感官神经，形成审美的心理活动。

线条是绘画诸要素中最生动的部分，是画家从自然真实中抽取出的一种有抽象意味的语言。形体在绘画中不仅指具体物象的形貌，还指这种形貌所暗示的情感倾向特征。色彩是绘画中最富情感性质的要素。

与色彩相关的是色调。特别在油画中，色调是构成主题思想与意境的重要因素。动感也是绘画中的重要因素，它既指通过构图和造型形成的某种感觉效果，又指涵盖其他因素形成的画面整体精神。此外，在绘画中起作用的还有笔触、质感、体量感等因素。所有这些要素在一幅幅画中组成有机整体，有时艺术家也侧重地强调某种要素。因此，培养和提高欣赏力重要的方法是多看。

（四）尊重自我感受，尊重自己的直觉与联想

欣赏绘画是一种"见仁见智"、原无定法的创造性活动。由于欣赏主体的年

龄、经历、修养与趣味各异，同样看一幅画，获得的感受结果自然也相异，这是正常的。欣赏绘画的动机，在于人们希冀通过艺术理解历史文化，也理解自身的意义。

一位画家，即使一辈子专画某一题材，但客观对象是千姿百态的，在某一特定题材范围内的生活面也是多方面的，因此在深入生活中，对细节的观察分析不可能作到面面俱到、完全准确。有时会由于一时的疏忽大意，产生错误的结论；有时会因为某些条件的限制而不能了解到某些细节，只好凭空臆造。

戴嵩，唐代画家，擅画田家、川原之景，写水牛尤为著名，后人谓得"野性筋骨之妙"。相传曾画饮水之牛，水中倒影，唇鼻相连，可见其观察之精微。明代李日华评其画谓："固知象物者不在工谨，贵得其神而捷取之耳。"

戴嵩有一幅《斗牛图》被宋朝的大臣马知节所收藏。马知节非常珍视这幅图。有一天，天气晴朗干燥，马知节把这幅"斗牛图"从箱底拿出来，放在大厅前晒太阳。一个农夫前来缴租税，看见这幅图。他看着看着不禁笑了出来。马知节在旁觉得很奇怪，便问农夫："你懂得画吗？这张图有什么可笑啊？"农夫回答说："我只是个种田人，并不懂得画，但是却很了解活生生的牛。牛打架的时候，一定把尾巴紧紧地夹在大腿中间，力气再大的人也没有办法把它拉出来。可是你看这张'斗牛图'，两只牛气冲冲地在打斗，而它们的尾巴却举得高高的。这根本和实际情形不一样嘛！"

第三节　书法欣赏

一、中国书法及其特点

书法是中国古代文化的重要组成部分，具有3000多年的悠久历史，其影响具有世界性。书法是一种构成艺术，在洁白的纸上靠水墨的丰富性和毛笔运动的灵活多变，留下斑斑迹象，在纸面上形成具有意味的黑白构成。书法是一种表现性艺术，书家的笔是他手指的延伸，笔的疾厉、徐缓、飞动、顿挫，都受主观的驱使，成为他情感、情绪的宣泄。书法也是一种实用性艺术，可用于题词、书写牌匾。总之，书法是一门综合性很强的艺术，是一种倾向于表现主观精神的艺术。它集精、气、神于流转顿挫之中，黑白相间、疾徐吞吐，一片胸臆淋漓。字字有根、笔笔有源，或古拙、或秀媚、或端雅。方与圆、收与放、疏与密、刚与柔、实与虚、奇与正，其意境无限、美妙无比。可以说，书法比较集中地体现了中国艺术的基本特征。中国书法主要有以下几个特点：

1. 重视对审美风尚的总结与引导

一般说来，一个社会必然有一个社会的风尚，这种社会风尚也必然要影响社会文化的各个方面；而社会文化各方面对这一风尚的欢迎或抵制，又必然会直接影响到这一社会风尚的兴盛与消亡。同样，各个时代对书法艺术的审美风尚也不一样。如何引导这种审美风尚，使之成为这一时代审美的主导风尚，就成为各个时代书论家们所关注和探讨的问题。如汉魏时书论中的"尚象"、晋时书论中的"尚韵"、唐时书论中的"尚法"、宋时书论中的"尚意"等，无一不是对各个时代书法艺术实践中审美风尚的总结，而通过总结反过来又指导书法创作的实践，促进书法艺术的发展与繁荣。

2. 对书法艺术的研究全面而系统

只要我们粗略翻阅一下中国古代书法理论著作，你就会看到，我国古代对书法艺术的研究和总结是全方位的，涉及到书法艺术的各个方面，而且自成体系。如果将它与中国古代画论相比较，就更能显示出这一特点。比如对书法发展史的研究，自从南朝宋羊欣的《采古来能书人名》开其端，以后各个朝代几乎都有这样的一批著作。它们论列了从上古至清末书法发展的历史，保存了中国书法发展历史的完整面貌。又如对书体演变历史的研究，论及了大篆、小篆、楷书、行书、章草、今草等书体的产生、发展、变化以及概念、特点等各个方面，系统而全面。再如对书法技法的研究也是极为深入、全面，大凡用笔、用锋、执笔、结字、用墨、布白等，皆有详细而精到的研究。

3. 善于借助生动形象的比喻来表达评赏者的感受，以充分显示欣赏过程中多种心理活动交织的情状

早在东汉蔡邕的《笔论》中，就运用丰富、美好的比喻，来强调书法创作的体势应融入大自然各种生动的形态。自此，历代书论家继承了这一传统。如孙过庭《书谱》中写道："观夫悬针垂露之异，奔雷坠石之奇，鸿飞兽骇之资，鸾舞蛇惊之态，绝岸颓峰之势，临危据槁之形。或轻如蝉翼，或重若崩云；导之则泉注，顿之则山安；纤纤乎似初月之出天崖，落落乎犹众星之列河汉……"在这里，作者就运用了一系列生动形象的比喻——实际上是博喻，来比拟钟繇、张芝和二王书法的神妙景象，从而使人获得一种感性的认识，便于领会。此类例子真是举不胜举。

4. 重视书品与人品的关系

早在西汉时扬雄就提出了"书为心画"的著名观点，认为书法艺术作品是书家思想意识、品格、德行的直接反映。这一观点对后世产生了深远影响。北宋书论家朱长文在其《续书断》中就认为，一个人书法艺术的高下与他的品格修养有很大关系，并举例说："鲁公可谓忠烈之臣也，……其发于笔翰，则刚毅雄特，体严法备，如忠臣义士，正色立朝，临大节而不可夺也。扬子云以书为心画，于鲁公信矣。"这实际上就是说颜氏端庄雄健的风格来自于他的高风亮节。近代书论大家刘熙载在《艺概·书概》中更明确地说："书，如也。如其学，如其才，如其志，总之曰：如其人而已。"他认为通过书法不仅可以看出书家的"才"、"学"、"志"，而且可以想见书家其人。人品好书品必定好。

总之，中国古代书法理论是一笔宝贵的文化遗产，值得我们认真总结和继承。

二、书法欣赏要素

人们喜爱书法，正是因为她能示人以美，触发人们对美的感受和联想。书法美可从以下几方面进行探讨。

（一）线条美

书法的线条，即"点画"，也就是"笔画"。书法美主要就是线条美。书法是线条艺术，没有好的线条，就谈不上书法艺术。东汉的蔡邕在《九势》中说："惟笔软则奇怪生焉。"正因为我国的毛笔是软的，才能使写出来的线条抑扬顿挫，千奇百怪，变化莫测，从而表现出一个书法家微妙的内心感受。那么，究竟什么样的线条才称得上美呢？大致可从六方面去体会。

1. 线条的立体感

书法线条的立体感是书法艺术的生命。具有立体感的线条扁圆匀称，饱满充实，令人感到"粗不为重，细不为轻"，这是"中锋"行笔的结果。如果线条写扁了，那就会失去这种美感，使人感到褊薄浮浅而不耐人寻味了。

2. 线条的力感

一方面，因"中锋"用笔能使线条饱满圆实，沉着凝重，神完气足，力感也就自然出来了，褊薄浮浅的线条是没有力感的。另一方面，笔力还体现在一种线条与线条之间合理组合所产生的艺术效果。如果线条之间组合精到准确，笔力同样自然出现。因此，笔力也可以视为形容词或打比方。真用力而组合不精，倒还不行了。

3. 线条的动感

艺术不是僵死的东西，而是具有无穷活力的欣赏品。因此，凡是优秀的、成功的艺术品，总会使人感到一种无穷的生命力。书法艺术的线条自然也要体现一定的生命力，这就是线条的动感。古人品评书法常说"龙飞凤舞"，这不但包括了字的动势，同时，也包括了线条的动势，因为没有动势的线条，就不可能有动势的字。

4. 线条的呼应

古人非常重视点画之间的呼应关系。起笔为呼,收笔为应,或一笔之中应上而呼下,所谓承上启下,顾盼生情,说的就是线条之间的有机联系——呼应。点画呼应,才能使每一个字血脉流畅,形成一个有机的整体,从而示人以生命感,在线条的呼应上,行、草书不难理解,其实,楷、隶、篆书又何尝不是如此呢?不过它们在呼应的地方只是"悬空运笔"、笔不落纸、笔断意连,稍微内在、含蓄一点而已。

5. 线条的情感

线条的情感是字的感情的重要基础之一。一般说来,这和当时作者的心情有关。一个人高兴时心情舒畅,所以笔下常常流美;一个人拂逆时,心情沉重,故而下笔常多重实。此外,急躁的人落笔急忙,恬淡的人笔底虚灵。鉴赏的基础在于理解,如果我们在鉴赏王羲之的《兰亭序》、颜真卿的《祭侄稿》等人的作品时,对于他们当时的心情或他们的为人有个大致的了解的话,那么鉴赏他们的作品,就会有进一步的理解了。

6. 线条的节奏感

粗细一致而无节奏的线条是不能引起人们的美感的。沈尹默先生在《书法论丛》中说,"不论是石刻或墨迹……不但可以发现到五光十色的神采,而且还会感觉到音乐般轻重疾徐的节奏。"我们所说的抑扬顿挫,提按起伏,虽然没有声响,但却具有音乐的旋律,这就是书法何以能感人的重要原因之一。

(二)墨色美

中国书法白纸黑字,看起来色彩不多,但却妙趣无穷。前人把水墨比喻成字的血肉,所以,书家特别讲究墨的运用。

中国书画历来讲究黑分五彩,这五彩指的是墨色的浓淡干湿枯润的变化。墨色的浓淡与水有关。元人陈绎曾说:"字生于墨,墨生于水,水者字之血也,水多则墨淡,水少则墨浓,最浓为焦墨。干湿与笔上蘸水墨的多少有关,多则湿,少则干。浓淡与干湿相互搭配,又可分出浓墨湿笔、浓墨干笔和淡墨湿笔、淡墨干笔等几种墨法来,下面试就墨色的浓淡燥润等方面作一简述。

1. 墨色的浓淡

在宋以前,书家们的创作实践一般都是以浓墨为主的。关于浓墨的艺术效果,苏东坡曾形象地比喻为黑溜溜的小儿眼睛。小儿瞳子乌黑而光亮,闪烁而有神采。用墨效果如此,当然够动人心弦了。墨色浓淡对艺术效果的影响,唐代欧阳询曾有"墨淡即伤神采,绝浓必滞锋毫"的记述。但从某种意义上说,如果使用得当,墨色的或浓或淡又可在一定程度上构成书法家个人独特的艺术风格。浓墨深沉厚重，精神郁勃；淡墨则清雅澹远，纯净脱俗。

2. 用墨的枯湿

用墨的澡润也是墨色美的一个主要方面。宋代姜夔在《续书谱》中说："行草要燥润相杂：润以取妍，燥以取险。"这就是后人所说的要有"干冽秋风，润含春风"的意趣。二者各有妙处，交相辉映，相辅相成。干墨含墨水较少，老辣苍劲，易出现飞白，因而要避免干瘪无神，血脉不畅。湿墨含墨水较多，酣畅淋漓，点画易产生丰腴浑厚感，但不能见墨不见笔、不见筋骨，败则为"墨猪"。燥润俗称干湿，一个书法家在创作时如果要示人以多种美，其关键是要善于运用墨法，施墨恰到好处。

(三)构图美

书法的构图是书法结体和布局的总括，一般来说，结体是小构图，布局是大构图，也可称章法。

1. 正与险

正与险是书法构图美中的一对辩证关系。唐孙过庭《书谱》说："至如初学分布，但求平正；既知平正，务求险绝，既知险绝，复归平正。初谓未及，中则过之，后乃通会。通会之际，人书俱老。"把学习书法划分为初、中、后三个阶段。这后一阶段的"平正"不是初级阶段的简单重复，也不是中间阶段的倒退。而是经过了"险绝"后的"平正"。

2. 虚与实

虚与实和疏与密也是书法的结构美的另一重要方面，就是要虚实相生。《老子》说："凿户牖为室，当其无，有室之用。故有之以为利，无之以为用。"说的虽是用建筑来阐明他哲学上的道理，其实书法也何尝不是如此？清笪重光《书筏》说："画能如金刀之割净，白始如玉尺之量齐"，说明点画体现骨力，干净利落，分布得当，那么对于空间的布白，就会产生虚实相衬的艺术效果。

(四)个性美

艺术是有个性的。如果千人一面，千曲一调，那就失去了个性，也就不美了。凡是一件成功的书法作品，必定具有强烈的个人风格。透过风格，可以看出作者的人格。因此，作为一个书法家，就必定要在完善自己的人格，保持自己的个性和加强自我修养方面多下工夫，做一个具有高尚道德情操的人。古人说："字如其人"，这就要看书家的字外功夫了。作为鉴赏者，如果要真正深入鉴赏研究一件书家的作品，也必须要了解其人不可。

1. 个性美

孙过庭《书谱》在评论王羲之的字时曾经说道："是以右军之书，末年多妙，当缘思虑通审，志气和平，不激不厉，而风规自远。"这是说王的末年，个性静谧，思想归于平淡，故而他的书法能够写得淡而超妙，耐人寻味。与他完全不同是，唐朝有两个人写狂草知名的书法家，他们的名字一个叫张旭，一个叫怀素。他俩生性癫狂，落拓不拘。"张旭三杯草圣传"，这是杜甫《饮中八仙歌》中的名句。据说张旭写字常在酒后，喜欢借着酒性来帮助发挥他狂放的个性，如果碰上兴致勃发的话，还会以头濡墨而书。观其所作草书，大有龙蛇飞舞，纵笔直下，一气呵成的气势。怀素是个狂僧，他写字时常常奔走狂叫，然后再行落笔，其实也是为了充分发挥他的狂放个性。李白在诗中说他的字"状如楚汉相攻战"，其字纵横散落，大小错综，云烟满纸，尤其在他的《自序帖》中，得到了尽情的发挥。所谓"颠张狂素"，恰如其分地说出了他们两人在书法艺术中所表露出来的个性美。

2. 人格美

唐代书法家颜真卿的字，笔力雄健，气势博大，这首先和他的为人有关。颜真卿是唐朝大臣，他胸怀国家和百姓，品格刚正。安禄山叛乱时，他率兵抵抗，后来他的哥哥颜杲卿、侄子季明被安禄山杀害。颜真卿在愤激中写下著名的《祭侄稿》。其字体博大雄深，用笔郁勃顿挫，不难使人想到作者的胸怀情感。如果此稿让一胸怀狭隘的人作卷录的话，是无论如何也达不到这一境界的。柳公权也是唐朝一位刚直的大臣。因唐穆宗沉湎于玩乐，柳公权在唐穆宗向他问笔法时，回答说："用笔在心，心正则笔正。"通过对笔法的阐述，巧妙地对唐穆宗进行了劝谏。正因为柳公权为人刚正不阿，所以他的书法字字挺立，风骨铮然。

3. 书卷气

书卷气就是文学气息，它表现在书法中的是一种深沉内涵的气质。对于这种内涵气质的感受，没有相当的鉴赏水平是难以感受得到的。作为一个真正的鉴赏者，也就必须要具有一定的学问和修养。黄庭坚在《跋东坡墨迹》中说："余谓东坡书，学问文章之气，郁郁芊芊，发于笔墨之间，此所以他人终莫能及耳。"为什么他人不能及呢？他人的书卷气差矣。

三、具有代表性的书法风格

中国书法是一门古老的汉字的书写艺术，从甲骨文、石鼓文、金文（钟鼎文）演变而为大篆、小篆、隶书，至定型于东汉、魏、晋的草书、楷书、行书等，书法一直散发着艺术的魅力。中国书法是一种很独特的视觉艺术。汉字是中国书法中的重要因素，因为中国书法是在中国文化里产生、发展起来的，而汉字是中国文化的基本要素之一。以汉字为依托，是中国书法区别于其他种类书法的主要标志。下面介绍几种具有代表性的书体：

（一）篆书

篆书是一种呈现曲直相映乐趣的文字。广义的篆书，包括甲骨文及金文，此处的篆书特别指大篆及小篆。一般将秦以前的古文及籀文称之为「大篆」，而由李斯整理出来的文字称之「小篆」。

（二）隶书

隶书的出现，是为了应对日益繁复的文书处理。为适应快速书写的要求，秦狱吏程邈作出了这种方广字体，改变了篆书的结构，强调横平竖直、间架紧密。隶书写起来比篆书方便很多，为后代子孙节省了许多宝贵的时间，在学术上亦具有极大的价值。

（三）楷书

楷书是在汉朝时以隶书字体作楷法加以改进的书体，今人称之为正楷。由于楷书写起来又比隶书方便，因此汉朝人民都采用它以适应实际生活的需要。楷书至唐代大盛，书家如颜真卿，以雄健恢弘的气势独树一格，影响后世。

（四）行书

行书介于楷书与草书之间，方不如隶书，圆不如篆书，换言之就是楷书的变体，因写起来像人行路，故称行书。一般认为行书起于东汉刘德升，至魏初钟繇稍变其异，二王造其极，行书乃大行于世。行书写起来十分方便，能达到赶速应急的目的。历代有名的行书作品多如《恒河沙数》，而尤以东晋王羲之的《兰亭序》为第一书迹。

（五）草书

草书的名目相当多，如草篆、草隶、狂草等，其结构省简、笔画纠连，书写流畅迅速，不易识别；然而也由于有以上的特点，故有《书已尽而意不止、笔虽停而势不穷》之妙。在五种书体中，草书是最具抽象艺术特质的。历代能草书者，如东晋王献之、唐代怀素以及近代的于右任等，均能乱中有绪，独树一格。

四、写好书法的一般要求

美学家宗白华先生说："中国音乐衰落，而书法却代替了它而成为一种表达最高意境与情操的民族艺术。"近代著名学者梁启超说："如果说能够表现个性，这就是最高的美术，那么各种美术，以写字为最高。"林语堂认为："书法提供给了中国人民以基本的美学，中国人民就是通过书法才学会线条和形体的基本概念的。因此，如果不懂得中国书法及其艺术灵感，就无法谈论中国的艺术……中国书法在世界艺术史上的地位实在是十分独特的。"作为中国人，学习掌握一点这门古老而仍然生机勃发的艺术的基本知识，不仅能够提高和丰富自己的艺术审美修养，更意味着增加了了解和学习本国文化的一种重要途径。

书法的实践性很强，既需要理论的指导，但又不能停留在理论认识上。总结前人的经验教训，可以归纳以下几条基本要求：

（一）端正认识

正确的认识是完成好各项工作的重要保障。作为中国人，谁都愿意把字写好，之所以没有下决心去练习，是因为对学习书法存在着一些误解，也就是说对学习书法没有一个正确的认识。不少人认为，随着电脑的普及，人类已经进入到"写字不用笔"的信息时代，还去练字，显得太落后了。其实不然，电脑的普及确实能够减少一些写字的机会，但它永远不可能完全取代用笔书写，更不能取代书法艺术。这正如汽车、飞机可以大大减少走路的辛苦，却永远不能完全取代步行一样。试想，我们做笔记、做作业、立条据等一系列日常生活和工作活动实在不便背着个电脑随身跑，更何况这些书写行为根本不可能用电脑代替。

从书法艺术的角度而论，电脑的普及不仅不会使书法消亡，反而会使书法朝着纯艺术的方向进一步升华。正如近代照相机普遍使用时，曾有人担心美术会因此而消亡，结果却恰恰相反，它反而促进了美术向更宽的领域发展，美术创作出现了空前的繁荣。

中国书法浓缩了中华民族古代的优秀历史文化，也记载了我国古代文明的伟大发明和业绩，通过书法教育和书写训练，能弘扬我国的传统文化，提高大学生的书写技能，从而提高整个中华民族的文化素养和综合素质。因此，在当今社会，我们要端正学习书法的正确认识，明确学习书法的重要意义。既要掌握汉字的书写技巧，经常练笔，不写错别字，不写生造字，讲究书写规范，讲究书写规范、工整、漂亮，又要学会基础的书法艺术常识，以便更好地发挥汉字在人们生活、工作、学习中的实际应用功能和精神食粮作用。

（二）循序渐进

学习书法，应该从正书（包括楷书和隶书）入手。楷书是社会上通行的主要书体，实用价值大。楷书笔画工整，结构匀称，章法整齐，适宜初学者学习。前人把楷书、行书、草书比作立、走、跑。只有学好楷书，方能学习其他的字体。学习书法，应先练大字，后练小字；先学用笔，练好点画的基本功。从运笔的过程分析，任何一个笔画都有起笔、行笔、收笔三个阶段，而各个阶段又有不同的方法和不同的变化。如太小的字，才起即收，笔法中的各种细微之处不能充分表现与发挥，一笔带过，基本的功夫也就练不出来，如果将这种字的笔画放大，就会有局促之感。所以许多书家提倡先练两寸见方的大字，因为这样的大字笔画可以曲尽变化之妙，练好之后，往大写或往小写，无一不适。

（三）勤看多思

前人学习书法，都把勤学苦练作为最佳途径，如此，初学者一接触到书法就感到极大的压力，致使不少人徘徊在书法的大门之外。实际上，学习书法除了要经常练习之外，还要善于观察，广泛阅读与浏览古今优秀碑帖墨迹，积极参加校内外各种书法活动，也要多看自己学书前后的字迹，经常进行比较与分析，找出自己与自己、自己与他人书法作品的特点及差距，总结经验，不断进步。学习书法本来就是手脑并用的一种劳动，因此，我们还要开动脑筋，善于思考，认真研究。要练好一个字，必须先看后思再练，练完后还要看一看，想一想，再练习，这样不断循环，既调节了单一纯练的劳动强度，又增强了记忆和分析比较的能力，从而培养学习书法的兴趣，提高书写水平和鉴赏能力。

（四）坚持不懈

学习书法不提倡过分苦练，但不练也是不行的。练字要经常，最好是定时定量，时不宜过长，量不宜过大，有条件者每天练 20 min 左右即可，每次练习"生字"五个左右即行，视年龄大小和工余时间长短而定。特别是小学生练字，不要让他们因为一次苦练而产生厌倦心理，关键是要坚持不懈，讲质量，求效果，坚持一两年乃至四五年，定能写出一手好字，并逐步迈向书法艺术殿堂。

当然，学习书法是有规律可循的，只凭苦练也不行。但老祖先们所以一代代地把"二王"学书法的苦练故事传下来，其目的是在强调勤学苦练的重要，是在借助池中之水、缸里之水来鞭策人们恒定心志，学而不辍，这样才可成大事。

王羲之（321—379 年），字逸少，东晋琅琊临沂（今属山东）人，居会稽山阴（今浙江绍兴），是我国历史上最杰出的书法家之一。作为中国艺术史中被尊为"书圣"的王羲之，书界赞美他"贵越群品，古今莫二，兼撮众法，备成一家"。其刻苦磨炼，精研体势，独辟蹊径，坚韧而行的精神，一直是后人的楷模。传说他曾在浙江绍兴兰亭池畔"临池学书"，日复一日，废寝忘食地苦学各家书法之长，为节省时间，身边的池水竟成了他顺手涮笔的方便之处，日久天长，一池清品被染得墨黑墨黑。

若干年后，王羲之最小的儿子王献之随其练字，几载之后，书法居然可观。王献之年小志大，决心要赶上父亲的名望，便有些急于求成。一日，他趁父亲表扬他的机会，向父亲讨求练字的秘诀，王羲之听罢微微一笑，招招手把献之领到庭院中，指着院中 18 口大水缸说："练字的秘诀就在这 18 口缸的水里，从明天起，你就用这缸里的水磨墨，直到 18 口缸中的水全用完了秘诀也就知道了。"王献之非常聪明，知道父亲话里的深刻涵义，就毫不贪懒、日以继夜地舀水研墨，越发苦练起来，终于练得一手好字，直到后来的成就竟与父亲齐名，在书法史上并称"二王"。

第四节　音乐欣赏

一、音乐及其特点

音乐属于听觉艺术范畴，它通过有组织的乐音来塑造艺术形象，以表达思想情感及反映现实生活。如今，音乐已渗入到社会生活的每一处，是伴随人们最亲近、最便捷的精神伙伴，给人们带来无限的精神需求与艺术享受，音乐主要有以下几个特点：

1. 情感性

音乐总是有感而发的，它是最擅长于抒发人内心情感的一种艺术。中国古代《乐论》中写道："凡音之起，由人心生也。人心之动，物使之然也。"意思是音是由人的感情产生的，而感情是外界影响的结果。音乐的情感性是以人的生理和心理为基础的，音乐通过对人的听觉刺激而形成心理反应来激发人的感情，可以说，音乐是对情感的模拟和升华。音乐的情感表现力是艺术家运用节奏、旋律、和声、音色等一整套音乐语言体系和特有的手法来完成的。节奏在音乐表现上意义重大，它通过附点节奏、切分节奏等变化组合，以及节奏的强弱规律等，达到激发听众的情绪与音乐共鸣的审美效果。如当人们听到《中华人民共和国国歌》时，进行曲的节奏可伴随和激发人们的联想与激情，老同志在回忆当年浴血奋战的疆场，运动员在想如何再创辉煌，全球的华人燃起了民族自豪感和民族自尊感等。再如我国新疆的音乐中就有切分节奏的音乐特点。

链接

大千世界无奇不有。韩国几年前曾有报纸报道当地有村民让鸡听音乐而多下蛋的事例。

在洪城郡洪城邑月山里的村子里，有个叫张东元的养鸡专业户，和村里很多人家一样，靠养鸡为生。有一天，张的儿子从报纸上读到一条国外让奶牛听音乐而增加产量的报道，告诉了张。张由此受到启发，便在鸡场安装了喇叭，成天向鸡播放古典音乐。他最初是抱着试试看的心理来做这件事的，没想到三个月后竟取得了良好的效果，母鸡的下蛋率由过去最高的73%提高到了80%，而且所下的蛋比以前大了。消息一传开，村里的其他人家也纷纷效仿他，家家户户的鸡舍都响起了音乐，而蛋产量也遂之增加了。

　　母鸡增加下蛋，是音乐直接带来的效果呢，还是由于播放音乐这一举措而派生的其他未知因素带来的？母鸡真的也懂得音乐么？我们不敢下断语。不过让鸡舍周围乐韵飘飘，让养鸡人在繁忙、琐碎的劳作中放松紧张的神经，只要开支不大，又何乐而不为？

　　旋律是塑造音乐形象最重要的手段，是音乐的灵魂，是吸引听众的一条线索。如小提琴协奏曲《梁山伯与祝英台》就以它那优美、动人的旋律打动无数听众，唤起多少恩爱的联想，成为中国音乐的经典。和声在音乐中起到增加立体感和色彩感的渲染效果。如单听一个 do 音时会感到单调，而同时用一个 do、mi、so 的和弦奏出或唱出的音乐就有了丰富感和立体感。音色是不同人声、不同乐器及其不同组合音响的特色，可使人感受到不同风味的音乐表现。正是因为这些高低起伏的旋律变化、长短交错的节奏变化、轻重缓急的力度与速度变化、丰富立体的和声等基本音乐语言的运用，使得欣赏者通过想象、联想等心理活动反映出特定的情感意义和审美意义。音乐正是融合了美妙的声音与人类的思想感情，以声传情，以情绘声，情景交融，声情并茂的音乐审美境界。

　　2. 造型性与性格化

　　音乐是以声音为素材来表现音乐语言的造型性与性格化。一般而言，音乐的造型是通过模拟、象征、暗示、类比和联想来实现的。如流水声、风雨声、马蹄声、鸟鸣声等。在琵琶曲《十面埋伏》这部作品中就是通过"金声、鼓声、打击乐声"来塑造紧张、激烈、人马交战的宏大战争场面的音乐造型。而唢呐曲《百鸟朝凤》则在一段欢快的民间曲调的多次反复中间，插进了唢呐对鸟的口技式模仿，塑造了一种喜气洋洋、红火欢腾的气氛。但音乐语言的造型性并不是单纯地为了模仿，而是通过生动的形象将人们带入美和真情的艺术境界。音乐语言的性格化是用具有特性的音乐来表示某种人物或某种场面的。例如，电影《地道战》中鬼子进庄时的音乐"｜5－6·53232…｜"就体现了性格化，当人们再次听到这种音乐时就会联想或预感到将发生什么。再如，小提琴协奏曲《梁山伯与祝英台》中，用大提琴表示梁山伯，用小提琴表示祝英台，以铜管乐和弦乐的低音部分表示封建势力，这种性格化的音乐使作品角色形象鲜明，收到很好的艺术效果。

　　3. 声乐与器乐的表达

　　音乐分声乐和器乐两种基本形式。通常，声乐表达的内容是明确的。声乐是音乐语言与文学语言相结合的演唱音乐。人的声音可以直接唱出歌词，具体地表达出喜、怒、哀、乐等情感，如《康定情歌》、《妈妈的吻》、《莫斯科郊外的晚上》等。而器乐则以"标题音乐"与"非标题音乐"在表达上有所不同。

"标题音乐"是指在乐曲前面有概括乐曲中心内容题目的音乐。有的还在原章或原段音乐前加文字说明，故对欣赏者的审美意识有引导作用，使欣赏者能够明确感受到某种确定的内容和感情。如贝多芬的《田园交响曲》五个乐章的标题为：第一乐章"到达乡村时的愉快感受"；第二乐章"溪边小景"；第三乐章"乡民欢乐的集会"；第四乐章"暴风雨"；第五乐章"暴风雨后愉快和感激的心情"。因此，欣赏这部交响曲时，在标题的提示下，可借助声音形象把握乐曲的内容。像第四乐章"暴风雨"描绘了闪电、乌云、狂风、骤雨等无需用语言来形容的音乐形象。欧洲古典音乐中有许多无标题乐曲，只有大概的情趣、情感，无确定的内容，如《幻想曲》、《浪漫曲》、《随想曲》等。这种"非标题音乐"以"纯音乐"为特征，长于概括人的内在情意，也充分表现作曲家丰富、复杂的内心情感，所以它给人的情感内容是不确定的，故欣赏者可作多种理解。

二、音乐的分类

音乐作品从不同的角度有很多分类方式，以下介绍两种常用的分类方法。

（一）按音乐的性质

1. 纯音乐

是完全靠音乐语言，而不是借用任何标题来表达作品的内容。它也有曲名，如"第一奏鸣曲"等，但它只是指音乐的体裁，并不表明乐曲的内容。欣赏者应对自己准备聆听的乐曲的作曲家所处的年代、经历、世界观以及乐曲产生的背景等，有个大概的了解。

2. 标题音乐

是根据一定的主题构思并用标题暗示中心内容的器乐曲。常取材于文学、戏剧、历史、民间传说或现实生活。它们用详细的文字说明全曲及每一乐章的特性。可以说，标题音乐是音乐的文学化。标题是作曲家预先指示的一个方向，以帮助欣赏者去联想，并没有任何局限的作用。

3. 轻音乐

指轻快活泼、通俗动听、结构短小的音乐，是与严肃的古典音乐相对而言的。欣赏轻音乐不需严肃的思考和理智活动，它只给人以美的享受，陶冶人的情操。

4. 爵士音乐

是一种通俗的舞曲性质的音乐，是从美国黑人中兴起的，这种音乐没有固定的乐谱，每个乐手都即兴演奏，保持着大致的"默契"。即兴性一直成为爵士音乐的一大特点。可以认为，爵士音乐是美国音乐文化的精髓。

（二）按声部和声部状况

1. 单声部音乐

只有一个旋律的乐曲如无伴奏的独唱、独奏、齐唱等。

2. 复调音乐

是在和谐的前提下，几个曲调参差进入，它们既相互配合又独立发展的一种乐曲，复调音乐在巴赫手中，达到了高度完美的境界。

3. 主调音乐

是指一个声部演奏主旋律，其余声部用和声给主旋律陪伴奏的一种音乐。海顿是主要代表人物。

三、音乐的基本要素

音乐的基本要素是指构成音乐的各种元素，包括音的高低，音的长短，音的强弱和音色。由这些基本要素相互结合，形成音乐的常用的"形式要素"，例如：节奏，曲调，和声，以及力度，速度，调式，曲式，织体，音色等，构成音乐的形式要素，就是音乐的表现手段。音乐的最基本要素是节奏和旋律。

1. 节奏

音乐的节奏是指音乐运动中音的长短和强弱。音乐的节奏常被比喻为音乐的骨架。节拍是指音乐中的重拍和弱拍周期性地、有规律地重复进行。我国传统音乐称节拍为"板眼"，"板"相当于强拍；"眼"相当于次强拍（中眼）或弱拍。

2. 曲调

曲调也称旋律。高低起伏的乐音按一定的节奏有秩序地横向组织起来，就形成曲调。曲调是完整的音乐形式中最重要的表现手段之一。曲调的进行方向是变幻无穷的，基本的进行方向有三种："水平进行"、"上行"和"下行"。相同音的进行方向称水平进行；由低音向高音方向进行称上行；由高音向低音方向进行称下行。曲调的常见进行方式有："同音反复"、"级进"和"跳进"。依音阶的相邻音进行称为级进，三度的跳进称小跳，四度和四度以上的跳进称大跳。

3. 和声

和声包括"和弦"及"和声进行"。和弦通常是由三个或三个以上的乐音按一定的法则纵向（同时）重叠而形成的音响组合。和弦的横向组织就是和声进行。和声有明显的浓、淡、厚、薄的色彩作用；还有构成分句、分乐段和终止乐曲的作用。

4. 速度

音乐进行的快慢。

5. 力度

音乐中音的强弱程度。

6. 曲式

音乐的横向组织结构。

7. 调式

音乐中使用的音按一定的关系连接起来，这些音以一个音为中心（主音）构成一个体系，就叫调式。如大调式、小调式、我国的五声调式等。调式中的各音，从主音开始自低到高排列起来即构成音阶。

8. 织体

多声部音乐作品中各声部的组合形态（包括纵向结合和横向结合关系）。

9. 音色

音色有人声音色和乐器音色之分。在人声音色中又可分童声、女声、男声等。乐器音色的区别更是多种多样。在音乐中，有时只用单一音色，有时又使用混合音色。

四、怎样欣赏音乐

完成音乐过程至少有作曲家、表演家和听众三者参与。随着社会的不断发展，人们在精神文化生活方面的需求日益增长，人们需要听更多更好的音乐，但是，如何去欣赏音乐，这仍然是当前一个紧迫而又现实的问题。

对生活的感受通过作品用乐谱记录在案，这个过程叫创作。作品表现的是作曲家对客观现实的认识、选择和态度，希望引起别人的共鸣和赞赏，得到认可和肯定，写作是带有目的的，是主动的创造行为。表演家把纸上的符号变成活的音响，这才是具备音乐艺术特征的本体，无论是歌唱、演奏还是指挥，总是在充分理解作品的精神实质的基础上展示作品的内容，他们在对作品进行加工处理时予以发挥，不可避免地融入了自己的见解，既有与作家目的性的认同，也必然加入了主观的创造，是先欣赏后创作，人们把音乐表演称为解释作品或二度创作。听众则完全是欣赏者，他们通过听觉接受音乐而进入审美过程，这是音乐活动的最后一个环节。看起来听众没有改变音乐的面貌，好像处在客观的地位，但是通过音响形态由表及里地认识和理解音乐作品，并不是被动消极的行为，除了依赖敏锐的认知音乐能力，还调动了所积累的音乐经验和生活经历，以活跃的感情活动投入艺术体验之中；用自己的创造和想象活动，在音响流的激励下，主动积极地继续作曲家和表演家那未完成的音乐过程，让音乐作品最终完成其使命，实现其功能和价值。倘若缺少了欣赏这一环，作曲家和表演家的音乐目的是无法达到的，真正的音乐欣赏决不仅仅是一种娱乐消遣的行为。下面介绍几点音乐欣赏的基本素质与方法。

1. 感受音乐

马克思说："只有音乐才唤起人的音乐感觉，对于不懂音乐的耳朵，最美的音乐也是没有意义的。"又说："人能够享受的感觉，一部分是生来就有的，一部分是逐渐发展的。"因此，欣赏音乐时应积极地调动自己的感觉器官，捕捉音乐的旋律美感，在音乐传递的声波信息中对音乐作品有一个总体的了解。

2. 体验音乐

在初步感受和了解音乐的基础上，借助文字标题或歌词内容，以平时生活中的体验和情感积累，投入到作曲家所创设的音响情绪中去寻找音乐的美，通过反复、静心地聆听，进一步领会作品所表达的情感。

3. 理解音乐

在感受和体验的基础上向深度与广度发展，深入了解作曲家生平和艺术风格，时代背景及创作动机等，对作品所塑造的艺术形象、作品内容和社会意义等进行深刻的分析，探究作品更深层次的意义。

4. 想象音乐

在感受、体验、理解音乐作品的基础上，展开自己想象的翅膀，自由地展开联想与想象，进入音乐共鸣中的再度升华与创造。

在音乐欣赏的审美过程中，内心体验与认知活动永远是结合在一起的。从感性认识到理性认识的这一发展过程永远是不会停滞不前，我们对音乐的理解也永远是无止境的。

第五节　舞蹈欣赏

一、舞蹈及其特征

舞蹈是一种时间性、空间性、动作性、综合性的动态艺术。它的美蕴含在系列的动作、韵律、表情、构图、音乐、舞美、服装的整体效果中。舞蹈是通过舞蹈形式来表达的，舞蹈形式由舞蹈动作、组合韵律、舞蹈语言汇合而成。艺术舞蹈在表演形式上有单人舞、双人舞、三人舞和群舞；在风格上分古典舞、民族民间舞、现代舞和当代舞；在作品形式上有情绪舞、情节舞和舞剧等。欣赏舞蹈要从多角度去品味，其主要审美特征为：

1. 是以人体为表现工具的艺术

舞蹈通过演员的形体动作"语言"展现艺术，如同活的雕塑。

2. 是强调动作的艺术

舞蹈动作在演化过程中形成了一定的程式化和形象化,并有确定的名称,如中国古典舞的"卧鱼"、"单山膀"、"顺风车"等;芭蕾的"阿拉贝斯"、"阿提久"等。造型动作是舞蹈中一个相对静止的形态,其艺术效果是为创造一个场景和人物的特殊艺术空间,给观众留下一个定格的印象。此外,舞蹈动作的艺术性还表现在要形成富有韵律感的动作——"律动"。"律动"是全部人体形态动作按照一定的节奏有规律的连贯地、流畅地发展而形成的。如藏族舞蹈的律动表现在膝部有规律的颤动和屈伸。舞蹈的律动由内部表情和外部动作有机地统一起来展示给观众。

3. 是长于抒情的艺术

它表达感情的方式是身心结合,以感情引起体动,以体动表达感情,不仅给人以生动的直观形象,也给欣赏者以难以言传的"象外之象"、弦外之音的感觉。

4. 是虚拟化的艺术

主要表现的是对日常生活和自然物类抽象化的艺术概括。如骑马、划船、收割、洗衣等,从中提取具有代表性的动态特征,运用夸张或浓缩的手段,富于美感地予以"变形"的表现。例如模仿孔雀汲水、海燕飞翔等。这种模仿性的艺术概括与升华,可以使观众在自身生活经验的基础上,调动联想以领会舞蹈所要表达的内容,收到"以假代真"、"以形传神"的艺术效果。

5. 与舞台艺术密不可分

它是舞蹈艺术非常重要的表现手段之一。包括美术布景、灯光、服饰等,它们对展现表演、说明时代环境、渲染气氛、揭示思想、介绍人物以及推动情节的发展,起到各自的作用。

6. 与音乐相辅相成

中国舞蹈家吴晓邦说:"任何舞蹈在艺术形象上,都必须通过音乐才能把它的'意思'完整地表现处理。"音乐在舞蹈中起到渲染和烘托气氛、交代和展现剧情等作用。

二、舞蹈的分类

艺术舞蹈是由专业或业余舞蹈家,通过对社会生活的观察、体验、分析、集中、概括和想象,进行艺术的创造,从而创作出主题思想鲜明、情感丰富、形式完整、具有典型化的艺术形象,由少数人在舞台或广场表演给广大群众观赏的舞蹈作品。由于艺术舞蹈品种繁多,根据各个不同的艺术特点,大致可分为二类。

（一）根据舞蹈的不同风格特点来区分

1. **古典舞蹈**

是在民族民间舞蹈基础上，经过历代专业工作者提炼、整理、加工创造，并经过较长期艺术实践的检验，流传下来的，被认为是具有一定典范意义和古典风格特点的舞蹈。世界上许多国家和民族都有各具独特风格的古典舞蹈。欧洲的古典舞蹈，一般都泛指芭蕾舞。

2. **现代舞蹈**

是 19 世纪末和 20 世纪初在欧美兴起的一种舞蹈流派。其主要美学观点是反对当时古典芭蕾的因循守旧、脱离现实生活和单纯追求技巧的形式主义倾向；主张摆脱古典芭蕾过于僵化的动作程式的束缚，以合乎自然运动法则的舞蹈动作，自由地抒发人的真实情感，强调舞蹈艺术要反映现代社会生活。

3. **当代舞蹈**（新创作舞蹈）

是根据表现内容和塑造人物的需要，不拘一格，借鉴和吸收各舞蹈流派的各种风格、各种舞蹈表现手段和表现方法，兼收并蓄为我所用，从而创作出不同于已经形成的各种舞蹈风格的具有独特新风格的舞蹈。

4. **民间舞蹈**

是由广大人民群众在长期历史进程中集体创造，不断积累、发展而形成的，并在群众中广泛流传的一种舞蹈形式。它直接反映人民群众的思想感情、理想和愿望。由于各国家、各民族、各地区人民的生活劳动方式、历史文化心态、风俗习惯以及自然环境的差异，因而形成了不同的民族风格和地方特色。

5. **芭蕾舞**

是一种经过宫廷的职业舞蹈家提炼加工、高度程式化的剧场舞蹈。"芭蕾"这个词本是法语"ballet"的音译，意为"跳"或"跳舞"，其最初的意思只是以腿、脚为运动部位的动作总称。法国宫廷的舞蹈大师们为了重建古希腊融诗歌、音乐和舞蹈于一体的戏剧理想，创造出了"芭蕾"这样一种融舞蹈动作、哑剧手势、面部表情、戏剧服装、音乐伴奏、文学台本、舞台灯光和布景等多种成份于一体的综合性舞剧形式，在西方剧场舞蹈艺术中占统治地位达 300 余年，至今已历经四个多世纪。

（二）根据舞蹈表现形式的特点来区分

1. **独舞**

由一个人表演的完成一个主题的舞蹈，多用来直接抒发人物的思想感情和揭示人物的内心世界。

2. **双人舞**

由两个人表演共同完成一个主题的舞蹈。多用来直接抒发人物的思想感情的交流和展现人物的关系。

3. 三人舞

由三个人合作表演完成一个主题的舞。根据其内容可分为表现单一情绪和表现一定情节，以及表现人物之间的戏剧矛盾冲突等三种不同的类别。

4. 群舞

凡四人以上的舞蹈均可称为群舞。一般多为表现某种概括的情结或塑造群体的形象。通过舞蹈队形、画面的更迭、变化和不同速度、不同力度、不同幅度的舞蹈动作、姿态、造型的发展，能够创造出深邃的诗的意境，具有较强的艺术感染力。

5. 组舞

由若干段舞蹈组成的比较大型的舞蹈作品。其中各个舞蹈有相对的独立性，但它们又都统一在共同的主题和完整的艺术构思之中。

6. 歌舞

是一种歌唱和舞蹈相结合的艺术表演形式。其特点是载歌载舞既长于抒情，又善于叙事，能表现人物复杂、细腻的思想感情和广泛的生活内容。

7. 歌舞剧

是一种以歌唱和舞蹈为主要艺术表现手段来展现戏剧性内容的综合性表演形式。

8. 舞剧

以舞蹈为主要艺术表现手段，并综合了音乐、舞台美术（服装、布景、灯光、道具）等，表现一定戏剧内容的舞蹈作品。

三、舞蹈的欣赏

舞蹈欣赏是人们在观看舞蹈时所产生的一种精神活动，是观众通过舞蹈作品所塑造出的舞蹈形象，具体地认识它所反映的社会生活，体会其所蕴含的思想感情，欣赏其美的动态、韵律和表情，进而潜移默化地接受感染、提高认识和受到教育的过程。

舞蹈是一种综合性表演艺术。舞蹈欣赏也是一种富有创造性的，感觉与理解、感情与认识相统一的复杂的精神活动过程。需要通过感受、理解、想象、联想等积极的心理活动和分析、综合的形象思维，才能达到对舞蹈作品的具体把握，进而完成一次比较完满的舞蹈审美过程。

和舞蹈创作过程一样，舞蹈欣赏的过程也始终离不开舞蹈形象思维。作者首先从生活感受开始，获得题材，形成主题，再运用舞蹈手段，塑造出舞蹈形象；而观众却首先从对舞蹈形象的感知开始，产生感情反应，进而认识作品所反映的社会生活内容和主题思想。

在舞蹈欣赏过程中，想象力的作用极为重要。欣赏者通过感觉、想象、体验、理解把舞蹈作品中的艺术形象"再创造"为自己头脑中的艺术形象，并通过"再创造"对艺术所反映的生活进行"再评价"。正是在这种"再创造"的精神活动中，欣赏者才能更深刻地感受和体验艺术形象，并且发现或挖掘出艺术形象的内在美和形式美，产生强烈的感情共鸣，并感到由衷的喜悦，在娱乐中接受教育。

舞蹈欣赏不仅仅是一种被动的接受过程，而且也反作用于创作者。通过作者和观众之间的这种往复关系，才体现出舞蹈欣赏的全部意义。

第六节　文学欣赏

一、小说欣赏

（一）小说及其特点

小说是以塑造人物形象为中心，通过完整故事情节的叙述和深刻的环境的描写反映社会生活的一种文学体裁，它是以完整的布局、合理的发展及贯穿主题的美学原理为表现的文学艺术作品。传统小说具有以下几个特点：

1. 价值性

小说的价值本质是以时间为序列、以某一人物或几个人物为主线的，非常详细地、全面地反映社会生活中各种角色的价值关系（政治关系、经济关系和文化关系）的产生、发展与消亡过程。非常细致地、综合地展示各种价值关系的相互作用。

2. 容量性

与其他文学样式相比，小说的容量较大，它可以细致地展现人物性格和人物命运，可以表现错综复杂的矛盾冲突，同时还可以描述人物所处的社会生活环境。小说的优势是可以提供整体的，广阔的社会生活。

3. 情节性

小说主要是通过故事情节来展现人物性格、表现中心的。故事来源于生活，但它通过整理、提炼和安排，就比现实生活中发生的真实事件更集中，更完整，更具有代表性。

4. 环境性

小说的环境描写和人物的塑造与中心思想有极其重要的关系。在环境描写中，社会环境是重点，它揭示了种种复杂的社会关系，如人物的身份、地位、成长的历史背景等。自然环境包括人物活动的地点、时间、季节、气候以及景物等。自然环境描写对表达人物的心情、渲染气氛都有不少的作用。

5.发展性

小说是随着时代的发展而发展的，魏晋南北朝，文人的笔记小说，是中国古代小说的雏形；唐代传奇的出现，尤其是三大爱情传奇，标志着古典小说的正式形成；宋元两代，随着商品经济和市井文化的发展，出现了话本小说，为小说的成熟奠定了坚实的基础；明清小说是中国古代小说发展的高峰，至今在古典小说领域内，没有可超越者，四大名著皆发于此；民国时期，尤其是五四以来，舶来文化的冲击，中国小说发展出现多元化，代表性人物有"鲁郭茅巴老曹"六大家；21世纪(2003年以后)，网络文学的出现，使小说的发展更加多元，大批网络作品涌现，如玄幻文学(起点为代表)、新言情(晋江和红袖为代表)等，也出现了大批网络作家，玄幻领域如萧鼎、我吃西红柿、血红、梦入神机等，言情领域如四小天后、六小公主、八小玲珑等。

(二)小说赏析范例

早上，我静坐了一会。陈老五送进饭来，一碗菜，一碗蒸鱼；这鱼的眼睛，白而且硬，张着嘴，同那一伙想吃人的人一样。吃了几筷，滑溜溜的不知是鱼是人，便把他兜肚连肠地吐出。

我说"老五，对大哥说，我闷得慌，想到园里走走。"老五不答应，走了；停一会，可就来开了门。

我也不动，研究他们如何摆布我；知道他们一定不肯放松。果然！我大哥引了一个老头子，慢慢走来；他满眼凶光，怕我看出，只是低头向着地，从眼镜横边暗暗看我。大哥说，"今天你仿佛很好。"我说"是的。"大哥说，"今天请何先生来，给你诊一诊。"我说"可以！"其实我岂不知道这老头子是刽子手扮的！无非借了看脉这名目，揣一揣肥瘠：因这功劳，也分一片肉吃。我也不怕；虽然不吃人，胆子却比他们还壮。伸出两个拳头，看他如何下手。老头子坐着，闭了眼睛，摸了好一会，呆了好一会；便张开他鬼眼睛说，"不要乱想。静静的养几天，就好了。"

不要乱想，静静的养！养肥了，他们是自然可以多吃；我有什么好处，怎么会"好了"？他们这群人，又想吃人，又是鬼鬼祟祟，想法子遮掩，不敢直接下手，真要令我笑死。我忍不住，便放声大笑起来，十分快活。自己晓得这笑声里面，有的是义勇和正气。老头子和大哥，都失了色，被我这勇气正气镇压住了。

但是我越有勇气，他们便越想吃我，沾光一点这勇气。老头子跨出门，走不多远，便低声对大哥说道，"赶紧吃罢！"大哥点点头。原来也有你！这一件大发现，虽似意外，也在意中：合伙吃我的人，便是我的哥哥！

吃人的是我哥哥！

我是吃人的人的兄弟！

我自己被人吃了，可仍然是吃人的人的兄弟！

……

不能想了。

四千年来时时吃人的地方，今天才明白，我也在其中混了多年；大哥正管着家务，妹子恰恰死了，他未必不和在饭菜里，暗暗给我们吃。

我未必无意之中，不吃了我妹子的几片肉，现在也轮到我自己……

有了四千年吃人履历的我，当初虽然不知道，现在明白，难见真的人！

没有吃过人的孩子，或者还有？

救救孩子……

《狂人日记》是鲁迅的一篇短篇作品，收录在鲁迅的短篇小说集《呐喊》中。它也是中国第一部现代白话文小说。首发于1918年5月15日4卷5号《新青年》月刊。内容大致上是以一个"狂人"的所见所闻，指出中国文化的朽坏。《狂人日记》在近代中国的文学历史上，是一座里程碑，开创了中国新文学的革命现实主义传统。

作品的主人公虽然是一个患有迫害狂恐惧症的"狂人"，但作品的主旨却并不是要写下层劳动人民所受到的迫害，更不是一个精神病人的"纪实文学"，而是要借狂人之口来揭露几千年来封建礼教吃人的本质。因此作品中的狂人，实际上是一个象征性的形象。历史上多少反抗旧传统的、离经叛道的人，曾经被视为疯子，如孙中山，也曾被人叫做"疯子"。从世俗的眼光看去他是疯子，站在革命的立场看去他是先知先觉。同一个人、同一个思想却在社会上有截然对立的两种看法和评价，这也是变革时代的社会矛盾的反映。鲁迅塑造这具有狂与不狂两重性的形象，就是对社会矛盾的一种揭示。这也是狂人形象本身所具有的深刻含义。掌握狂人形象的关键，就在于对狂人是真狂还是假狂的理解。

二、诗歌欣赏

（一）诗歌及其特点

诗歌是语言艺术的一种表现形式，它既有精炼含蓄的特点，又有优美生动的神韵。诗歌是世界上最古老、最基本的文学形式，是一种阐述心灵的文学体裁，而诗人则需要掌握成熟的艺术技巧，并按照一定的音节、声调和韵律的要求，用凝练的语言、充沛的情感以及丰富的意象来高度集中地表现社会生活和人类精神世界。孔子认为，诗具有兴、观、群、怨四种作用。陆机则认为："诗缘情而绮靡。"在中国古代,不合乐的称为诗,合乐的称为歌,后世将两者统称为诗歌。

诗歌是高度集中地概括反映社会生活的一种文学体裁,它饱含着作者的思想感情与丰富的想象,语言凝练而形象性强,具有鲜明的节奏,和谐的音韵,富于音乐美,语句一般分行排列,注重结构形式的美。

我国现代诗人、文学评论家何其芳曾说:"诗是一种最集中地反映社会生活的文学样式,它饱含着丰富的想象和感情,常常以直接抒情的方式来表现,而且在精炼与和谐的程度上,特别是在节奏的鲜明上,它的语言有别于散文的语言。"这个定义性的说明,概括了诗歌的几个基本特点:第一,高度集中、概括地反映生活;第二,抒情言志,饱含丰富的思想感情;第三,丰富的想象、联想和幻想;第四,语言具有音乐美。

(二)诗歌赏析范例

《暮江吟》

一道残阳铺水中,半江瑟瑟半江红。

可怜九月初三夜,露似真珠月似弓。

作为唐代最多产的诗人,白居易一生写了许多的诗歌来描写自然景物,并时时刻刻陶醉于大自然随处可见的多样景致中,从中感受生活的美好和陶冶个人的艺术情趣。《暮江吟》是一首广为流传的七绝诗,属于他的"杂律诗"。写的是傍晚时分,秋江之畔那迷人的景致。

诗歌先从夕阳入手:"一道残阳铺水中,半江瑟瑟半江红。"夕阳西下时,已没有了太多的光和热,日光照下来,已不再刺目灼热,它静静地洒在江面上,是那样地令人悦目柔和而又明快鲜艳,一个"铺"字,写得格外传神,因为残阳已经接近地平线上了,所以光线不是从上面直射下来,而是斜斜地贴着地面照过来的,而且这个"铺"字,显得非常平缓,写出了秋日的柔和与夕阳的宁静。江面在缓缓地流动,水面泛着细微的波浪,浪尖上,被夕阳照得呈现出红色,而在浪底,由于天色已暗,所以是一种碧绿色,整个江面随着波浪的起伏,在夕阳下,波光粼粼,色彩斑斓,给人以美不胜收、目不暇接的丰富的视觉享受。

诗歌的后半段写的是月亮初升时的迷人景象:"可怜九月初三夜,露似真珠月似弓。"诗人被傍晚时分美丽的江景吸引,久久不肯离去,谁想到这番流连忘返,却使他有机会领略了意想不到的景致。"可怜"不是一个表示同情怜爱的形容词,而是非常可爱的意思。九月初三的月亮是上弦月,早早地升上了天空。在深秋的夜晚,露水在不知不觉中悄悄地降临了。正因为是无声的,所以诗人在一开始并没有发觉,而明亮的月光却照出了它的到来。在身边的草地上，点点滴滴、晶莹剔透地发出神奇光亮的，原来竟是晶莹的露珠呀。一颗颗圆润小巧，多么像那令人喜爱的珍珠呀，"真珠"就是珍珠。诗人站在布满露珠的草地上，抬起头来望着天上的弦月，发现今天的月亮格外明亮，虽然只是初月，却像把弯弯的弓箭，挂在晴朗的天幕上，一切都是静悄悄地，露珠在无声地闪亮，月光在无声地洒向大地，多么宁静而安详的深秋初月之夜呀。

作者从傍晚时分起就被大自然的景色所陶醉，先是被那夕阳照射下的江流，后是被那初月映照下的草地，在寻常的景色中，诗人却获得了丰富的美感享受。据说这首诗是在他赴杭州任太守的途中，因为不堪朝中党争的日趋激烈，所以他自请外任，从这首诗中也可以感觉到他离开朝廷的心情是十分轻松的，有这种心境，自然也就更能够体会出大自然的纯净与安宁了。

三、散文欣赏

（一）散文及其特点

散文(prose；essay)是与诗歌、小说、戏剧并称的一种文学体裁，指不讲究韵律的散体文章，包括杂文、随笔、游记等。散文是最自由的文体，不讲究音韵，不讲究排比，没有任何的束缚及限制，也是中国最早出现的行文体例。散文的最大特点是"形散神聚"，虽然取材范围广泛，内容博杂，所谓"上下几千年，纵横数万里"，但都统一在"神"这个灵魂之下。

阅读散文须发挥丰富的想象和联想，如果单靠理性的思索，而不投注足够的感情，难能领悟其妙境和真谛。在散文中总有集中表达作者思想感情，反映作品主旨的词句，是为"文眼"，若在通读全文的基础上，抓住其"点睛"之笔，就能透视文章的"心灵"，理解作者的写作意图，明确广博、纷繁的题材地组织起来。"一切景语即情语"。认真赏析作者对景物细腻逼真的描写，特别是那些精妙的片段，需要细细品味，随着作者的思路层层推进，向纵深发掘。品读散文的优美语段，能够使读者受到美的熏陶，达到"与我心有戚戚焉"的审美境界。每个作家都有自己独特的语言风格。有的清新真挚，有的含蓄深沉，有的朴实诚恳，还有的活泼轻灵等。我们需要兼采众家之长，遨游于文学艺术的江海之中。

（二）散文赏析范例

严寒持续了好几个星期，鸟儿很快地死去了。田间和灌木篱下，横陈着田凫、惊鸟、画眉等数不清的腐鸟的血衣，鸟儿的肉已被隐秘的老饕吃净了。

突然间，一个清晨，变化出现了。风刮到了南方，海上飘来了温暖和慰藉。午后，太阳露出了几星光亮，鸽子开始不间断地缓慢而笨拙地发出咕咕的叫声。这声音显得有些吃力，仿佛还没有从严冬的打击下缓过气来。黄昏时，从河床的蔷薇棘丛中，开始传出野鸟微弱的啼鸣。

当大地还散落着厚厚的一层鸟的尸体的时候，它们怎么会突然歌唱起来呢？从夜色中浮起的隐约而清越的声音，使人惊讶。当大地仍在束缚中的时候，那小小的清越之声已经在柔弱的空气中呼唤春天了。它们的啼鸣，虽然含糊，若断若续，却把明快而萌发的声音抛向苍穹。

冬天离去了，一个新的春天的世界。田间里响起斑鸠的叫声。在不能进入的荆棘丛底，每一个夜晚以及每一个清晨，都会闪动出鸟儿的啼鸣。

……

生命和死亡全不相容。死时，生便不存在，皆是死亡，犹如一场势不可挡的洪水。继而，一股新的浪头涌起，便全是生命，便是银色的极乐的源泉。

死亡攫住了我们，一切残断，沉入黑暗。生命复生，我们便变成水溪下微弱但美丽的喷泉，朝向鲜花奔去。当周身的银色斑点，炙热而可爱的画眉，在荆棘丛中平静的发出它第一声啼鸣时，怎能把它和那些在树林外血肉模糊，羽毛纷乱的残骸联系在一起呢？在死亡的王国里，不会有清越的歌声，正如死亡不能美化生的世界。

从鸟儿的歌声中，听到了这场变迁的第一阵爆发。在心底，泉流在涌动，激励着我们前行。谁能阻挠到来的生命冲动呢？它从陌生的地方来，降临在我们身上，使我们乘上了从天国吹来的清新的柔风，就如向死而生的鸟儿一样。

《鸟啼》是英国诗人、小说家、散文家戴维·赫伯特·劳伦斯的一篇散文。文章通过描写严冬消逝、春天来临之际鸟儿的啼鸣，表达了作者对生与死的思考和对生命神奇的由衷赞美。

思考与练习

1. 如何提高护士自身的艺术欣赏能力，并将其应用于平时的工作学习中？
2. 如何区别艺术与非艺术？
3. 怎样欣赏绘画，书法，音乐，舞蹈等艺术形式？
4. 如何欣赏小说，诗歌，散文等文学作品？

第八章　音乐疗法的临床应用

学习目标

1. 知识目标：了解音乐疗法的概念、作用机制及实施方法，理解内科、妇产科、儿科、外科及神经、精神科等疾病音乐疗法。

2. 能力目标：对不同疾病的对象具有熟练选择乐曲的能力。

3. 情感目标：培养临床推广音乐疗法在整体护理中的重要作用与广阔地应用前景意识。

音乐治疗法（music therapy）是以音乐的实用性功能为基础，按照系统的治疗程序，应用音乐或音乐相关体验作为手段来治疗疾病或促进身心健康的方法。只要是系统的、有计划、有目的地应用音乐作为手段从而达到促进人类身心健康的目的的治疗方法和治疗活动，都应属于音乐治疗的范畴。

音乐疗法可分为主动性音乐疗法、被动性音乐疗法和综合性音乐疗法。被动性音乐疗法是目前国内外音乐治疗的一种主要方法，又叫做音乐欣赏疗法，是让病人感受音乐，在欣赏音乐的过程中，通过音乐的旋律、节奏、和声等因素影响人的神经系统，发挥治疗作用。

关于音乐疗法的作用机制，学者们认为，一方面，音乐声波的频率和声压会引起生理上的反应，音乐的频率、节奏和有规律的声波振动，是一种物理能量，而适度的物理能量会引起人体组织细胞发生和谐共振现象，从而对人的脑电波、心率、呼吸节奏等产生影响；另一方面，音乐声波的频率和声压会引起心理上的反应，良性的音乐能提高大脑皮层的兴奋性，改善人们的情绪，激发人们的感情，振奋人们的精神，同时也有助于消除心理、社会因素所造成的紧张、焦虑、忧郁、恐怖等不良心理状态，提高应激能力。

我国古代就发现了音乐对身心健康的影响，春秋时期思想家管子在《内业》中说：“去忧莫若乐”。《乐记》中记载：“乐至而无怨，乐行而伦清，耳目聪明，血气平和，天下皆宁。”而《内经》关于“五音应五脏”的论述成为我国古代音乐治疗最早的理论基础。现代研究者们认为，当人处在优美悦耳的音乐环境之中，可以改善神经系统、心血管系统、内分泌系统和消化系统的功能，促使人体达到一种更好的健康状态。20 世纪 40 年代后，人们逐渐正式将音乐作为一种医疗手段，用在某些疾病的康复中并起到一定的效果，如降低血压、减轻疼痛及消除紧张等；从 20 世纪 80 年代开始，在精神病学方面也进行了音乐对精神病康复的探索和临床研究。目前，在欧美，音乐疗法作为一门独立的学科，在音乐大学或大学医学部里设置有专门培养音乐疗法专家（音乐疗法师）的部门；在日本，日本生物音乐学会由大约 1000 名医生、护士、音乐家和心理学组成，并和桐朋学园大学音乐系合作于 1991 年度开始试点开设了音乐疗法讲座；在我国，1992 年成立了音乐疗法学会，已将音乐疗法广泛应用于内科、外科、妇产科、儿科等各专科多病种，并取得较好的疗效，但存在没有正式取得国家资格认定，也没有培养音乐疗法师的正规课程和培养机构等缺陷。

名人与音乐

三国时期著名养生学家、文学家、音乐家嵇康在《养生论》中强调音乐的养生作用，书中说西汉的窦公幼年时不幸双目失眠，整日郁郁寡欢，忧闷成疾，后来，学会了弹琴，每当心情不快时，就以琴抒怀，音乐起到了宣泄情感，调节心情的作用。

唐代诗人白居易酷爱音乐，曾写有《好听琴》一诗："本性好丝桐，尘机闻即空。一声来耳里，万事离心中。清畅堪消疾，恬和好养蒙。尤宜听三乐，安慰白头翁"。强调了音乐的心理调节作用与一定的治疗功能。

宋代文学家欧阳修具备淡和的音乐美学思想，《欧阳文忠公文集》中曾记录他因忧心政事，形体消瘦，屡用药物无效，后来他每天听《宫声》数次，心情逐渐由抑郁、沉闷转为开朗、愉悦，后来他深有感触地说，"用药不如用乐矣"，真可谓"乐到病除"。

物理学家爱因斯坦一生从事科学研究，小提琴却是他的亲密伴侣，在潜心研究相对论的日子里，他经常在书房用小提琴演奏莫扎特的奏鸣曲，有时在演奏过程中突然灵感涌现、茅塞顿开；工作之余，他还喜欢演奏巴赫的钢琴曲，因为音乐促进神经递质乙酰胆碱的释放，有利于激发创造兴趣、提高思维能力与记忆能力。

1975 年美国音乐界知名度很高的凯·金太尔夫人罹患了乳腺癌，病情不断恶化，其父不断用钢琴为她演奏一些乐曲，两年后，她战胜了乳腺癌。康复后，她发挥音乐才华，结合自己经验，担任了美国癌症治疗中心之一的罗素哈特医院音乐治疗队主任，开创了"音乐疗法"的先河。她抱着吉他自谱、自唱、自演，足迹遍布美国十多个州的医院病房，以动听的音乐作为向病魔和死神斗争的武器，解除了广大病人的痛苦，因此，1977 年，当选为"美国女性十杰"之一。

此外，音乐被认为还有促进健康的作用，我国著名作曲家贺绿汀先生年近百岁仍谈笑风生，笔耕不辍；法国女钢琴家玛尔格丽特·普勒活特 104 岁还能即席演出；意大利指挥家托斯卡尼尼，活到了 89 岁，俄罗斯作曲家斯特拉文斯基，享年也是 89 岁……

音乐疗法根据参与方式，可以概括为主动式、被动式和综合式三种。主动式注重病人的参与，大多采取治疗师与病人合作的方式，包括参与性音乐疗法、工娱疗法、歌唱疗法、吹弹疗法等；被动音乐疗法更注重治疗师的引导作用，强调欣赏音乐时的环境设置。音乐处方法，包括音乐冥想法、名曲情绪转变法、聆听讨论法、积极聆听法等；综合式即综合运用前面所述的两种方式。音乐疗法的疗程一般为 1~2 个月，也有以 3 个月为一疗程，每周 5~6 次，每次 1~2 h。

音乐疗法的实施方法：首先评估实施对象的年龄、个性特征、文化程度以及精神和心理状态，然后进行环境、实施对象与乐曲准备。环境应安静、无人打扰，光线柔和；实施对象排空大小便后取舒适体位，乐曲为根据评估结果选取的适合实施对象的乐曲。准备就绪后，实施对象闭目养神 3~5 min 后开始聆听音乐，连续听赏同类的数首治疗性或个人喜爱的乐曲，在听音乐的过程中可以想象美好的画面或令人愉悦的事情，音量以 60 dB 以下为宜，每天听赏 2 次，每次 20~30 min。聆听音乐后，及时进行评价，即观察聆听者的表情变化，记录并比较听赏前后的生理和心理变化，并根据结果拟定下次治疗方案。

音乐疗法的乐曲选择应因病人、病情而异，音乐治疗不同于一般的音乐欣赏，它是在特定的环境气氛和特定的乐曲旋律、节奏中，使病人心理上产生自我调节作用，从而达到治疗的目的。性情急躁的病人宜听节奏慢、有时间思考的乐曲，以利于调整心绪，克服急躁情绪，如一些古典交响乐曲中的慢板部分是较好的选择。悲观、消极的病人宜多听宏伟、粗犷和令人振奋的音乐，乐曲中充满坚定、奋进的力量，给病人以激励的作用，促使其树立起信心，积极面对生活。记忆力衰退的病人最好常听熟悉的音乐，熟悉的音乐往往是与过去难忘的生活片段紧密缠绕在一起，听音乐能促进记忆的恢复。原发性高血压的病人需要的是平静，最适宜听抒情音乐，忌听可能使他们激动的、过于热情与喧闹的音乐。产妇宜多听诗情画意、轻松幽雅的古典音乐或轻音乐，这样有利于消除紧张情绪及减少疼痛感。

259

第一节　内科疾病的音乐疗法

一、呼吸系统心身病

常见的呼吸系统心身疾病有支气管哮喘、肺结核、过度换气综合征、慢性阻塞性肺疾病等，呼吸系统身心疾病的病人常表现出情绪不稳定，依赖性较强，敏感懦弱，被动内向的性格特征。音乐疗法一方面通过改善病人的呼吸功能起效，另一方面通过改变病人的心境与调整性格来减轻病人的呼吸困难，促进肺功能的恢复，其主要包括以下方法。

（一）歌唱疗法

歌唱疗法属于主动参与式音乐治疗，即引导病人直接引吭高歌，其作用机制是：歌唱时呼吸气量大大增加，不仅锻炼了肺功能，也有利于促进血液循环，增强心功能；歌唱能与呼吸频率产生共鸣与共振，并有利于加强膈肌活动，有助于增加肺活量，从而改善呼吸功能。同时，歌唱是通往潜意识的捷径，弗洛伊德用言语疗法让病人自由联想，使病人呈现潜意识，而"歌声是最美的语言"，更易产生自由联想，更可以承载移情和反移情，是把潜意识的感情提高到意识层面上来的有效途径，从而可以发现与疏泄不良情绪。

歌唱疗法的具体实施方法。首先活动四肢，然后加入发音练习与歌唱，练习能给人一种抚慰，使人变得平静，在心境渐趋平和的基础上自由联想歌唱，放开嗓子，高唱数曲自己平素喜爱的歌曲，以达到愉悦心情与增加肺活量、促进肺功能的效果。对于儿童来说，在唱喜爱的儿歌或教患儿唱歌时，要求唱到最后一个章节延长 10 s 以上，这样才能慢慢学会腹式呼吸，使呼吸变得更顺畅，病情得以减轻。

（二）音乐处方法

研究表明，节奏平衡、速度徐缓的音乐可使支气管平滑肌松弛，在出现哮喘前驱症状或有呼吸困难感觉时不失时机地进行音乐处方治疗，能起到一定的防治哮喘发作与缓解呼吸困难的效果。以下是几首适宜呼吸系统身心疾病病人选用的乐曲。

1.《平沙落雁》

《平沙落雁》是一首古琴曲，琴曲借大雁的远志，抒发出逸士的高远的胸怀，因曲调流畅、优美动听，且表现手法新颖、别致，容易为听众理解，是近三百年来流传最广的古琴曲之一。本曲用跌宕起伏的 3 部分 7 小段表现了秋高气爽、风静沙平、云程万里、大雁在天际飞鸣的情景。第一部分即第 1 段，描绘了鸿雁来滨与如诗如画的秋江风情；第二部分包括第 2 段至第 6 段，生动描述了雁群欲落、将落、既落时的不同情态，尽情地表现了生命的活力与喜悦；第三部分是第 7 段，再现了群雁自由、和谐的曲情。全曲具有一种静美与静中有动的基调，曲意爽朗，乐思开阔，意境恬美，格调高雅；乐曲委婉流畅，隽永清新。

2.《阳春白雪》

《阳春白雪》是中国著名的十大古琴曲之一，描绘了冬去春来，万象更新，欣欣向荣，生机勃勃的景象。乐曲分 7 段，旋律清新流畅，轻快活泼。起部为《独占鳌头》，一片生机；承部为《风摆荷花》与《一轮明月》，情绪更加热烈；转部《玉版参禅》、《铁策板声》、《道院琴声》时而轻盈流畅，时而铿锵有力，特别是《道院琴声》，整段突出泛音，恰如"大珠小珠落玉盘"，晶莹四射，充满生命活力；合部《东皋鹤鸣》，再现承部，并在尾部扩充，音乐气氛非常热烈。

3.《姑苏行》

《姑苏行》是南派曲笛演奏的经典曲目之一，其旋律优美亲切、风格典雅舒泰、节奏轻松明快、结构简练完整。姑苏即今天的苏州地区，本曲表现了古城苏州的秀丽风光和人们游览时的愉悦心情。宁静的引子，是一幅晨雾依稀、楼台亭阁、小桥流水诱人画面；抒情的行板，使游人尽情的观赏精巧秀丽的姑苏园林。中段是热情的小快板，游人嬉戏，情溢于外，接着再现主题，在压缩的音调中，更感旋律婉转动听，使人久久沉浸在美景中，流连忘返，令人寻味。整曲以优美如歌的旋律、醇厚圆润的音色和深沉含蓄的激情抒发出对苏州这座文化名城的热爱和赞美，歌颂了妩媚清幽的江南风光。

4.《出水莲》

《出水莲》是传统的筝曲，其曲调古朴、清丽，风格淡雅脱俗，速度中庸、悠闲，全曲以各种丰富的表现手法将出水莲的神态、气质刻画得栩栩如生，表现了莲花高洁的品质，"出淤泥而不染，濯清涟而不妖，中通外直，不蔓不枝"（图 8－1），令人在悠然中肃然起敬。

此外，梁代古代古曲《幽兰》、晋代古曲《梅花三弄》属清幽柔和、怡情悦志之曲，能消除焦虑烦躁；春秋古曲《高山流水》、唐代古曲《阳关三迭》等爽快鲜明、激情洋溢，能疏泄抑郁与忧虑；宋元词曲《满江红》以及贝多芬《命运交响曲》等激昂悲壮、荡气回肠可以治疗忧思郁结，这些音乐的安神、开郁、激励作用对肺结核、慢性阻塞性肺疾病等长期受病痛折磨，引起不良情绪的慢性呼吸系统心身疾病病人有良好的治疗作用。

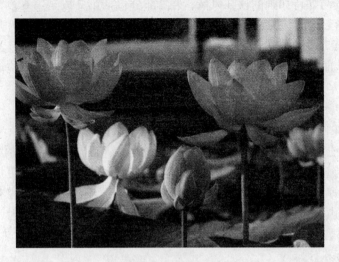

图 8 - 1　出水莲

(三)参与性音乐疗法

呼吸系统身心疾病病人常因精神刺激或躯体因素引起发作性呼吸困难或过度呼吸,可聆听带有指导语的音乐带并参与练习,常用的是 E·米勒(Emmette Miller)与 S·荷尔佩恩(Steven Halpern)共同制作的《让紧张消失》音乐录音带。录音带分 A、B 两面,包括 4 种有效的放松和缓解紧张的技术。A 面第一部分是神经肌肉紧张状态的放松,放松即可消除呼吸深而快、头晕心悸、四肢麻木、手足搐搦等症状与体征;A 面第二部分是瑜伽式呼吸的心理学训练方法——自然发生法,自动调节深呼吸,稳定情绪。B 面第一部分是"一次海滨旅行",用放松反应引导心理意象,形成视觉图像:浩瀚的天空,苍茫的大海,一望无际的沙滩,嬉戏的海鸥海燕,海风习习、碧波荡漾、蓝天白云、绿树黄沙、喷火的红珊瑚、如玉的礁石丛……仿佛经历了一个真正令人愉快的海滨旅行;B 面第二部分是"精神和躯体的放松",结合确定的图像和安定精神的方法,把精力集中在既定目标上,逐渐掌握并巩固这些技巧,就能达到防治本病的目的。需要强调的是,放松训练的自始至终都必须加入音乐疗法方能起到有效治疗作用。

(四)辨证施乐法

《黄帝内经》依据五行规律,运用角、徵、宫、商、羽五音(相当于现代音阶中的 do、re、mi、so、la),针对不同病症,按不同音调、音量、节奏、旋律对脏腑的作用不同而产生的情志反应,创立了"五音疗法",即"宫动脾(宫音可以健脾胃),商动肺(商音可润肺),角动肝(角音可以舒肝利胆),徵动心(徵音可以降心火，通血脉），羽动肾（羽音有滋养肾脏之功）"，以实现平衡阴阳、扶助正气、调畅情志、调和气血、调整心态、健脑益智等效果。肺结核病人中医辨证多属肺阴虚，宜用商音，病人免疫力差，常有咳嗽、乏力等症状，选气息宽广、刚劲有力、旋律明快坚定、节奏富有弹性的乐曲，如《江南好》、《春风得意》、《旱天雷》、《金蛇狂舞》等有利于病人休养解乏及增强免疫功能与抵抗力，音乐治疗的时间以早晨进行为好。

哮喘病人中医辨证总属邪实正虚，尤其是肺气虚，症状常表现为自汗、畏风、易感冒、面色灰白、舌质淡、脉细弱，应选旋律明快、节奏有力的乐曲，如《光明行》、《听松》、《彩云追月》等。

（五）音乐气功疗法

音乐气功疗法是音乐和气功的有机结合，气功的基本方法是调身（调整姿势；从身体各部分处于生理的放松状态，为调心和调息做好准备）、调心（调整心态；对意念、精神、情绪等心理活动进行调理，使精神进入轻松愉快的境界）、调息（调整呼吸；实现吐故纳新）。就调息来说，轻松悠扬的乐曲促使人的呼吸深长，这种低消耗高效能的呼吸方式有助于改善肺的通气与换气功能。哮喘发作期要用放松功结合保健功，在气功操练的全过程中，都要辅以相应的音乐，阳虚病人着重意守丹田或命门，而且应该少放多守；阴虚病人意守涌泉且宜多守多放。肺阴虚的肺结核病人，先做放松功，行三线放松 2～3 个循环，再行内养功，意守丹田形成腹式呼吸，肺气虚者与气阴两虚病人音乐气功疗法大同小异。放松法宜采用三线放松法，全身放松后，应在此基础上再放松胸部，从上到下，从右到左，由总支气管到小支气管，逐渐放松并辅以胸部按摩。

（六）音乐冥想法

音乐冥想法又称超觉静思法或超觉冥想法，"冥想"即深沉的思索，这是开发"自我治愈力"最安全、最简易的手段。本法有进入冥想、退出冥想、调身、调心、调息等步骤，主要着眼于自我意识，要求病人端正姿势，调整呼吸，闭目安神，内视自己，控制感觉，把意识集中于特定的乐曲与音乐，主要是莫扎特的作品，进行聆听和冥想、回忆与联想，使人进入一个优雅美妙的境界，让全身处于音乐营造的通体舒泰的良好氛围中。

二、心血管系统心身病

心血管系统心身疾病主要包括冠心病、高血压、心律失常等。现代科技发展日新月异，各行各业竞争激烈，工作与情感的压力导致了心血管疾病发病率日益增高，加上危害性大、死亡率高，心血管系统疾病已成为全球重大的公共卫生问题。心血管系统心身疾病的发病常与社会心理因素与行为方式相关，病人多呈雄心勃勃、精力旺盛、容易激动、富于竞争的 A 型性格，音乐疗法是调整心绪，改变心境与行为的有效方法。

（一）感受式音乐治疗

本法以欣赏音乐为主，是最为广泛应用的音乐疗法之一，冠心病病人主要是聆听中外舒缓轻松的曲目，如贝多芬的《欢乐颂》、门德尔松的《乘着那歌声的翅膀》以及《梅花三弄》、《春江花月夜》等乐曲，以助于矫正和改善 A 型行为，提高疗效及生命质量与生活质量。据研究，本疗法能使多数冠心病病人逐渐恢复正常，尤其是慢性冠状动脉供血不足、隐匿型冠心病病人；本疗法还能使介入治疗病人及冠状动脉旁路移植术后的病人心率降低、血压下降，从而使其耗氧量减少，生命质量提高。

原发性高血压病人适宜欣赏印象音乐派创始人、法国作曲家德彪西的作品，如《大海》、《雨中花园》、《水的反光》、《前奏曲》、《浪漫圆舞曲》等。德彪西的音乐使人们感受到水的荡漾、光的闪烁，静听德彪西，会进入一种梦幻境界，在氤氲中产生许多遐思，这种朦胧美，能使大脑高度放松，从而能更好地调节情绪与各器官功能。高血压病人通过聆听德彪西等印象派音乐，易于进入半醒半梦、通体舒泰的状态，身心常能得到充分休息，有助于血压恢复正常。

（二）音乐冥想法

本疗法与感受式音乐治疗不同之处在于聆听音乐的同时要主动参与音乐活动，要进行联想、回忆、幻想等心理活动，使病人进入一个神奇美好、妙不可言的境界，处于一个音乐营造的良好氛围之中，主要是聆听莫扎特（图 8－2）的音乐，如《F 大调小步舞曲》、《C 大调小提琴奏鸣曲》、《G 大调小提琴奏鸣曲》等。莫扎特的每一首作品，都富有缓冲应激、减轻压力，让人放松的功能，他的每一首乐曲都被称之为良好的音乐治疗的素材，美国的唐·坎贝尔在他所著的《莫扎特

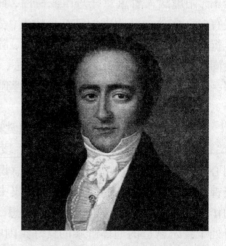

图 8-2　莫扎特

效应》一书中，盛赞莫扎特作品纯真、优雅、精致、自信、成熟、乐观、、认为莫扎特的音乐比任何其他音乐都更具有治疗功能。人们在聆听莫扎特优美动人的乐章时，遥想这位音乐骄子的人生，定能引起思想上的共鸣与心灵的感动。对于冠心病病人来说，莫扎特的音乐能起到良好的安慰剂的功效，从而有效地疏

泄了病人的焦虑、抑郁的心境。

（三）音乐处方法

对于高血压病人，音乐可以改变长期疾病带来的压抑以及焦虑、孤僻状态，也可以振奋精神、陶冶情操、增强自信，从而改善个性，降低血压。一般选约翰·施特劳斯轻松的圆舞曲，例如《蓝色的多瑙河》、《春之声》、《拉德茨基进行曲》、《维也纳森林的故事》等。《蓝色的多瑙河》音乐主题优美动听，节奏明快而富于弹性，体现出华丽、高雅的格调，曲风欢快无忧；《春之声》回旋的旋律华丽敏捷，犹如春风扑面，传递明媚阳光般的朝气和活力，给病人带来温馨与愉悦；《拉德茨基进行曲》以铿锵有力的节奏热烈庆祝军队的凯旋，表现出前所未有的欢快及对未来充满的美好憧憬；《维也纳森林的故事》是一幅郁郁葱葱、惟妙惟肖的"森林肖像画"，表现出乡间和平、宁静的气氛，给病人带来清新与安宁。

心律失常的病人也可以用音乐来调整情绪，日积月累，实现护心计划。病人都可以选择最能使自己放松的音乐，持之以恒，使情绪平稳、焦虑降低，血压与心律都得到改善，一般来说，德国著名作曲家韦伯的作品更胜一筹。韦伯是开启浪漫派新音乐世界之门的人。它的作品乐章华丽多彩，旋律柔美而热情奔放，具有丰富灵感所闪耀出的强烈感召力，其代表作品有《魔弹射手》、《邀舞》、《单簧管五重奏》等。《魔弹射手》又称《自由射手》，是一首意气轩昂的英雄进行曲，让人们感到十分振奋；《邀舞》又名《华丽回旋曲》，其音乐既有丰富的想象和辉煌的技巧，同时又充满了优美的情绪、华丽的场面；《单簧管五重奏》在和谐中表现出了单簧管特别的凄美，但在整体风格上还是生机盎然，适宜在休憩静养时倾听。

（四）生物反馈合背景音乐法

生物反馈疗法兴起于20世纪60年代，它的理论基础是巴甫洛夫经典条件反射理念、斯金纳的操作条件反射理论及桑代克学习心理学原理，生物反馈疗法本质上是一种松弛疗法，源于中国气功、日本坐禅与印度瑜伽。该疗法是将个体在通常情况下不能意识和觉察到的生理、心理过程反映出来，利用声光信号回授给个体，以便对症进行迅速有效的自我调节，达到控制某种病理过程的目的。生物反馈合背景音乐疗法可降低血压、减慢心率，从而减少心肌耗氧量及心血管身心疾病的危险因素，此外还可以矫正A型性格，降低冠心病的发病率与亡率。

（五）辨证施乐法

冠心病相当于古人所谓的"胸痹"，病情属本虚标实。虚为气虚、阴虚、阳虚而心脉失养；实为寒凝、气滞、痰浊、血瘀从而痹阻心脉，根据辨证分型，宜选用节奏明快的乐曲,如《阳春白雪》、《月儿高》用以活血化瘀、振奋心阳;同时,心五行属火,在身体中如阳光一样,《内经》中说火表现为徵音,在五声中属笑,因此心在五声中也为笑,欢快喜悦是心的特性,听海顿的《时钟交响曲》、柴科夫斯基的《意大利幻想曲》等欢快的音乐,可以使血液充盈、流通顺利,神思敏捷,有利于心脏病情改善。而对阴虚体质与火型太阳之人(A型性格),应多听以羽调为基本调式的柔和舒缓如水之波澜的水乐,如《春江花月夜》、《渔舟唱晚》等,羽声入肾,滋补肾精,尤宜于阴虚火旺、心火亢盛的冠心病人。

心律失常与中医"心悸"相当,心悸以虚为本,以实为标,临床多见本虚标实的病症。对于心悸属虚者,可选用《喜洋洋》、《步步高》;对于心悸属实者,可选用《塞上曲》、《平沙落雁》等。

(六)音乐气功疗法

我国的传统气功疗法,属于广义的生物反馈,主要通过入静调息来疏通经络、调和气血,改善自主神经功能,改善冠状动脉循环,而音乐能辅助入静,与气功相辅相成。气功疗法一般由3部分组成,即势子导引(生理锻炼)、意念导引(心理锻炼)、呼吸导引(内脏锻炼),练功的自始至终,都要辅以相应的音乐,病人要与音乐融为一体,也就是要做到姿态—乐态—心态的统一。治疗冠心病常用的功法为吐纳导引功(包括山根纳气、拍击脏腑、自我胸部按摩)、放松功、内养功配合太极拳运动;高血压治疗一般采用松静功或站功为主,也可因人制宜,辨证施乐功。

(七)七情相胜法

心血管身心疾病,如高血压,心律失常病人多有肝阳上亢、肝肾阴虚、肾阳虚衰等症候。对肝阳上亢的病人治以平肝潜阳,"潜阳"在音乐疗法中体现在选择凄美、悲切的乐曲,例如《江河水》、《病中吟》、《潇湘水云》、《汉宫秋月》、《双声恨》等。这些凄切感人的乐曲多为商调,取其悲胜怒、悲制怒之意,凄苦悲切的乐曲可缓解病人的肝火旺盛;也可选择平和、舒缓的羽调音乐,如《彩云追月》、《空山鸟语》,借以抑制肝火过亢。

1.《江河水》

乐曲曲调凄切悲凉、如泣如诉,令人心碎亦令人心醉,它从另一个侧面演绎着孟姜女哭长城的故事,即千里寻夫,得知丈夫在劳苦中死去,只能对着逝去的江河水无助而悲痛欲绝的哭泣。乐曲由引子和3个乐段组成:引子的旋律时断时续、时起时伏,描绘了压抑、凄苦和啜泣般的情绪;第一乐段速度缓慢,是悲痛欲绝的哭诉腔调;第二乐段在调式、调性变化的基础上,音乐进入神思恍惚的意境;第三乐段是第一乐段的再现,又使音乐回到思绪万千的悲痛之中,末句在余音袅袅的凄凉意境中结束。

2.《病中吟》

本曲是我国现代著名民族音乐家、作曲家刘天华的代表作品之一，表现了郁郁不得志的心情，逆境中的挣扎和走投无路的痛苦，以及忧郁、彷徨、苦闷中却又有所期待的心境，乐曲第一段表现了苦闷彷徨，"剪不断，理还乱"的情绪，旋律如泣如诉、缠绵委婉；第二段节奏果断有力，旋律较为急速，表现了一种要从苦闷的重压下解脱出来的愿望，以及誓与黑暗势力作斗争的抱负；第三段和尾声表达了奋斗的意志不断加强和在逆境中挣扎前进的感叹和苦衷，让人听后有所感触与启发。

3.《潇湘水云》

本曲是南宋浙派古琴演奏家郭沔创作的。元兵南侵，南宋政权摇摇欲坠，作者移居衡山，在潇湘二水会合之地，眺望儿嶷山云水奔腾的景象，抒发了热爱祖国山河，感慨时势飘零，想望隐遁生活等复杂心情。全曲既有轻烟缭绕、水波荡漾的优美意境，又有云水翻腾、气魄雄伟的激越感情，引人共鸣。

4.《汉宫秋月》

本曲为崇明派琵琶曲，表现了古代宫女在寂静的秋夜满腔愁怨，感叹"年年花落无人见，空逐春泉出御沟"的悲惨命运。旋律流畅，速度缓慢，短促的休止和顿音，时断时续，如哽如泣，哀婉幽怨的情绪感染人心，无可奈何、寂寥清冷的生命意境引人反思。

5.《双声恨》

倾诉了牛郎织女的别绪离情，以及哀怨缠绵之中对未来美好生活的向往。乐曲前部分慢板色彩暗淡，曲调哀怨缠绵，多段旋律的重复如泣如诉，深沉悱恻，描述了"千里明月千里恨，五更风雨五更愁"的离怨情绪；后部分快板乐段的反复加花演奏，速度渐快渐强，明朗有力，表达了对美好生活的向往。

6.《空山鸟语》

本曲系刘天华创作的二胡曲，曲风生机勃勃，乐观向上，优美抒情，生动描绘了山清水秀、鸟语花香的大自然景色，表达了作者对祖国大好河山的无限热爱之情。全曲由引子、5个乐段与尾声组成：引子展示了晨光乍现、山林尽染，鸟儿被唤醒的情景；5个乐段描绘出群鸟争鸣、生机勃勃的大自然景象；渐慢、渐弱的尾声更有一种空山幽谷、群鸟归林远去的意境。

音乐与古诗

刘天华的二胡曲《空山鸟语》是在音乐作品中表现大自然音乐美的代表，而这首乐曲的灵感，来自于王维诗的诗意，其一是五言绝句《鹿柴》："空山不见人，但闻人语响。返景入深林，复照青苔上。"其二是另一绝句《鸟鸣涧》"人闲桂花落，夜静春山空。月出惊山鸟，时鸣春涧中。"王维的这些诗，从现实中提炼出了一种空山、夜静、林深、鸟鸣的意境，创造出一种蝉噪林愈静的效果，作曲家刘天华，正是从王维的这些诗中领略到了其蕴涵的音乐美，才将王维的诗意音响化，创作出了不朽之作《空山鸟语》。

白居易的《琵琶行》："大弦嘈嘈如急雨，小弦切切如私语。嘈嘈切切错杂弹，大珠小珠落玉盘……银瓶乍破水浆迸，铁骑突出刀枪鸣。曲终收拨当心划，四弦一声如裂帛。"用妙笔描绘琴声如"急雨"般沉重舒长，如"私语"般细促清幽，如"珠落玉盘"般的圆润悦耳，如"莺语"般的婉转流畅，如"银瓶乍破""刀枪鸣"似的铿锵雄壮，如"裂帛"般的强烈清脆，丰富多彩地表达了音乐美。

古代还有很多诗直接谱曲，传唱不衰，如王维的《送元二史安西》入曲后称《阳关三叠》："渭城朝雨浥轻尘，客舍青青柳色新。劝君更尽一杯酒，西出阳关无故人。"李白的《清平调》："云想衣裳花想容，春风拂槛露华浓。若非群玉山头见，会向瑶台月下逢。"也是典型的例子。

（八）音乐体育疗法

本疗法是指在音乐参与下，人们从事体育活动的总称，即文娱体育疗法，又称文体疗法。主要包括体操类与舞蹈类两大类。前者又有广播操、健美操、韵律操、形体操、保健操等；后者又有集体舞、交谊舞、广场舞（图8-3）、街舞等的不同。本疗法融音乐和体育于一体，具有促进身心健康的双重价值，一

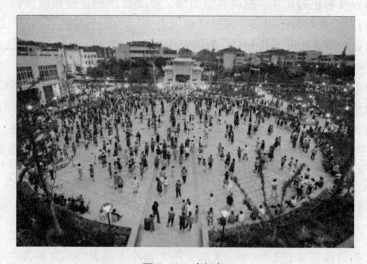

图8-3　广场舞

方面促进人体分泌一些有益于健康的激素、酶和乙酰胆碱，从而促进血液循环、增强了新陈代谢；另一方面，大脑右半球逐渐活跃，内啡肽分泌增多，这就促进了人的情绪高涨，缓解了人们的紧张状态，有助于心血管系统的健康。

（九）灯光音乐催眠法

催眠疗法是指运用科学的生理放松、心理诱导与暗示等方法，使人进入相对抑制的催眠状态（潜意识状态），然后医生借助言语暗示，用以清除病人病理心理和躯体障碍，进而科学调控人的生理与心理状态的医疗技术。催眠疗法又称催眠术，是由奥地利维也纳医生麦斯美（Mesmer）创立的，催眠的诱导方法有多种，灯光与音乐即方法之一，原发性高血压就是灯光音乐催眠法的适应证之一。本疗法要在一个幽静、舒适温暖而光线暗淡的催眠室内进行，病人坐在柔软的沙发上，注视 2 m 开外的蓝色灯光（蓝光具有镇静作用），灯光由明渐暗，同时播放具有催眠暗示语的音乐录音带，或者催眠师循循诱导并播放背景音乐，再通过一针见血的言语指令，能使病人遭受的挫折、压力、紧张、不安得以宣泄，体验到心身松弛的快感与愉悦，血压自然恢复正常。

（十）自我训练合背景音乐法

自我训练法是柏林大学舒尔兹（Schulz）教授 1905 年提出的一种自我催眠法，又称自主训练或自生训练。该法通过集中注意力与自我暗示的练习，使全身紧张状态松弛下来，从而达到调整身心失调，治疗心身病的目的。自我训练法是一种分阶段进行的自我暗示训练方式，标准公式有 6 个：第一公式是重感公式即练习"双臂双腿重"；第二公式是温感公式即"双臂双腿温暖"；第三公式是心脏调整公式，练习"心脏在静静地搏动"；第四公式是呼吸调整公式，练习"呼吸平稳舒适"；第五公式是腹部的练习，即进行"胃周围温暖"的自我暗示；第六公式是额部凉感公式，练习"额部清凉感"。进行自我训练时，一定要配合背景音乐练习，房间要安静，光线要适中，眼睛要闭上，注意要保持宁静平和的基本心境。心律失常病人的自我训练法，着重于心脏调整公式，练习时，背景音乐与自我训练相辅相成，起到良好的协同作用。

三、消化系统心身病

消化系统心身疾病的病因有遗传、免疫等生物性因素，饮食、生活习惯等行为因素及应激事件引起紧张焦虑等心理社会性因素。消化系统心身病病人常有孤独、悲观、易焦虑、抑郁的个性，在精神创伤或情绪紧张时，大脑皮层作用于下丘脑，引起自主神经功能紊乱、迷走神经异常兴奋，导致消化系统功能异常。而音乐疗法通过影响病人的情绪与心理，进而调节激素分泌与神经系统功能，起到对消化系统疾病的治疗作用，音乐疗法行之有效的身心疾病主要包括消化性溃疡、溃疡性结肠炎、胃肠动力性疾病等与心理社会因素密切相关的疾病。

(一)音乐处方法

贝多芬的音乐《春天奏鸣曲》是一首 F 大调小提琴奏鸣曲，全曲充满自信乐观的精神信念，洋溢着乐观向上、生气勃勃的情绪，充分体现了春天的欣欣向荣、生机盎然，给人以明快、刚健、清新与欢乐，有着不可阻止的动力性；《英雄交响曲》充满了英雄的精神与理想，富于革新精神，感情奔放，篇幅巨大，和声与节奏新颖自由，体现了英雄意志的充沛和锐不可当的气势，在深沉、真挚的感情中呈现出强烈的浪漫主义气氛；《命运交响曲》凝练而严峻凌厉，所表现的如火如荼的斗争热情与坚定的信念，具有强大的感染力；《第九交响曲》构思广阔、思想深刻、形象丰富，尤其是第四乐章《欢乐颂》，其音乐激情澎湃、气象万千，经过男声合唱重唱，更加显得英武非凡、气势磅礴、情绪激昂。这些音乐都有助于病人克服自卑与不安全感、消极与失望心态、一扫往日的抑郁、焦虑情绪，从而有利于病情缓解。

溃疡性结肠炎病人还可选用老约翰的《拉德斯基进行曲》，这首管弦乐作品结构十分工整而清晰，全曲充满了英雄气概，有前所未有的欢快，更是团聚奋发的呼喊，对未来充满了憧憬，是一首情绪热烈又令人振奋的进行曲，听后使人意气风发，自豪无比，有助于优化溃疡性结肠炎病人的强迫—强制型性格；小约翰的《蓝色的多瑙河圆舞曲》旋律优美、感情热烈，全曲充满了春天的气息，聆听后精神为之一振，可扭转消极低沉的情绪，也适宜选用。

功能性胃肠病常与过度劳累、精神紧张、工作或生活压力长期得不到解决等有关，可选择《锦上添花》、《日落时分》、《往日时光》、《海滨》、《仙境》等曲放松心身；广东音乐《旱天雷》、《步步高》也可以使人充满活力与信心；功能性消化不良、神经性厌食等症应选佐餐音乐，如《我渴望的欢乐》、《记忆》、《爱的梦》、《晚安》、《纽约城市华尔兹》等。此外，古典前期的巴洛克音乐，尤其是维瓦尔第的小提琴协奏曲——《四季合奏协奏曲》，能治疗胃痛与帮助消化，因为听觉影响迷走神经，从而使胃肠道的分泌正常，缓解了胃平滑肌的痉挛；同时这种典雅的音乐也安抚了病人的情绪，稳定了焦躁的精神状态。

(二)自我训练合背景音乐法

溃疡性结肠炎自我训练和背景音乐法着重于标准第五公式训练，即腹部胃周围温暖公式，由于促进了胃肠血液循环，消化系统功能得以改善，溃疡性结肠炎的病情就能逐渐好转，腹部胃周围温暖公式训练对神经性厌食、肠易激综合征等胃肠动力性疾病也同样有效，但消化性溃疡病人应用本法要注意两方面：一是要避免标准第五公式"胃周围温暖"的练习，因可能令血流大量增加，引起胃出血而加重病情；另外要注意与制酸剂、质子泵抑制剂（PPI）等药物治疗配合使用。

（三）生物反馈合背景音乐法

生物反馈和背景音乐法主要通过视觉反馈，训练病人改变胃内 pH，使 pH 由酸性趋向碱性化，早在 1974 年国外就有研究者用此方法治愈了一些溃疡病。本法尤其适宜于自主神经系统功能障碍有关的消化系统心身疾病，如功能性消化不良、肠易激综合征；对部分有直肠肛门、盆底肌功能性紊乱的功能性便秘也有较好疗效。

（四）灯光音乐催眠法

本法一个疗程为 1～5 次，开始为每 2 日或 3 日 1 次，3 次后改每周 1 次，每次半小时左右。当病人进入浅度催眠状态时，要注意灌输"上腹部疼痛减轻"、"胃排空加快"、"恶心呕吐、反酸嗳气缓解"、"胃酸分泌有所减少"等的意念，经过半个月后会发现胃肠道疾病病情明显改善，再坚持数疗程，复发率也会降低。中国的中医学认为，相应的音乐要配合黄光效果更佳，因黄色为土，通脾，催眠术辅以明朗欢快的音乐与黄光更能健脾养胃、促进溃疡的愈合。音乐以宫调为基本调式，因根据五音通五脏理论，宫音入脾，土乐对脾胃作用明显，常选的土乐乐曲有《中花六板》、《三六》、《鲜花调》、《霓裳曲》等。

（五）辨证施乐法

中医的"胃脘不适"主要包括了现代医学中的急慢性胃炎、胃及十二指肠溃疡、胃神经官能症等以胃痛为主要症状者，临床常见证不外虚、实两大类。前者又包括脾胃虚寒证、胃阴亏虚证；后者包括肝胃不和证、瘀血阻络证、湿热中阻证、饮食停滞证。对于脾胃虚寒证，应选择热情明快的音乐，如《步步高》、《彩云追月》、《空山鸟语》、《阳春》等；胃阴亏虚证应选择柔和、恬静、舒缓的音乐，这类乐曲如《平湖秋月》、《阳关三叠》等；肝胃不和者宜选明朗愉悦的乐曲如《阳春白雪》、《月儿高》、《将军令》等。

（六）音乐体育疗法

文娱体育活动不仅可以增强体质，而且还能起到调节情绪的作用。病人可根据自身情况，制订切合实际的计划并持之以恒地锻炼，文体活动能唤醒人的身体与情感，也能让病人把注意力集中于活动本身，使其从不良情绪中解脱出来，此外，还有助于病人性格变得开朗热情、从而有利于减轻精神压力，缓解病情。音乐体育疗法对功能性消化不良、胃轻瘫、功能性便秘与肠易激综合征病人尤其有效。

（七）聆听讨论法

本法常用于集体治疗，包括歌曲讨论和编制个人"音乐小传"。治疗师先制作一些短小的音乐片段，给病人聆听，听后要求病人编写出短小的故事，故事中要有时间、地点、人物、场景和情节，治疗师通过分析病人所写故事，迅速了解病人的情感经历。进一步的聆听讨论，可由当事人选择自己人生各阶段特别有意义的歌曲与乐曲，聆听并回忆当时情景，回忆时常引起强烈的情绪反应，并敞开心扉充分表达压抑的不良情感，这样既可疏泄郁闷，又能与病友同病相怜，互相帮助，有利于矫正病人人格的不成熟与人际关系的不适应，逐步改变病人的依赖性、强迫性、优柔寡断、神经质等性格特征，从而消除消化系统心身疾病的诱因。

四、内分泌与代谢系统心身病

音乐疗法有效应用的内分泌与代谢系统心身病主要有甲状腺功能亢进症（甲亢）、糖尿病与肥胖症等。甲亢的发病主要是在遗传基础上（基因缺陷）因精神刺激、感染等应激因素而诱发自体免疫反应，是较典型的心身病之一。甲亢病人的性格特征多表现出焦虑、疑病倾向、紧张易怒、烦躁、易激惹，对外部刺激反应强烈、脆弱、社会适应性差。糖尿病、肥胖症也多与不良生活刺激等心理社会因素相关，这些疾病音乐疗法的主要方法有：

（一）音乐处方法

甲亢病人平素就处于一种慢性紧张状态，故聆听冥想音乐，引导病人进入冥想，营造回归自然的情境，能达到缓解压力，求得心灵宁静的目的。例如专门用于治疗的实用音乐磁带《东方的安宁》、《让紧张消失》以及《宁静的山脉》等，有助于克服"甲亢"病人的神经质、焦虑、抑郁、疑病倾向以及紧张易怒、烦躁、易激惹状态。

糖尿病病人宜听比才的《斗牛士之歌》，其铿锵有力的节奏、号角似的大调性旋律，集中体现了斗牛士气宇轩昂、英姿勃勃的形象及勇敢、坚毅、乐观、豪爽的性格，聆听后有助于改善糖尿病病人性格不成熟、情绪不稳定、优柔寡断、缺乏自信的心理障碍；罗西尼的《威廉·退尔序曲》旋律优美、节奏活泼，富有英雄气概，病人能体会到的刚毅和坚强有助于克服其被动依赖性以及抑郁不安全感；圣·桑的大提琴曲《天鹅》以优美而舒展的旋律清晰而简洁地奏出阳光闪耀、碧波荡漾的湖面上，白天鹅安详游弋，它的端庄典雅，雍容华贵把人带入一种纯洁崇高的境界，这种放松音乐对Ⅱ型糖尿病具备明显的治疗效果；管弦乐《彩云追月》描绘了浩瀚夜空迷人的景色，"彩"代表颜色，描绘了月光如水，清澈透明，"追"字赋予画面以动感，朦胧中云月相逐，相映成趣，生机盎然。整个乐曲和谐、圆融地表现了"皎洁明月动，彩云紧相随"的诗画般佳境，有助矫治糖尿病病人"习得性失助"感觉与"失望—放弃情结"。

（二）自我训练合背景音乐法

甲亢病人着重训练标准第三、四、六公式，即心脏调整公式、呼吸调整公式与额部凉感公式，训练病人达到呼吸舒畅、心脏缓慢跳动、前额感到凉爽程度，缓解因甲状腺素过多引起的面部潮红、多汗、心动过速、血压升高、胸闷、气促等症状。糖尿病人通过标准六公式训练，可使自主神经系统的调节功能增强，有利于血糖恢复正常与尿糖阴转。

（三）生物反馈合背景音乐法

一些临床实验证实，人在焦虑时，胰岛素分泌减少，血糖升高；受刺激或情绪紧张时，胰岛素分泌受抑，不仅引起空腹血糖水平升高，而且还影响到血糖昼夜节律的变化。因此对紧张性刺激引起的糖尿病，可用肌电生物反馈疗法，采用三线放松法放松肌肉后，胰岛素分泌有所增加，耐糖能力有所改善。对甲亢病人，可以通过放松来调节自主神经系统功能与激素分泌，改善甲亢症状。

（四）音乐体育运动疗法

糖尿病人应根据年龄、性别、病情等不同情况，循序渐进和长期坚持锻炼。Ⅰ型糖尿病运动量不宜过大，持续时间不宜过长，宜在餐后进行，以避免运动后低血糖反应；Ⅱ型糖尿病尤其是肥胖者，适当运动有利于减轻体重，提高胰岛素敏感性，改善血糖和脂肪代谢紊乱。

肥胖症病人应与饮食疗法互相配合并长期坚持，以免体重反弹，有氧运动是适宜的选择。

（五）名曲情绪转变法

此法是日本山本直纯所著《音乐灵药》中介绍的方法，他开宗明义地指出，听音乐是转变情绪低潮的良好方法，对于糖尿病与甲亢病人，可以多听优雅、动听的中外名曲改变情绪状态，如柏辽兹《幻想交响曲》的第二乐章、维瓦尔迪《和谐的灵感》等；对于肥胖症来说，应聆听高雅音乐来代替美食，用"精神食粮"代替物质食粮，精神有了高层次寄托，贪食就会逐渐改变，从而可以达到节食减肥的目的。

（六）音乐催眠法

音乐催眠可以改善甲亢与糖尿病病人的焦虑、烦躁状态，同时也是一种有效减肥法。美国的一项研究表明，医生可以在催眠状态下用语言指令作用于病人的潜意识，改变病人的饮食习惯，经过一周治疗后，取得了良好的减肥效果。

（七）辨证施乐法

中医认为，"肥胖"的原因主要是劳动过少、气虚痰湿或摄入食物过多引起肥胖，临床主要分为脾虚不运证、脾肾阳虚证、胃热滞脾证与痰浊内盛证。前二型为虚证，后二者为实证，实证宜选《金蛇狂舞》、《十面埋伏》等"武曲"，让人兴奋，可控制亢进的食欲；虚证宜《春江花月夜》、《渔樵问答》等"文曲"，因欣赏舒缓的音乐，可转移对美食的欲望。

1.《金蛇狂舞》

本曲是我国著名作曲家聂耳创作的，明快而有力的旋律给人以昂扬、奔放的印象，而配以激越的锣鼓节奏，更渲染出了热烈欢腾的气氛，反映了乐观的革命精神与坚强的信念。

2.《十面埋伏》

本曲属于琵琶大套武曲，内容壮丽而宏大，气势雄伟而辉煌，描述了公元前202年楚汉在垓下的决战，使人热血沸腾、乐观向上、光大志向、充满斗志。

3.《春江花月夜》

本曲质朴柔美、气韵优雅，真切生动表现了江南水乡月夜的迷人景色和泛舟人的怡然自得、恬静闲适的心情。全曲分"江楼钟鼓"、"月上东山"、"风回曲水"、"花影层叠"、"水深云际"、"渔歌唱晚"、"洄澜拍岸"、"桡鸣远濑"、"欸乃归舟"与尾声十个部分，以细腻流丽的手法描绘出一幅春江、花林、江月的美不胜收的画卷。

4.《渔樵问答》

此曲曲调飘逸潇洒、音乐形象生动精确，栩栩如生地描绘了渔夫和樵夫在青山绿水间自得其乐的情趣，以及"古今多少事，都付笑谈中"的悠然。

五、结缔组织心身病

结缔组织心身病是一种非器官特异性自身免疫病，包括类风湿性关节炎、系统性红斑狼疮、系统性硬化病皮肌炎等，其中七大典型心身病之一的类风湿关节炎较为多见。寒冷、潮湿、疲劳、营养不良、创伤等是结缔组织心身病的重要诱发因素，心理、社会因素对本病发生和加剧也有重要作用。结缔组织心身病病人性格特征多为"顺从—受虐型"，常有隐藏于内心的羞怯、焦虑、愤怒、不安全感，但又不表现出来，长期心理困扰导致继发神经—内分泌功能障碍，使皮质激素水平增高，又造成免疫功能障碍，诱发或加重疾病。因此，应鼓励病人寄情山水、养花修行、焚香烹茶等怡情养性，以利于疏导内心的焦虑、愤怒、不安全感，其常用的音乐疗法有以下几种。

（一）音乐共乘法

本疗法在美国唐·坎贝儿的《莫扎特效应》一书中称"共乘原理"，即音乐与情绪同步法，其步骤是先疏导情绪，后调整情绪。对于类风湿性关节炎病人来说，因病人常有隐藏的焦虑、压抑与愤怒，故治疗过程可分为3个阶段：首先是宣泄焦虑情绪，如先听伤感的爱尔兰民歌《夏天最后一朵玫瑰》、柴可夫斯基的《悲怆交响曲》、南斯拉夫民歌《深深的海洋》等；然后再逐渐引导和调整，聆听平静舒缓的乐曲，如圣桑的《天鹅》、何占豪的《梁山伯与祝英台》等；最后引入欢快的乐曲，如西班牙民歌《鸽子》、贝多芬《欢乐颂》、广东音乐《喜洋洋》与《步步高》等。

（二）参与性音乐疗法

该法的主要方式是病人主动参与演唱与演奏，其宗旨是引导病人亲自感受音乐律动，将身心融入音乐，以激起自身活力，以改变结缔组织心身病病人顺从—受虐型性格，疏泄内心负性情绪。

（三）自我训练合背景音乐法

本法临床应用十分广泛，多数内科病皆可采用，结缔组织心身病亦然。本法是操纵潜意识的最佳途径之一，国外学者亚历山大认为，类风湿性关节炎病人潜意识里存在充满敌意的反叛意识，可以通过本法调整与消除。

（四）生物反馈合背景音乐

主要借助于肌电反馈仪松弛关节及周围软组织、肌肉与骨骼，从而减轻病人晨僵、关节肿胀、疼痛、关节功能障碍等症状。

（五）辨证施乐法

类风湿关节炎与中医"痹证"相似，痹证是风、寒、湿、热等外邪侵袭人体，闭阻经络而导致气血运行不畅的疾病。临床上分为活动期与缓解期，急性发作期为邪实痹阻，慢性缓解期为正虚邪恋。虚证宜用振奋阳气、提高情绪的乐曲，如《听松》、《行街》；实证多用调节情志、愉悦精神的乐曲，如《春晖曲》、《鸟投林》。

1.《听松》

为华彦钧创作的二胡曲，全曲气魄豪迈、刚劲有力，气势奔放、一气呵成。通过松涛之声借物抒怀，表现出刚直不阿的性格和坚定自信的意志，歌颂了中国人民青松般高洁的民族气节和战胜敌人的英雄气概。

2.《行街》

为江南丝竹八大曲之一，具备秀雅、委婉、明快、圆润、抒情、优美的特征，全曲分为慢板和快板两部分，慢板轻盈优美；快板则热烈欢快，且层层加快，把喜庆推上高潮，具有浓厚的生活气息。

3.《春晖曲》

具备江南丝竹的轻、细、雅，充分体现了江南文化，本曲旋律优美，表现了江南春天来到时的诗情画意和乡间风韵。

4.《鸟投林》

由易剑泉作于1931年，是广东音乐兴盛时期的代表作。乐曲以明快欢愉的旋律，描绘了夕阳西下，百鸟归巢的动人景象，展现了富有诗情画意的南国风光。

第二节　神经、精神科疾病中的音乐疗法

音乐疗法自从近代在国内应用以来，因音乐比其他艺术对情感的影响更迅速、更强烈，能形成一种心理动力；且比药物、电休克疗法等其他疗法更安全无副作用，已非常广泛地应用于神经、精神疾病领域，其确切的疗效也日益得到重视。

一、偏头痛

原发性偏头痛相当常见，约占普通人群的10%，它是一种发作性头颅部神经—血管舒缩功能障碍引起的反复发作性头痛，以反复发生的偏侧或双侧头痛为特征，年龄多在15～50岁之间，女性显著高于男性，随年龄增长而减轻。偏头痛发作多由自主神经功能紊乱引起，心理、社会因素是发病机制中的重要一环，临床观察证实，精神过度紧张、长时间脑力劳动以及家庭不和、人际关系紧张等都可激发偏头痛或加剧已有的搏动性头痛。典型偏头痛病人多具有刻板—嫉妒型人格特点，表现为固执、拘泥细节、竞争性强、多恨易怒、敏感任性、好攻击以及精神易紧张等特征，当事不如人愿时常进行自我惩罚，表现为偏头痛发作。偏头痛的治疗中，心理治疗占重要地位，常用的音乐疗法有以下几种：

（一）冥想音乐疗法

西方国家的一些治疗音乐，常用电声乐器加上东方民族的乐器制作而成，着意营造类似东方的"天人合一"、"回归自然"的情境，引导人们进入冥想境界，达到消除紧张，增进心身健康，克服刻板—嫉妒型人格的目的。由于偏头痛病人精神易过度紧张，故可选择聆听《让紧张消失》等带有指导语的音乐带。

（二）自我训练合背景音乐法

着重训练标准六公式——额部清凉公式，通过标准练习可恢复大脑自我控制功能，纠正血管舒缩功能紊乱，缓解偏头痛症状。

（三）音乐催眠疗法

当病人在音乐中进入浅度催眠状态时，治疗者应直接暗示偏头痛先兆症状消失、剧烈头痛减轻、精神障碍消失。

（四）生物反馈合背景音乐法

手指升温反馈训练与颞动脉搏动反馈技术，均可治疗偏头痛。国外有研究表明，给予病人右手示指升温训练结合听觉反馈与视觉反馈，每次训练20 min，每周2次，共20次，结果病人偏头痛次数大大减少，从每周发作1～2次改善到每年只发作1～2次。柯普曼（Koppman）1974年报道用颞动脉反馈技术也能治疗偏头痛，方法是将传感器放在颞动脉表面，颞动脉搏动振幅通过了光电容积描记器反馈给病人，借以训练病人降低颞动脉搏动振幅，从而缓解了偏头痛。

二、脑血管疾病

脑血管疾病指各种病因使脑血管发生病变而引起脑部疾病的总称，又称脑血管意外、卒中或中风，临床上可分为急性和慢性两种，急性最多见，包括缺血性脑病与出血性脑病，脑血管病病死率与致残率均高，它与心血管病、恶性肿瘤构成人类死亡率最高的3类疾病。脑血管疾病的情绪影响早被验证，脑血管意外病人多有特殊人格特征，即"劳碌"的行为类型，他们自律甚严，不断忙于追逐人生新目标，类似于A型行为，且急强好胜，怀有戒心与敌意也高于正常人。由于A型性格容易激动，而情绪激动又常是出血性脑卒中的诱因，因此，降低A型行为有助于脑卒中的预防。脑血管疾病病人常用的音乐疗法如下：

（一）音乐想象疗法

治疗师在诱导病人进入放松状态后，病人在特别编制的音乐背景下产生想象，想象中要出现视觉图像，想象脑血流畅通无阻，灌流正常，T淋巴细胞功能活跃，有利于脑缺血与脑出血后遗症的逐渐消除及促进肢体功能恢复。

（二）生物反馈合背景音乐法

脑血管疾病不但死亡率高而且幸存者常遗留肢体瘫痪、意识障碍、失认、失语等后遗症，传统治疗方法如中西药物、按摩、针灸、功能训练等虽然可取得某些效果，但远不能达到功能恢复的理想，近年来，生物反馈已用于脑血管疾病病人神经肌肉的再训练，成为一种有效的综合性治疗方法。脑卒中康复中常用的生物反馈模式有肌电反馈、位置反馈与力反馈。

1. 肌电反馈

这是用于脑血管疾病康复的最常用反馈模式。它可帮助医生和病人了解某一特殊肌肉或肌群的活动状况，帮助医生测定病肌的潜在能力以及主动肌和拮抗肌是否处于协调状态，从而确定必要的有针对性的训练。

2. 位置反馈

适用于运动的调节，它可以向病人提供信息以随意恢复和放松相应肌群，也可用于训练多块肌肉、测定其协调性。如头位控制、共济失调、手运动的控制与协调以及儿童脑性瘫痪、成人偏瘫，对不宜肌电反馈的脑血管疾病病人，也可采用位置反馈，例如用于前臂旋前与旋后动作的训练等。

3. 力反馈

力反馈可得到身体部分和辅助装置所传递的力量信息。如在训练对称站立和步态时，可采用肢体负荷监测仪对成人或儿童偏瘫病人进行肢体传递力量监测，此外肢体负荷监测仪还可作为一种经济廉价的监测工具对步态做客观分析。

为取得更好的康复效果，临床上常将上述 3 种模式联合应用，即用肌电反馈训练肌肉，用位置反馈训练运动，用力反馈训练负荷。至于反馈信号，在训练肌肉收缩复原时，可以采用视觉、听觉的阈值反馈，借以识别松弛恢复水平；步态训练时由于病人需要注视环境，不宜使用视觉反馈而应采用听觉反馈。

（三）自我训练合背景音乐法

主要是第一公式"重感公式"与第二公式"温感公式"，本法适用于脑卒中恢复期和有后遗症的病人。

（四）音乐处方法

脑血管疾病病人多留有后遗症，导致生活质量下降，故常有情绪障碍、人格改变，如焦虑、抑郁、烦躁、悲观等心理行为反应；而半身不遂、说话困难、生活不能自理等，更易产生无价值感和孤独感，导致行为上的退化、依赖等，因此可选择古典交响乐的慢节奏部分来调整病人心绪，因为古典音乐崇高理性，强调逻辑。

（五）辨证施乐法

中医称脑血管病为中风，认为中风主要因心、肝、肾三个内脏阴阳失调，由情绪激烈变化、饮酒房劳或外邪侵袭等引起，临床诊治一般分为中经络、中脏腑和后遗症三大类。脑血管疾病后遗症的治疗，以滋补肝肾、益气活血通络为治疗原则，可以选择旋律平和的乐曲养心宁神、镇静安神，从而使情绪稳定、行为改善，自控力加强，如《阳春白雪》、《平沙落雁》、《春江花月夜》等；以及可以用雄壮有力、节奏感强的乐曲活血化瘀，振奋精神，促进血液循环，如《听松》、《下山虎》、《将军令》等。

（六）音乐电疗法

本法适用于脑血管疾病引起的半身不遂证，以电针机通以音乐电流，取上肢穴位曲池、手三里、外关、合谷等，取下肢穴位环跳、足三里、阳陵泉、昆仑等，采用疏波或断续波，电流刺激量逐渐加强，通电时间约半分钟，稍停后再通电半分钟，可重复 3~4 次。

三、癫痫

癫痫是由于脑部神经元兴奋性过高，产生异常高频放电而出现的暂时性大脑功能失调综合征，可表现为运动、感觉、意识、行为和自主神经等障碍。我国癫痫发病率为 0.5%，且多在儿童和青少年时期发病，癫痫临床类型分为全面性发作与部分性发作两大类，全面性发作包括全面性强直-阵痉挛发作(又称大发作)与失神发作(又称小发作)。环境因素是影响癫痫发作的重要因素，包括年龄、内分泌因素、睡眠以及一系列诱因如疲劳、饥饿、饮酒、情感冲动等。癫痫常用的音乐疗法有以下几种：

（一）自我训练合背景音乐法

主要训练标准六公式，即额部凉感公式，用以深度放松大脑，减少大脑异常放电。

（二）生物反馈合背景音乐法

主要采用 a 节律反馈、SMR 反馈与 MV 反馈，其中 a 节律反馈更常用。当呈现 a 脑波时，人的意识清醒，但身体放松，提供了意识与潜意识的桥梁。有实验表明人可以随意地产生和保持 a 波，实验的第一步是学会识别 a 波；第二步是学会随意产生 a 波；第三步将脑电记录器改装辅以发者装置，当出现 a 波就发出声响，使被试者学会持续 a 波状态。对于癫痫病人要训练他们随意产生 a 波，以逐步取代大发作的高波幅多棘波、小发作的慢波综合征、局限性癫痫的正性棘波与精神运动性癫痫的负性棘波。此外，用生物反馈仪训练增加脑电中的 SMR 成分与 MV 节律，也可达到控制癫痫发作的目的。

（三）积极聆听法

聆听古典前期巴洛克音乐中的维瓦尔第的作品，及古典主义派莫扎特、海顿的作品，可使病人在 15 min 脑电呈现 a 波而改变神经肌肉紧张，进而引起血压下降、心率减慢，并减少癫痫发作。聆听有朦胧之美的印象派音乐，如法国的德彪西、西班牙的法雅或英国的德留斯的乐曲，也能使脑电从 G 波转为 a 波，使杂乱的思绪得到充分休憩，癫痫发作次数也得以减少。

四、阿尔茨海默病

阿尔茨海默病(Alzheimer disease，AD)是一种进行性发展的致死性神经退行性疾病，临床表现为认知和记忆功能不断恶化，日常生活能力进行性减退，并有各种神经精神症状和行为障碍。目前倾向于认为本病是遗传和环境因素引起的特征性脑变性，但社会危险因素也开始成为活跃的研究领域。阿尔茨海默病人以认知缺陷为特征，其进行性痴呆为后天智力功能的持续障碍，包括言语、记忆、空间功能、情感或人格和认知等方面，本病的音乐疗法主要致力于使病人学会控制情绪，保持心境愉快、乐观向上、情绪饱满，遵守心理保健条例与保持神经系统平稳。

（一）积极聆听法

主要聆听古典主义三杰：海顿、莫扎特、贝多芬的乐曲，崇尚理性以驾驭情绪，从而保持神经系统平稳。脑电图检测发现，听半小时古典音乐，脑电波变化显示大脑思维能力加强，反应更加敏捷。

（二）参与性音乐疗法

病人之主动参与演唱演奏等"音乐操作"，参与音乐活动是减慢脑衰的有效方法，因为音乐操作的本质是格式塔完形疗法，歌唱是表达内心体验一种方法，即兴演奏矫正自我调节紊乱。

（三）音乐按摩法

文曲为主，尤以风格清静淡远的乐曲为主，按音乐节拍按摩某些穴位，如百会、太阳、风池、印堂、内关、神门、合谷、劳宫、膻中、关元、足三里、三阴交、太冲、涌泉等，以刺激神经系统，改善感知与认知功能。

五、帕金森病

帕金森病（Parkinson's disease，PD）又名震颤麻痹，是一种主要以静止性震颤、运动迟缓、肌强直和姿势步态异常为特征的老年常见的神经系统变性疾病。本病可产生认知障碍，出现健忘、思考迟缓、情感淡漠或抑郁，甚至失语、失用与失认。其常用的音乐疗法如下：

（一）音乐处方法

主要聆听竖琴乐曲，如施波尔的《幻想曲》、福列的《即兴曲》、瑞夫的《奏鸣曲》、杜赛克的《C小调奏鸣曲》或《竖琴协奏曲集》等。

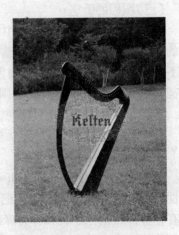

竖琴形状优美（图8-4），琴韵仿佛珠落玉盘、清亮婉丽，又如空谷幽泉、流水淙淙，更像天上繁星、光芒璀璨，帕金森病病人陶醉于绮丽的幻境，耳目和心境都豁然开朗，是最好的心灵治疗。

（二）名曲情绪转变法

以轻松喜悦的古典名曲如《高山流水》、《春天奏鸣曲》、《欢乐颂》等，矫治病人悲

图8-4 竖琴

凉抑郁的心理状态，保持心境愉快、乐观、向上，聆听时间一般为 20 min，一天进行 2～3 次。其中，《高山流水》深厚典雅，韵味隽永，以行云流水的旋律演绎"巍巍乎志在高山"和"洋洋乎志在流水"的情操与得遇知己的愉悦；《春天奏鸣曲》给人以明朗、清新与欢乐，充满了甜蜜的憧憬和幸福的梦想；《欢乐颂》展现了无比光明与辉煌。

（三）自主训练合背景音乐法

帕金森病病人应用标准六公式——额部凉感公式，以达到自我镇定、身心松弛、调整自主神经功能的效果。

（四）积极聆听法

帕金森病病人可以聆听中华医学会出版的音乐带，中国治疗音乐系列之一的 CD——《山水情》（舒心篇）；晚期的帕金森病病人常有蹒跚步态，此时可听节奏强烈、台风不拘、气氛热烈欢快、充满激荡活力的摇滚乐，以加强刺激，改善行动能力。

六、神经症

神经症又称神经官能症、精神症，其临床类型有 7 种，即焦虑症、抑郁症、神经衰弱、癔症、疑病症、恐惧症、强迫症，其共同特征是有心因性障碍，人格因素、心理社会因素是致病主要因素，其机能障碍性质属功能性而非器质性，一般具有精神和躯体两方面症状。神经症是可逆的，外因压力大时加重，反之症状减轻或消失。其音乐疗法的方法有：

（一）自主训练合背景音乐法

焦虑症、神经衰弱、强迫症应用标准六公式——额部凉感公式，加拿大著名科学家罗茨曾深入进行心理生理研究，证实本法具有调整自主神经功能、保持心理平衡等功能，对消除疑病观念和多种内感性不适，效果也比较确定。

（二）音乐催眠法

本疗法对焦虑症具有良好的效果，在催眠语言的诱导下，病人大脑得到充分休息，逐渐达到全身乃至心灵深处的放松，进而自控能力增强、自信心增强，能够承受种种压力与挫折。

抑郁症是与个人性格气质有关的心理疾病，在催眠状态下，病人的潜意识被改造，加强了自我意识，提高了自我认识，增强了自我分析的能力，从而改造病人的人格素质，从根本上治疗了抑郁症。神经衰弱最常见的临床表现是睡眠障碍与紧张性头痛，音乐催眠对失眠症有较好的疗效，对改善神经衰弱病人的睡眠与生活质量意义重大。而癔病病人在催眠状态下，可使被遗忘的创伤性体验重现，受到压抑的情况获得释放，从而达到治疗效果。

(三)生物反馈合背景音乐法

神经症在背景音乐的引导下,借助于肌电反馈仪、反温反馈仪与心率反馈仪达到松弛效果,其治疗作用是肯定的,神经衰弱配合专门的松弛音乐效果更佳。

(四)积极聆听法

焦虑症与强迫症等神经症病人主要聆听门德尔松充满甜蜜温馨、欢欣幸福的乐曲,缓解心理与情感压力。如《婚礼进行曲》让人体会到充满幸福的感觉;《e小调小提琴协奏曲》充满迷人的色彩和温馨,可使思绪平和宁静;《仲夏夜之梦序曲》刻画了夏季月明之夜,恬静、幽雅,给人以柔情似水、佳期如梦的甜美。抑郁症可以聆听贝多芬扣人心弦的乐曲,如《月光奏鸣曲》可使抑郁心境改变;《命运交响曲》使人充满活力,勇向命运挑战;钢琴奏鸣曲《暴风雨》振奋精神,鼓励抑郁者百折不挠、勇往直前;《欢乐颂》高昂激越、气势宏大,使人领悟到人生真谛,能使抑郁症病人走出逆境,坚定"从痛苦到欢乐"的信念。

(五)辨证施乐法

抑郁证常见证型有肝气郁结、气郁化火、血行瘀滞、气痰互阻、郁损心脾,一般以实证居多,久病伤及心、肝、脾三个内脏则属虚证,按五行选曲原则,虚证选用生机勃勃的角调木乐,而实证选用清悠柔和的羽调水乐。对于重度郁证病人,开始应先用凄切悲凉、如泣如诉的羽调乐曲,如《江河水》、《胡笳十八拍》、《塞上曲》等疏泄郁结之气,然后再选择欢快热烈、朝气蓬勃的角调乐曲,如《翠湖春晓》、《春辉曲》、《满庭芳》等改善情绪。

神经衰弱相当于中医的不寐、健忘、惊悸等,主要有肝阳上亢证、肝气郁滞证、心脾两虚证。肝阳上亢证应选用旋律柔婉、节奏舒缓的乐曲,如《平湖秋月》、《汉宫秋月》、《渔舟唱晚》等;肝气郁滞证应选用旋律酣畅、节奏明快的乐曲,如《春晖曲》、《阳春白雪》、《满庭芳》等;心脾两虚证应选用振奋心阳、养心益脾的乐曲,如《百鸟朝凤》、《喜洋洋》、《步步高》等。

(六)音乐完形疗法

音乐完形疗法由德国珀尔斯创立,又称格式塔疗法或此时此地疗法,珀尔斯认为,人总在试图调节自己,从而使自己充分体验到此时此地的存在,当自我调节受到干扰时,便会失去自我平衡而出现极性,而音乐可帮助消除极性,增加现时体验的意识,使自己成为一个完整的人。

音乐完形疗法主要的适应证是各种神经症,如焦虑症、强迫症、疑病症、神经衰弱等。珀尔斯认为,神经症是此时此地仍存在问题的人,他们丧失了现时的力量,不是为过去而痛苦,就是无休止地计划将来,因此,治疗师应帮助病人着眼于现时,让病人正视自己人格上的缺陷,这样才能实现自己的整合。

当病人引吭高歌时，呼吸是充分体验的一种方式，此外器乐即兴演奏也有助于病人矫正自我极性部分，有助于病人成为一个自我信任、有自我意识的人。

（七）音乐处方法

神经症的病人多伴有精神焦虑、睡眠障碍，主要是聆听"西方音乐之父"、德国著名音乐家巴赫的乐曲以达到舒缓心神、催眠的疗效。

1. 戈德堡变奏曲

是古典乐曲中知名的安眠乐曲，历时 55 min，简单的旋律在变化多端的变奏中游走，起起伏伏，充满了纤细如缕的感情，安眠疗效良好。

2. 无伴奏大提琴组曲

巴赫将大提琴当作独奏乐器，声音沉重而温暖，像是长者的慈祥的教诲、循循善诱，让人安眠。

3. 管风琴作品集

巴赫的管风琴成就最高，《勃兰登堡协奏曲》、《托卡塔和赋格》等充满安详宁静的气氛，让人进入一个祥和宁静的夜。

巴赫的音乐用音符做巧妙的排列组合，从简单的旋律中创造出缠绵悱恻的情感与和声，充满着温暖与宁静。拉威尔的《水的游戏》、德彪西的《梦》、福雷的《月光》、舒曼的《梦幻曲》以及塔特的《平安夜》等旋律优美、节奏舒缓的乐曲配合呼吸训练，都能很快使人安然入睡。此外，我国音乐家贺绿汀的《摇篮曲》、吕文成的《烛影摇红》也可用来催眠。

（八）聆听讨论法

本法尤宜于抑郁症的集体治疗，包括歌曲讨论与编制个人"音乐小传"。治疗小组的每位病人通过聆听、回忆与讨论敞开心扉、建立新的社交关系，从而打断了抑郁与人际关系之间的恶性循环，有助于病人恢复自信心与自尊心，矫正心理缺陷与人格障碍。

（九）音乐体育运动疗法

体育锻炼可以使神经症病人摆脱烦恼处境，改善紧张状态，缓解精神压力，若辅以音乐，会获得更好的疗效。

七、精神分裂症

精神分裂症是以基本个性，感知、思维、情感、行为的分裂，精神活动与环境的不协调为主要特征的一类最常见的精神病，多在青壮年发病。我国目前有近 600 万人患精神分裂症，受心理因素影响者占 40% ~80%，流行病学资料提示女性高于男性、城市高于农村。国内调查发现，精神分裂症分为急性与慢性两个临床阶段，急性精神分裂症主要表现为阳性症状如幻觉、妄想等；慢性精神分裂症主要表现为阴性症状如思维贫乏、情感淡漠、意志缺乏、孤僻内向等。精神分裂症的音乐心理治疗不但可以消除病人的精神症状，提高自知力、增强治疗依从性，也可改善家庭成员间的关系，促进病人与社会的接触，常用的音乐疗法包括以下几种：

（一）工娱疗法

即工作行为的康复训练与文体娱乐活动训练，前者指较简单的劳动作业，有助于激发创造力，增强才能，提高兴趣及稳定情绪；后者指歌咏、乐器演奏、舞蹈、体操、球类活动等，重点在于培养精神分裂症病人的社会活动能力，加强社会适应力，提高情趣和促进身心健康。

（二）音乐处方法

精神分裂症临床表现主要为感知觉障碍、思维及联想障碍、情感障碍、意志与行为障碍等，由于音乐具有表达情绪与情感、拓宽认知领域、促进思维与提高智力、影响人的行为与人格以及娱乐愉悦等功能，因此对精神分裂症的各种症状有针对性的治疗作用。国内外的众多研究已表明，音乐疗法对改善精神分裂症病人的语言与情感交流、帮助病人识别异常思维与行为、改善情绪和人际关系、转移病态注意力与克服淡漠退缩行为和提高社会功能等有益。阳性症状为主的病人主要是聆听贝多芬第三、五、九交响曲，即《英雄交响曲》、《命运交响曲》与《欢乐颂》；阴性症状为主的病人主要选择节奏强烈、鲜明、活泼、轻快的乐曲，如《步步高》、《喜洋洋》、《金蛇狂舞》等。同时，研究者发现，视听相结合的音乐疗法效果优于单纯的聆听法。

（四）辨证施乐法

精神分裂症相当于中医癫狂。癫证属阴，为慢性，多寒证和虚证，包括肝郁气滞证、气郁痰结证、气虚痰结证、气血两虚证；狂证属阳，为急性，多热证和实证，包括阴虚火旺证、气滞血瘀证。癫证宜听解除抑郁的音乐，以活泼轻快为主，如《黄莺吟》、《良宵》、《花好月圆》等；狂证宜聆听节奏舒缓、恬静悦耳的音乐，如《平沙落雁》、《平湖秋月》、《彩云追月》等，也可利用七情相胜的原则消除其狂躁，如哀怨悲愁的《汉宫秋月》、柔婉惆怅的《渔光曲》以及凄楚悲愤的《胡笳十八拍》等。

第三节　妇产科、儿产、外科疾病中的音乐疗法

音乐疗法因方法简单易行，成本低，安全可靠且无副作用，在我国已越来越广泛地应于各专科的不同领域，并取得了可靠的疗效。

一、妇产科疾病的音乐疗法

国内大量研究表明音乐疗法可以有效缓解产前与产后的焦虑、抑郁，并减轻分娩及人工流产时的疼痛；可以减轻经前期综合征及围绝经期综合征。

（一）原发性痛经

凡在行经前后或月经期出现下腹疼痛、坠胀、伴腰酸或其他不适、程度较重以致影响生活和工作者称痛经，痛经是妇科最常见的症状之一，大约 50% 妇女均有痛经，其中 10% 痛经严重。原发性痛经的发生与子宫内膜释放前列腺素（PG）有关，PG 浓度越高，子宫平滑肌收缩越明显，痛经也越严重，原发性痛经的发生还受精神、神经因素的影响，内在或外来的应激可使痛阈降低，焦虑、恐惧状态可通过中枢神经系统刺激盆腔疼痛纤维而导致痛经。因此，要重视对本病的心理治疗，可通过音乐疗法进行应激转移或替换，达到心身放松的目的。

常用的音乐疗法主要有自主训练合背景音乐法、音乐催眠法、生物反馈合背景音乐法与积极聆听法，但选曲应结合女性特点，以文曲为主。文曲充满阴柔之美，追求抒情、讲求意境，特别注重气质、风韵，如琴曲《幽兰》、《高山流水》、《潇湘水云》、《梅花三弄》，筝曲《渔舟唱晚》，管弦乐曲《春江花月夜》等。此外还可采用音乐电疗法，取穴中极、地机等，通以音乐电流，由于将音乐信号转换成了电信号，增加刺激、增强疗效。

（二）经前期综合征

经前期综合征是育龄妇女在月经周期的黄体期，反复出现一系列精神、行为及体质等方面的症状，严重者影响生活质量，月经来潮后症状迅即消失。由于本病的精神、情绪障碍更为突出，以往曾命名为"经前紧张症"、"经前期紧张综合征"。其常用的音乐疗法有积极聆听法、自主训练合背景音乐法及辨证施乐法，可直接聆听带有指导语的音乐带《让紧张消失》，因本病中医辨证为肝郁气滞证、肾虚肝郁证或肝肾阴虚证，应针对性地选择相应乐曲，在月经第10 天开始就倾听相关乐曲，如《翠湖春晓》、《牧歌》、《浔阳曲》、《流波曲》等，每天 1 次，每次 30 min。

（三）围绝经期综合征

围绝经期指围绕绝经的一段时期，包括从接近绝经出现与绝经有关的内分泌、生物学的临床特征起至最后一次月经后 1 年，是妇女自生育旺盛的性成熟期逐渐过渡到老年期的一段时间。围绝经期综合征是指妇女在绝经前后由于内分泌的改变所引起的以植物神经系统紊乱为主，伴有神经心理变化的一组症候群。围绝经期妇女普遍存在记忆力减退、潮热、心悸、情绪低落、烦躁易怒、月

285

经不调、睡眠差以及抑郁、紧张等围绝经期综合征症状，其常用的音乐疗法有音乐处方法与辨证施乐法。围绝经期综合征中医辨为5证，即肝肾阴虚、心肾不交、脾肾两虚、心脾两虚、肝气郁结，对于肝气郁结者，按五行选乐，应选角调式木乐，角音为春之声，像春天新生的植物一样朝气蓬勃；同时，肝木的升发特性决定了它具有主疏泄的功能，疏泄功能正常则气机调畅，气血调和，从而有利于各脏器功能。其余以宫调式、羽调式为主，具体来说，实证选择柔和、悠缓的乐曲如《平湖秋月》、《渔舟唱晚》；虚证宜选舒展、明快的乐曲如《阳春白雪》、《百鸟朝凤》、《春晖曲》、《空山鸟语》等。

(四)子宫收缩乏力

影响产妇分娩的主要因素是产力、产道、胎儿及精神心理因素，产力是分娩的动力，子宫收缩力是产力的最重要组成部分，子宫收缩乏力将使分娩进展受到障碍而导致异常分娩。子宫收缩力受胎儿、产道和产妇心理因素制约，产妇对分娩焦虑与恐惧的精神状态可直接影响子宫收缩力，尤其是一些高龄初产妇，由于精神过度紧张，使大脑皮层功能紊乱，加上睡眠不足、临产后进食不足及过多消耗体力，更易导致宫缩乏力。为避免孕妇出现宫缩乏力，常需对其进行产前教育，临产前应多听《让紧张消失》的录音带，进入产程后，为解除产妇不必要的思想顾虑与恐惧心理，可以聆听旋律优美、节奏舒缓的乐曲，如舒曼的《梦幻曲》、门德尔松的《乘着那歌声的翅膀》、福雷的《月光》等。此外还可聆听竖琴协奏曲集，因为竖琴琴韵清亮婉丽，如空谷幽泉、乐曲柔和而神秘，是非常契合女性心理的一种乐器，产妇很容易在竖琴声中陶醉于绮丽的幻境，缓解焦虑与恐惧。

二、儿科疾病的音乐疗法

(一)儿童孤独症

儿童孤独症是一类以严重孤独，缺乏情感反应，语言发育和人际交往障碍，刻板重复动作和对环境反应奇特为特征广泛性发育障碍，约3/4病人伴随有明显精神发育迟滞。本症多见于男孩，男女比例为4~5:1。儿童孤独症的病因可能与遗传因素、器质性因素以及环境因素有关，教育和训练是本病最有效、最主要的治疗方法，目标是促进患儿的语言发育，提高社会人际交往能力，掌握基本生活技能和学习技能，而音乐疗法可促进和优化这一目标。

首先，音乐活动促进了患儿对治疗师的认同感，美国孤独症研究院院长林兰德(Rinland)博士认为，孤独症儿童往往拥有超凡的音乐感，对音乐有强烈的反应与兴趣，在教育或训练过程中，音乐大大提高了他们对治疗师的认同感、亲切感，从而促进了教育与训练的成效。其次，音乐活动有利于孤独症儿童的感觉统合,有利于促进孤独症儿童的语言表达能力,如在音乐游戏、齐唱、歌咏时,患儿彼此进行了沟通与社交,促进了对语言和感情的表达。最后,音乐活动愉悦心身,缓解孤独症儿童的消极情绪;以及为孤独症儿童提供安全多元的感官刺激,有利于克服刻板、反复、机械、执拗的行为,塑造新的健康的行为。

孤独症患儿的音乐治疗主要是聆听捷克音乐家斯美塔纳的乐曲以及浪漫主义作曲家舒伯特的作品。舒伯特作为"歌曲之王"以抒情的旋律闻名,而且歌中的情感总是能够自然流露、浑然天成,其代表作有《鳟鱼》、《菩提树》、《美妙的磨坊少女》以及《摇篮曲》等,其美妙的旋律能驱散患儿心灵中的苦闷,抒发积压已久的抑郁,再造人生的春天。斯美塔纳是一个写实的、充满爱国主义激情的作曲家,他的作品都是用来描绘景致或是吐露内心的感受、用音乐表现心路历程,其代表作是《我的祖国》、《管弦乐集》以及《第一号弦乐四重奏》等。

1.《我的祖国》

是最为世人喜爱的6首交响诗套曲,其中《沃尔塔瓦河》是套曲中的第二首,他以深情的笔触和音调,歌颂了捷克人民的英雄气概和斗争精神,聆听后能深切感受到一种坚定不移的信念和乐观精神,其思想与情感直达人心。

2.《斯美塔纳管弦乐集》

斯美塔纳不少管弦乐四重奏里,充满了童年和成长中的快乐时光,听后使人能愉悦地享受到晨曦中的黄莺出谷和夕阳中的浪潮吟唱,能在孩子们荒芜的大脑中展现一片难以想象的绿洲,从而开启其自闭与孤僻、启发其智能并激发孩子们走出孤独的世界。

3.《斯美塔纳第一号弦乐四重奏》

弦乐的四重奏是斯美塔纳用来表达心境的,这一首是他回味金色的童年之作,洋溢着甜美温馨之情。

此外,积极聆听法要有计划、有步骤、分阶段进行。英国著名音乐治疗医生朱丽叶就提出了患儿3个成长阶段的理论:第一阶段是初级阶段,即患儿与物体世界相联系;第二阶段是患儿与自我、与治疗师相联系;第三阶段是患儿与家庭成员相联系。治疗师在每一个阶段都要充分评估后,综合运用主动式的和接受式的音乐活动至来刺激患儿,使其在生理、智力和社会情感方面全面地发展。

(二)注意力缺陷多动症型

注意力缺陷多动症以活动过多、注意力不集中、参与事件能力差为特征症状,但智力基本正常,本病半数为4岁前起病,男童多见,1/3以上患儿伴学习困难和心理异常。病因有遗传因素与脑损伤因素,前者见于唐氏综合征、苯酮尿症等;后者见于病毒性脑炎、营养不良以及长期应用抗癫痫药等。本病应实施合理的教育，向患儿父母和老师说明该病特点，减少对患儿的不良刺激，在加强心理卫生咨询同时给予药物治疗，音乐治疗主要针对其注意力涣散，通过促进患儿精神集中以改善症状。

注意力缺陷多动症临床表现以学龄前和学龄期显著，随着成熟而趋向好转，少年期多无症状，但注意力不集中都可持续存在，音乐治疗可以促进注意力集中。患儿在参与音乐治疗活动时，需要始终注意乐曲全貌，这就促使患儿精神必须集中，从而强化了有意注意、意志注意、选择性注意和分配性注意，假以时日，持之以恒地坚持疗程，患儿的病情就会好转乃至康复，因此可用积极聆听法治疗多动症。

关于乐曲选择，主要选择儿童音乐作品，即用音乐讲故事的方式，因为音乐故事最能打动孩子的心，会让孩子深深着迷，从而注意力高度集中。肖邦、舒曼、德彪西、莫扎特、舒伯特、勃拉姆斯的有关音乐作品，尤其是俄国作曲家普罗科菲耶夫的作品都是适宜的选择。普罗科菲耶夫的管弦乐童话故事"彼得与狼"在多动症的治疗中颇具影响，作曲家一方面为孩子们介绍各种乐器，小鸟是长笛、鸭子以双簧管代表、猫则是单簧管、老爷爷是低音管，而可怕的狼是三支合奏的法国号，主角彼得则由弦乐表现，猎人的猎枪由小鼓、大鼓代表；故事的内容也相当有趣，老爷爷告诉彼得，大灰狼很危险，最初彼得不相信，后来真的看到大灰狼吞食鸭子，他才勇敢地捉住了大灰狼。这个故事与所配音乐让孩子们全神贯注，不仅学到了音乐，而且也从故事中受到了许多启发。

儿童是一个人一生中接受能力最强的时期，老师和医生所说的一切，对他们来说，具有绝对权威，因此音乐催眠疗法对儿童多动症也十分有效，其原理是"厌恶疗法"机制。催眠医师将"多动能造成身体不适"这样的意识"种植"在孩子的潜意识之中，借以抑制大脑皮层中"多动"的异常兴奋点，并成为新的优势兴奋点，儿童醒来后，不知不觉被催眠师在催眠时建立的强大意识所支配，每当出现多动行为时，新兴奋点就会"提醒"患儿安静下来，配合音乐更能使孩子聚精会神。

（三）儿童遗尿症

儿童遗尿症是指5岁以上的孩子还不能控制自己的排尿，夜间常尿湿或白天有时也有尿湿裤子的现象，据统计，4岁半时有尿床现象者占儿童的10%～20%，9岁时约占5%，而15岁仍尿床者只占2%，本病多见于男孩，男孩与女孩的比例约为2:1。遗尿有些是由于泌尿生殖器官的局部刺激，如外阴炎、先天性尿道畸形、尿路感染等引起，其次与脊柱裂、癫痫等全身疾病有关，但是绝大多数儿童遗尿的出现与疾病无关，是出于心理因素或其他各种因素造成的。有调查表明，本病患儿大多是过敏体质，心理上有神经质倾向，性格偏于焦虑、紧张和自卑，情绪易激动，有较强的依赖性，或精神易于紧张。

因儿童遗尿症与心理因素关系密切，音乐催眠法是排除心理障碍的有效方法，加上儿童时期最适宜催眠术，音乐催眠疗法用于治疗儿童遗尿症的效果明显。音乐催眠疗法主要应用"解除压力"原理，即治疗中，治疗师"将需要小便时立即起来"这样的意识"种植"在患儿大脑深处"潜意识"之中，从而在大脑中建立了正常的排尿机制，建立了"膀胱一胀，就要起来小便"的兴奋点，这一强大兴奋点能够时刻提醒患儿在必要时及时清醒，起床小便。此外，治疗师还应根据患儿性格、体质、心理等方面的特点，针对性地为他们在催眠状态下树立自信的理念，强烈的自信心能引导正常排尿生理机制的完善。儿童争强好胜，喜欢表扬不喜欢批评，音乐催眠中多用鼓励表扬的词语进行正性激励，可逐渐改善患儿的性格偏差，从根本上消除病因。

此外，儿童遗尿症还可实施音乐电针灸疗法。中医认为肾气不足，下元不能固摄，才导致膀胱约束无效，进而发生遗尿。采用音乐电针疗法，取穴关元、中极、三阴交、肾俞、膀胱俞等通以音乐电流以充益肾气、固摄下元、调补脾肾、振奋膀胱，是行之有效的治疗方法。

三、外科疾病的音乐疗法

音乐能促进脑啡肽、内啡肽的分泌，具有良好的镇静与镇痛作用，因而可用于多种外科疾病与外科手术。国内大量研究表明音乐疗法在各类癌症与肛肠、整形手术病人的术中，在外伤等原因导致躯体功能障碍病人的康复中，以及在烧伤、腰腿痛病人的应用中，都取得了良好的镇静止痛、促进康复的疗效。

（一）音乐的镇痛作用在外科病中的应用

1. 烧伤

由热力所引起的组织损伤统称烧伤（burn），如火焰、水蒸气、热金属等，由电化学物质所致损伤也属于烧伤范畴。烧伤病人面临的最突出的问题就是慢性而剧烈的疼痛，这种疼痛常导致病人依从性降低；另一方面，长期过量服用镇痛、镇静药又会导致工作与生活能力的下降，而音乐疗法却能在没有不良反应的前提下发挥作用，随着镇痛效果的显现，焦虑也会缓解与减轻。

关于乐曲，主要选择海顿的小夜曲、海顿伦敦时期交响曲全集以及大提琴协奏曲第一、二号。（1）海顿小夜曲。本曲又名《如歌的行板》，乐曲纯朴、乐观，充满明朗而欢快的情绪，聆听后可感觉到典雅而安逸的情调和无忧无虑的意境，从而有助于止痛；（2）海顿伦敦时期交响曲全集。包括了海顿后期所有交响曲精华，病人通过了解海顿的生活，学习他的伟大，从而把生活看成一首交响乐，有欢呼，也有悲叹，也有激情和希望，从而树立积极的人生观，豁达地对待其烧伤疼痛；(3)海顿大提琴协奏曲第一、二号。大提琴与管弦乐的对话，仿佛是给病人烧伤疼痛的安慰之语，格外贴心也让人振奋。此外，还可聆听节奏平稳、舒缓，音色宁静、欢乐的乐曲，如《姑苏行》、《雨打芭蕉》(图8-5)、《彩云追月》等。

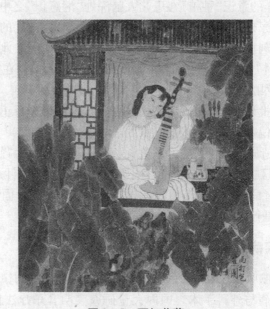

图8-5　雨打芭蕉

2.肩关节周围炎

本病简称肩周炎，俗称凝肩、冻结肩，是肩周肌肉、肌腱、滑囊及关节囊的慢性损伤性炎症，因关节内、外粘连，故活动时疼痛、功能受限为其临床特点。本病的基本病因是中老年肩部软组织退行性变，长期过度活动是主要的激发因素，女性发病多于男性。音乐疗法主要用于肩关节周围炎早期的治疗，主要是音乐聆听法，音乐旋律宜舒缓、明朗，如《春晖曲》、《春江花月夜》、《天鹅》等，此外，还可采用音乐电疗法，取穴肩髃、肩髎、肩前、阳陵泉等，通以乐电疗，因为音乐的千变万化的转换成电脉冲作用于人体时，能提供更丰富的刺激，故可提高疗效。

3.颈椎病

颈椎病是指颈椎间盘退行性变及其继发性椎间关节退行性变所致脊髓、神经、血管损害而表现的相应症状与体征，主要表现为肩痛并向上肢放射。目前尚无颈椎病的特效药，一般用非甾体抗炎药、镇静剂等对症治疗，非手术治疗采用牵引法、推拿按摩、理疗等，音乐疗法也属于非手术疗法之一。本病主要是实施音乐聆听法，除赏析海顿乐曲外，还应聆听活泼、轻松、欢快、优美的乐曲，如贺绿汀的《牧童短笛》、吕文成的《平湖秋月》以及彭修文的《瑶族舞曲》等。

4.腰腿痛

腰腿痛是损伤、炎症、肿瘤和退变等病因引起的以腰部和腿部疼痛为主要症状的伤科病症，主要包括现代医学的腰椎间盘突出症、腰椎椎管狭窄症等。腰椎间盘突出症约80%的病人可经非手术疗法缓解或治愈，包括绝对卧床、持续牵引、理疗、推拿按摩以及音乐疗法等。音乐治疗的实践证实，旋律热烈、节奏强烈、速度快、力度强的音乐具有即时而明显的镇痛作用，故腰腿痛病人可聆听旋律雄壮，力度较强的乐曲，如贝多芬的《英雄交响曲》、冼星海的《黄河大合唱》、聂耳的《金蛇狂舞》等。此外，还可实施音乐电疗法，取肾俞、委中、夹脊等穴，通以音乐电流以取得疗效。

（二）音乐疗法在围手术期的应用

围手术期包括了手术前、手术中与手术后的全段时期，无论何种外科手术，对病人都是一种刺激，大多数病人在病痛的同时，产生了对麻醉及手术的恐惧，对疾病预后的担忧，造成了应激与高水平焦虑，不仅影响手术顺利进行，也不利于康复。音乐治疗贯穿于整个围手术期，可以有效消除外界因素对心理造成的压力与紧张状态，增强麻醉效果，提高应激能力并增加机体免疫功能，有促进早日康复作用。

一般在术前、术中、术后都可选择轻音乐缓冲应激、消除紧张，围手术期的乐曲主要是古典乐及其改编曲，例如贝多芬的《致爱丽丝》、舒伯特《小夜曲》、肖邦的《波兰舞曲》、勃拉姆斯的《匈牙利舞曲》、克里格的《挪威舞曲》、德沃夏克的《斯拉夫舞曲》、施特劳斯的成百首《圆舞曲》等。爵士乐也是放松止痛的良方，它节奏突兀，旋律即兴，比古典音乐有更多的激情和幻想空间，听者深深吸引的时候，注意力转移，手术疼痛就不那么明显，特别是格什温的《蓝色狂想曲》，爵士中融入古典，把乡野带入殿堂，给世界以蓝色狂想，给患者以明亮与希望。需要指出的是，手术室的音乐既为患者设计，也为医护人员着想；既有安神定气的音乐，也有激情澎湃的乐曲，旨在让患者能在悦耳静心的音乐中安然度过手术的风险，而医护人员也能在愉悦中发挥高质高效的工作效率，达到双赢。

思考与练习

1. 音乐疗法的作用机制是什么？因其作用机理，音乐疗法对临床哪些疾病疗效更佳？

2. 如何因人、因病而异选择不同的音乐疗法及不同风格的曲目？

3. 某高血压病人，女性，50岁，身高156 cm，体重65 kg，合并糖尿病，情绪消极悲观，主诉常感烦闷不安，睡眠质量差。请据此情况给予适宜的音乐疗法，并说明依据。

4. 产后抑郁症的病人，可以选用哪些音乐疗法？

参考教材

[1] 郑弘. 现代护理美学. 浙江大学出版社，2009.

[2] 姜小鹰. 护理美学. 人民卫生出版社，2006.

[3] 王健. 护理美学. 人民卫生出版社，2010.

[4] 刘宇. 护理礼仪. 人民卫生出版社，2006.

[5] 覃琥云. 人际沟通. 科学出版社，2006.

[6] 孙宏玉. 护理美学. 北京大学医学出版社，2010.

[7] 任小红. 实用护理美学. 中南大学出版社，2009.

[8] 陶功定，李响殊. 实用音乐疗法. 人民卫生出版社，2008.

[9] 李晓阳. 护理礼仪. 高等教育出版社，2005.

[10] 刘桂英. 护理礼仪. 人民卫生出版社，2004.

[11] 刘莹. 实用护士礼仪学. 科学技术文献出版社，2005.

[12] 万应均. 大学书法. 湖南人民出版社，2009.

[13] 韩继明. 护理美学. 清华大学出版社，2006.

[14] 汉宝德. 美，从茶杯开始，2006.

[15] 易中天. 破门而入——美学的问题与历史，2006.